Kohlhammer

Der Autor

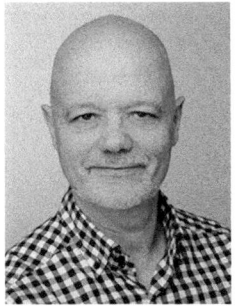

Klaus-Dieter Neander, Krankenpfleger, Fachkrankenpfleger für Anästhesie und Intensivpflege, Palliative Care, (In-)Kontinenz, Pain Nurse, Lehrer für Pflegeberufe, Pflegedienstleiter, B. Sc. Gesundheit und Management, M. M. Master of Mediation. Lehrbeauftragter für Health Care Management, Qualitäts- und Case-Management an der IU Hamburg und Lehrender für Palliative Care an der Apollon-Hochschule Bremen.

Der Illustrator

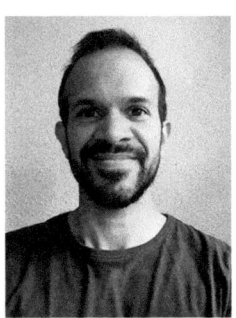

Jai Wanigesinghe, studierte an der Filmakademie Baden-Württemberg. Bei seiner Arbeit als freiberuflicher Illustrator liegen seine Schwerpunkte auf den Themen Psychologie, Gesellschaft und Klimakrise.

Klaus-Dieter Neander

Empathische Kommunikation in der Palliativbetreuung

Grundlagen und Hinweise für die Praxis

Verlag W. Kohlhammer

Dieses Werk einschließlich aller seiner Teile ist urheberrechtlich geschützt. Jede Verwendung außerhalb der engen Grenzen des Urheberrechts ist ohne Zustimmung des Verlags unzulässig und strafbar. Das gilt insbesondere für Vervielfältigungen, Übersetzungen, Mikroverfilmungen und für die Einspeicherung und Verarbeitung in elektronischen Systemen.

Die Wiedergabe von Warenbezeichnungen, Handelsnamen und sonstigen Kennzeichen in diesem Buch berechtigt nicht zu der Annahme, dass diese von jedermann frei benutzt werden dürfen. Vielmehr kann es sich auch dann um eingetragene Warenzeichen oder sonstige geschützte Kennzeichen handeln, wenn sie nicht eigens als solche gekennzeichnet sind.

Es konnten nicht alle Rechtsinhaber von Abbildungen ermittelt werden. Sollte dem Verlag gegenüber der Nachweis der Rechtsinhaberschaft geführt werden, wird das branchenübliche Honorar nachträglich gezahlt.

Dieses Werk enthält Hinweise/Links zu externen Websites Dritter, auf deren Inhalt der Verlag keinen Einfluss hat und die der Haftung der jeweiligen Seitenanbieter oder -betreiber unterliegen. Zum Zeitpunkt der Verlinkung wurden die externen Websites auf mögliche Rechtsverstöße überprüft und dabei keine Rechtsverletzung festgestellt. Ohne konkrete Hinweise auf eine solche Rechtsverletzung ist eine permanente inhaltliche Kontrolle der verlinkten Seiten nicht zumutbar. Sollten jedoch Rechtsverletzungen bekannt werden, werden die betroffenen externen Links soweit möglich unverzüglich entfernt.

Piktogramme

 Definition   Merke

 Kommunikationsbeispiel   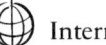 Internet

1. Auflage 2022

Alle Rechte vorbehalten
© W. Kohlhammer GmbH, Stuttgart
Gesamtherstellung: W. Kohlhammer GmbH, Stuttgart

Print:
ISBN 978-3-17-040852-4

E-Book-Formate:
pdf: ISBN 978-3-17-040853-1
epub: ISBN 978-3-17-040854-8

Geleitwort von Tobias Altmann

Wenn man an Marshall B. Rosenberg denkt, kommen vielen von uns sicher unmittelbar Bilder in den Kopf, in denen er mit einer Wolfs- und einer Giraffenpuppe an den Händen zu sehen ist. Manchmal sah man ihn in seinen Seminaren auch mit Wolfs- oder Giraffenohren und gelegentlich sogar mit einer ganzen Stofftiergiraffe auf dem Kopf. Doch das Besondere an M. B. Rosenberg war nicht nur die tiefe Ernsthaftigkeit, die er selbst mit einer Giraffe auf dem Kopf auszustrahlen vermochte, sondern auch seine ansteckende Authentizität und die berührende Kraft seiner Worte. Die von ihm entwickelte Gewaltfreie Kommunikation (GfK) hat über die Jahre hinweg viele Menschen erreicht und bereichert, hat in vielen verhärteten Konflikten echte Lösungen ermöglicht und hat in unzählbaren, oftmals sehr schwierigen Gesprächen zu Entspannung beigetragen und die Gesprächspartner wieder miteinander verbunden.

In den letzten Jahren ist die GfK (oder zumindest einzelne Bausteine davon) von recht vielen Menschen angewandt worden. Einerseits ist eine große Verbreitung natürlich sehr erfreulich, andererseits ist dadurch jedoch auch eine Vielzahl unterschiedlicher Umsetzungsvarianten entstanden, was wiederum auch problematisch sein kann. So sind viele Anwenderinnen und Anwender leider nicht ausreichend tief mit der Grundidee, den vier Schritten und den zugehörigen Differenzierungen, den Voraussetzungen, den Wirkprinzipien etc. vertraut und hinreichend darin erfahren. Zu unbedacht werden oftmals Äußerungen als »zentrale Bedürfnisse« akzeptiert, zu vorschnell wird an einer Lösung gefeilt, zu achtlos werden nonverbale Signale übersehen, zu hektisch wird ein echtes Einlassen auf den Prozess einer zu oberflächlichen Ergebnisorientiertheit geopfert. Mir scheint es wichtig, zu betonen, dass die GfK vielmehr ein Prozess der authentischen Kommunikation ist, auf den man sich als Anwenderin und Anwender einlassen muss, wenn man die Früchte ernten will. Es braucht also nicht nur allgemeines Wohlwollen und die vielzitierten vier Schritte der GfK, sondern auch die wirkliche Auseinandersetzung – sowohl mit dem Gegenüber als auch mit sich selbst.

Entsprechend darf die GfK nicht nur als eine Technik gesehen werden, die wie ein Kuchenrezept angewendet werden kann. Sie erfordert auch (oder vielmehr) eine entsprechende innere Haltung. Beide Aspekte – Technik und Haltung – sind erst in ihrer Kombination wirksam. Die Haltung gibt die Richtung vor, die Technik liefert den Antrieb. Eine reine Anwendung der Technik ohne die passende innere Haltung kann in ungünstige Richtungen führen, Widerstände wecken und sogar in eine gewaltvolle Kommunikation umschlagen, die auf der Oberfläche auch noch gewaltfrei klingen mag. Die innere Haltung ohne die passende Technik bleibt unkonkret und die Energie verpufft. Es lohnt sich also, sowohl genauer auf die Technik zu achten als auch im Herzen gewaltfrei auf unser Gegenüber und gleichzeitig auch gewaltfrei auf und in uns selbst zu blicken.

Das vorliegende Buch gibt zu all diesen und vielen weiteren Aspekten der GfK wertvolle Impulse, dienliche Hinweise, hilfreiche Anleitungen und zudem auch viele pointierte praktische Beispiele. Der besondere Fokus des Buches liegt dabei auf einem sehr wichtigen Bereich im menschlichen Leben, der in den üblichen GfK-Trainings selten eine Rolle spielt, aber uns alle früher oder später intensiv und unumgänglich betrifft, nämlich die eigene Endlichkeit.

Am Ende des Lebens keine Zeit mehr zu haben und doch noch Zeit zu brauchen, um die eigenen Bedürfnisse zu klären, den Mut zu finden, die eigene Verletzlichkeit zu erfahren und sich mit dieser Verletzlichkeit anderen mitzuteilen – für solche Prozesse brauchen wir einen Menschen als Gegenüber, der unseren Prozess geduldig und wertschätzend begleitet, der sich die Zeit für uns nimmt, der unsere inneren Umwege mitgeht und unsere Launen und Anspannungen aushält, und der uns auf dem Weg zur Übernahme der Verantwortung für unsere eigenen Bedürfnisse auch in diesen existenziellen Zeiten kompetent unterstützt. Gerade bei der Pflege anderer Menschen, in der Zeit immer eine kritische Mangelware ist, ist es schwer, sich diese Zeit für einen anderen zu nehmen. Dann zusätzlich jetzt auch noch Fortbildungen zur GfK besuchen und Bücher darüber lesen? Das ist auf den ersten Blick fast schon eine Zumutung.

Allerdings lohnt sich dieser Weg wie kaum ein anderer. Wer sich die Zeit nimmt und wer sich immer wieder neu auf den individuellen Prozess seines Gegenübers einlässt, erfährt die zutiefst erfüllende Verbindung mit diesem Menschen. Die GfK ermöglicht eine authentische, vertraute und produktive Ebene im Gespräch. Und das sowohl für unser Gegenüber als auch für uns selbst als Anwenderinnen und Anwender der GfK.

Ich wünsche diesem Buch viele Leserinnen und Leser, denn es ist reich an Erkenntnissen, intensiv in der praktischen Anwendung und potent für die individuelle Entwicklung. Und nicht nur für professionelle Betreuende und Pflegekräfte: Jeder von uns, der mit dem Thema Tod und Sterben anderer Menschen in Berührung gekommen ist oder kommen kann, wird von diesem Buch profitieren. Und so schwer dieses Thema auch klingen mag, so dankbar kann man sein, wenn man gerade in dieser Zeit von einem Menschen begleitet wird, der auf diese wunderbare Art empathisch zuhören kann, wie es die GfK beschreibt. Egal ob mit oder ohne Stofftiergiraffe auf dem Kopf.

Dr. phil. Dipl.-Psych. Tobias Altmann Essen, im Frühling 2021
Akademischer Rat an der Universität Duisburg-Essen

Geleitwort von Kirsten Fehrs

Im Angesicht des Todes die richtigen Worte finden, das passende Schweigen, die hilfreichen Gesten – seit Beginn aller Kultur bemühen sich Menschen darum. Sind doch der Tod des Anderen und das eigene Sterben die unmittelbarsten und tiefsten Leid- und Ohnmachtserfahrungen, die das Leben bereithält. Die ältesten kulturellen Zeugnisse der Menschheitsgeschichte erzählen davon, wie Menschen Abschieds- und Sterberituale und eine ganze Bestattungskultur entwickelt haben, damit sie der Ohnmacht und der grundsätzlichen Infragestellung durch den Tod begegnen können. Er braucht eine Antwort; Tod und Sterben erzwingen Kommunikation. Nicht zuletzt deswegen gibt es Religionen und spirituelle Praxis.

Aber welche Art von Kommunikation ist hilfreich? Damit beschäftigt sich dieses Buch. Klaus-Dieter Neander geht der Frage nach, welchen Beitrag das Konzept der Gewaltfreien Kommunikation für die letzte Phase des Lebens leisten kann. Sie führt ja auf besondere Weise an Grenzen. Die Selbstwirksamkeit des pflegebedürftigen, schwerkranken oder sterbenden Menschen ist auf existentielle Weise in Frage gestellt. Und umgekehrt werden die Herausforderungen für pflegende, begleitende und mitempfindende Menschen nicht selten zu schwer. Solche Grenzsituationen mit ihren emotionalen Überforderungen können zum Einfallstor für Gewalt werden. Dieses Buch macht darauf aufmerksam und bietet wichtige Hilfestellungen.

Pflege geschieht in ungleichen Beziehungen, Palliativpflege ganz besonders. Ob ambulant oder stationär, ob im familiären oder im beruflichen Kontext: Immer gibt es den einen Menschen, der so stark eingeschränkt ist, dass er auf Unterstützung angewiesen ist. Und es gibt den anderen Menschen, hinreichend leistungsfähig, der diese Unterstützung gibt. So entsteht ein Machtgefälle, das schlicht unauflösbar ist. Umso wichtiger ist es, mit diesem Ungleichgewicht aufmerksam und verantwortlich umzugehen. Gerade das selbstbestimmte Sterben, das immer mehr Menschen sich für ihre letzte Lebensphase wünschen, ist auf sensible, achtsame, respektvolle Begleitung angewiesen. Es braucht eine Kommunikation, die jede Form von Übermacht oder Gewalt vermeidet. Dazu kann das Konzept der Gewaltfreien Kommunikation von Marshall B. Rosenberg eine wichtige Hilfe sein.

Aber auch Schwächere üben Macht aus, und gerade pflegende Angehörige wissen von hoch belastenden Erfahrungen zu berichten. Manche Pflegebedürftige oder Sterbende, körperlich geschwächt und in besonderer Schutzposition, nutzen die Gelegenheit, auf subtile oder weniger subtile Weise zu verletzen, unter Druck zu setzen und die Pflege und Begleitung zur Qual zu machen. Im schlimmsten Fall entstehen Gewaltspiralen, aus denen erst der Tod erlöst. Auch hierfür bietet dieses Buch nützliche Analyseinstrumente und gute Hinweise, wie bewusst reflektierte und eingeübte Kommunikation aus dem Dilemma hilft und der letzten Lebensphase ihre Würde lässt.

Die letzte Lebensphase hat ihre Herausforderungen, sie ist aber für viele Menschen zugleich eine Zeit besonderer Intensität. Rückblick und Lebensbilanz mit all den er-innerten, also neu aktualisierten Lebenserfahrungen prägen diese Zeit ebenso wie die ganz besondere und oftmals so rührende Dankbarkeit für die kleinen Dinge, für Begegnung und Beziehung, für das Leben an sich. Gewaltfreie Kommunikation schafft Raum für diese Tiefe – und sie hilft, den besonderen Schatz dieses Lebensabschnittes miteinander zu teilen. Dank an Klaus-Dieter Neander, dass er darauf so fachkundig aufmerksam macht.

Kirsten Fehrs
Bischöfin im Sprengel Hamburg und Lübeck (Nordkirche)

Widmung

Dieses Buch widme ich I., die mich über viele Jahre intensiv begleitet und durch Höhen und Tiefen mit mir gegangen ist, zu einer Zeit, als ich – wie ich heute weiß – weit davon entfernt war, Gefühle und Bedürfnisse benennen zu können. Das Privileg, von ihr begleitet worden zu sein, macht mich auch heute noch sehr glücklich und unendlich dankbar.

Mein Lebenspartner Erik hat mich auf das Konzept der »Gewaltfreien Kommunikation« aufmerksam gemacht und damit hat er unsere Beziehung »gerettet« – ohne ihn wäre die intensive Auseinandersetzung mit GfK nie erfolgt. Anja Kenzler bin ich sehr dankbar und verbunden, hat sie mich doch in ihrer fröhlichen und intensiven Seminararbeit mit der Tiefe und Weite der »Sprache des Herzens« vertraut gemacht. Und ich bin den Menschen, die ich in meiner Berufspraxis kennenlernen durfte, dankbar, haben sie mir doch gezeigt, dass die »Gewaltfreie Kommunikation« möglich ist, aber auch Grenzen erfahren muss. Alle Beispiele, die auf realen Gesprächen basieren, wurden dahingehend verändert, dass eine vollständige Anonymität der Personen gewährleistet ist.

Inhalt

Geleitwort von Tobias Altmann 5

Geleitwort von Kirsten Fehrs 7

Widmung 9

Vorwort 17

1   Das Konzept der »Gewaltfreien Kommunikation« 23
      1.1   M. B. Rosenberg und seine Lehrer 23
      1.2   Das »Konzept« der »Gewaltfreien Kommunikation« 25
      1.3   Technik vs. Haltung 25
      1.4   Die einzelnen Schritte der GfK 26
            1.4.1   Schritt 1: Beobachtung 28
            1.4.2   Schritt 2: Gefühl 29
            1.4.3   Schritt 3: Bedürfnis 30
            1.4.4   Schritt 4: Bitte formulieren 31
            1.4.5   Optionen suchen 31
      1.5   Metapher der GfK 33
            1.5.1   Die Giraffe 33
            1.5.2   Der Wolf 34
            1.5.3   Wolfsshow 34
      1.6   Zentrale Begriffe im Konzept der »GfK« 35
            1.6.1   Freude, Glück und Wohlbefinden 43
            1.6.2   Trauer 45
            1.6.3   Angst und Furcht 47
            1.6.4   Wut, Ärger und Zorn 49
            1.6.5   Ekel 51
            1.6.6   Überraschungen 52
            1.6.7   Scham, Schuld, Empörung 54
            1.6.8   Kränkung – Zusammenhänge zwischen Wut und
                    Scham 58
      1.7   Gefühle in der Umgangssprache 60
      1.8   Mit Gefühlen umgehen 61
            1.8.1   Ich habe Schuld 61
            1.8.2   Der Andere hat Schuld 62
            1.8.3   Meine Gefühle wahrnehmen und Bedürfnisse äußern   62

		1.8.4 Pseudo- oder Nicht-Gefühle	63
		1.8.5 Die Gefühle und Bedürfnisse des Gegenübers wahrnehmen	64
	1.9	Bedürfnis	64
	1.10	Bitte	66
		1.10.1 Keine negativen Bitten	67
		1.10.2 Eine Bitte kann abgelehnt werden	68
		1.10.3 Eine Forderung nicht als Bitte »verpacken«	68
	1.11	Empathie	69
		1.11.1 Empathie bei M. B. Rosenberg	70
		1.11.2 Empathie in der Neuropsychologie	71
		1.11.3 Empathie bei Altmann	74
		1.11.4 Selbstempathie	78
		1.11.5 Empathie als Gefahr	80
	1.12	Respekt	82
	1.13	Konflikt	86
		1.13.1 Konfliktmodell nach Galtung	86
		1.13.2 Konfliktarten	87
		1.13.3 Konfliktstufen	89
		1.13.4 Konfliktlandkarte	91
2	**Gefühls- und Bedürfnis-Analphabetismus**		93
3	**Warum Gewaltfreie Kommunikation häufig nicht gelingt**		102
	3.1	Affektlogik oder der »emotionale Rucksack«	102
	3.2	Mangelnde Empathiefähigkeit	104
	3.3	Hörfilter	104
	3.4	Verweigerung	108
	3.5	Wenn GfK nervt …	108
4	**GfK wissenschaftlich**		110
5	**Kritik am Konzept der Gewaltfreien Kommunikation**		111
	5.1	Die kommunikative Ebene	111
	5.2	Die Überforderungsebene	111
	5.3	Verknüpfung mit esoterischen Ansätzen	112
	5.4	Nicht nur reden – tut etwas!	113
6	**Tod und Sterben in der Gesellschaft**		114
	6.1	Die letzte Lebensphase: sterben	114
	6.2	Über das Sterben reden – Elisabeth Kübler-Ross	114
	6.3	Existentielle Verzweiflung am Lebensende	116
	6.4	Worüber reden Sterbende?	118
		6.4.1 Vier Themenfelder	118
		6.4.2 Patient*innenverfügung	119
		6.4.3 »Ich möchte sterben …« – Todeswunschäußerungen	119

		6.4.4 Todeswunsch vs. Suizid	120
		6.4.5 Sprechen über Todeswünsche	121
		6.4.6 Bitte um Sterbehilfe	122
	6.5	Worüber reden Angehörige?	125
	6.6	Reaktion von Angehörigen auf die Arbeit von Palliativfachkräften	126
	6.7	Worüber reden Teams?	127
		6.7.1 Palliative Fallbesprechungen	128
	6.8	Bewusstes Sterben?	128
	6.9	Gutes Sterben?	129
7	**Die religiöse Dimension**		**131**
	7.1	Der hochreligiöse Mensch	132
	7.2	Die spirituelle Anamnese	133
	7.3	Leiblichkeit und Spiritualität	134
	7.4	Ein kurzer Überblick über die monotheistischen Religionen	135
		7.4.1 Christentum	136
		7.4.2 Islam	137
		7.4.3 Judentum	137
		7.4.4 Buddhismus	139
	7.5	Zusammenfassung	140
	7.6	Signalsprache	141
	7.7	Es bleibt eine Narbe zurück	142
8	**Über den Tod reden ... »gewaltfrei«?**		**143**
	8.1	Kommunikationsbedürfnis	145
	8.2	Symbolsprache	146
	8.3	Nonverbale Kommunikation	146
	8.4	Mimik	147
	8.5	Körperhaltung	148
	8.6	Basale Stimulation®	149
	8.7	Kommunikation mit Musik	154
	8.8	Unterschiedliche Wege zum Menschen – Kommunikation	156
9	**Was in der Kommunikation beachtet werden sollte**		**157**
	9.1	Der Lake-Wobegon-Effekt	157
	9.2	Besonderheit des »palliativen Kontextes«	158
10	**Systemische Überlegungen**		**160**
	10.1	Verhältnis Kinder – Eltern	160
	10.2	Wenn die Kraft nicht mehr ausreicht	165
	10.3	Wenn »Dankbarkeit« gefordert wird	167
11	**Gewaltfreie Kommunikation »vertieft«**		**173**
	11.1	»Doppeltes Zuhören«	173
	11.2	Das Verstandene, das Ungehörte	175

12	**Trauern**		**178**
	12.1	Warum trauern Menschen?	178
	12.2	Das Coping-Modell nach Morse & Johnson (1991)	180
	12.3	Das Duale Prozessmodell der Bewältigung von Verlusterfahrungen	181
	12.4	Das Traueraufgabenmodell nach William J. Worden	182
		12.4.1 Den Verlust des Menschen als Realität akzeptieren	182
		12.4.2 Den Schmerz verarbeiten	182
		12.4.3 Sich an die neue Situation ohne den Verstorbenen anpassen	183
		12.4.4 Den Kontakt halten – auch wenn das Leben weitergeht	183
	12.5	Anhaltende Trauerstörung	183
13	**Aufgabe der Trauerbegleitung: Sinn geben oder aushalten?**		**185**
14	**Religiöse Bewältigung von Trauer**		**187**
15	**Frau K.**		**189**
16	**Zusammenfassung**		**191**
Literatur			**192**
Stichwortverzeichnis			**205**

Die Uhr[1]

Ich trage, wo ich gehe,
Stets eine Uhr bei mir;
Wieviel es geschlagen habe,
Genau seh' ich's an ihr.

Es ist ein großer Meister,
Der künstlich ihr Werk gefügt,
Wenngleich ihr Gang nicht immer
Dem törichten Wunsche genügt.

Ich wollte, sie wär' oft rascher
Gegangen an manchem Tag:
Ich wollt' an manchem Tage,
Sie hemmte den raschen Schlag.

In meinen Leiden und Freuden,
Im Sturme und in Ruh, –
Was immer geschah im Leben,
Sie pochte den Takt dazu.

Sie schlug am Sarge des Vaters,
Sie schlug an des Freundes Bahr',
Sie schlug am Morgen der Liebe,
Sie schlug am Traualtar.

Sie schlug an der Wiege des Kindes, –
Sie schlägt, will's Gott! noch oft,
Wenn bessere Tage kommen,
Wie meine Seel es hofft.

Und ward sie manchmal träger,
Und drohte zu stocken ihr Lauf,
So zog sie der Meister mir immer
Großmütig wieder auf.

Doch stände sie einmal stille,
Dann wär's um sie geschehn,
Kein and'rer, als der sie fügte,
Bringt die zerstörte zum Gehn!

Dann müßt' ich zum Meister wandern,
Und ach, der wohnt gar weit,
Wohnt draußen, jenseits der Erde,
Wohnt dort in der Ewigkeit.

Dann gäb' ich sie dankbar zurücke,
Dann würd' ich kindlich flehn:
[»]Sieh', Herr, – ich hab' nichts verdorben,
Sie blieb von selber stehn.«

Text: Johann Gabriel Seidl
Musik: Carl Loewe

---

1 Johann Gabriel Seidl (1830): Die Uhr. In: Northeimer Datenbank Deutsches Gedicht (https://nddg.de/gedicht/7650-Die+Uhr-Seidl.html, Zugriff am: 23.08.2021)

Vorwort

Das Lied von der Uhr hat mich schon in Kindertagen fasziniert – ich verstand die Metapher wohl schon recht früh und war in der Lage, das Gedicht zu rezitieren, bevor ich andere zusammenhängende Sätze formulieren konnte. Die Uhr als Metapher des Lebens.

Ich begann meine Ausbildung zum Krankenpfleger 1975 in einem Kreiskrankenhaus. Bis zu diesem Zeitpunkt hatte ich mit Tod und Sterben nun »theoretisch« zu tun. Meine protestantische Mutter, die als »Gemeindehelferin« (heute nennt man diesen Beruf »Diakonin«) und »Krankenhausseelsorgerin« sehr engagiert tätig war, und meine Familie prägten mich insofern, als dass sie mich lehrten, dass Tod und Vergänglichkeit, Abschied nehmen müssen und Menschen zu verlieren zum »Leben« gehören würde, dass sie – egal was sie in ihrem Leben getan oder nicht getan haben – zum »himmlischen« Vater gehen würden, der sie unendlich liebe und dass dem Schmerz des Abschieds vom irdischen Leben der Trost einer »Zukünftigkeit« folgte. Ich hatte gelernt, die Orgel in unserer kleinen Gemeinde zu spielen, und so hatte ich die Möglichkeit, während unzähliger Beerdigungsfeiern nicht nur die evangelischen Lieder zu begleiten, sondern Menschen zu beobachten, die Abschied nehmen mussten: tief, vor Gram gebeugt, weinend, sich ein Taschentuch vor das Gesicht haltend, den Blick starr nach vorne gerichtet, keine Miene verziehend, sich gegenseitig stützend, manchmal streichelte eine Tochter ihre Mutter oder der Sohn nahm seinen Vater in die Arme. So standen sie alle an den offenen Grabstellen, in denen der Sarg verschwand und mit ihnen der Mensch, der in irgendeiner Weise zum Leben derer gehörte, die – wie man so sagt – zurückblieben. Ich war als Kind bei der ein oder anderen Beerdigung dabei gewesen… Ich kann mich aber nicht erinnern, dass mich die Zeremonie tief berührt hätte!

In der Krankenpflegeschule wurde das Thema – meiner Erinnerung nach – eher technisch besprochen: »Versorgung des toten Körpers!«. Als Schüler*innen mussten wir mit einem Kollegen bzw. einer Kollegin die Toten aus dem Badezimmer der Station holen, im Bett über die Flure des Krankenhauses schieben und sie dann in das hinter dem Krankenhaus gelegene Extrahaus bringen, in dem sie in einer Kühlbox gelagert wurden, bis das Beerdigungsinstitut den Leichnam abholte. Der Leichnam, den wir aus dem Badezimmer abholten, war von uns Pflegekräften vorher versorgt worden: Die Kinnlade wurde mit einer weißen, nassen Mullbinde »hochgewickelt«, damit der Mund nicht offen stand. In der Regel legten wir noch ein Handtuch unter den Kopf, damit dieser nicht »nach hinten« wegknickte. Die Haare wurden gekämmt, nicht selten fand ein »Totenwäsche« statt. So versorgt, wurden zwei Bettdecken über den Toten gebreitet, ein oder zwei Kopfkissen daraufgelegt, um den Patient*innen, die uns möglicherweise auf dem Flur oder im Fahrstuhl mit dem Bett sehen würden, zu suggerieren, wir würden lediglich ein durch eine Entlassung frei gewordenes Bett zur Reinigung in den Keller fahren. Wenn irgend möglich, sollte niemand erfahren, dass gerade ein Mensch verstorben war.

Wie gesagt, ich komme aus einer christlich geprägten Familie und einige andere Kolleg*innen, die sich in der Ausbildung befanden, auch, so dass wir einen »Hauskreis« gründeten, der sich mit dem Thema »Tod und Sterben« beschäftigen wollte. Ein Hauskreis, bei dem sich mehrere Menschen »in seinem Namen versammeln« und wo *er* mitten unter ihnen sein würde (Matthäus 18, 20), ist eine Institution, die besonders im christlich-pietistischen Umfeld dazu dient, gemeinsam die Bibel zu lesen, darüber zu reden, gemeinsam zu singen und zu beten. Der Hauskreis wird als Umsetzung der »Gemeinschaft der Heiligen« verstanden (»heilig« ist in diesem Sinne die Person, die sich in besonderer Weise Gott zugehörig weiß, z. B. indem sie sich ganz bewusst im Kreis Gleichgesinnter zu Gott bekennt, seine Schrift studiert und ihm dienen will).

Wir waren in diesem Hauskreis vielleicht fünf oder sechs Auszubildende, wir erlebten erstmalig auf den Stationen, dass jemand starb, wir waren »irgendwie« anwesend, allein gelassen, mit dem, was wir erlebten. Altgediente Kolleg*innen beeindruckten uns durch den schnoddrigen Umgang mit dem Tod (»Na, das wurde aber auch Zeit!«), mit dem Vokabular (»Machst du mal den Ex fertig!«), selten dadurch, dass sie wahrnahmen, wie uns junge Menschen diese Erfahrungen verunsicherten, dass wir es eklig fanden, wenn wir einen Leichnam waschen sollten oder seine Exkremente vom Hintern wischen mussten. Sie merkten nicht, dass wir eine Scheu davor hatten, den Toten zu berühren, der vor einer Stunde noch mit uns kommuniziert hatte; Profi-Pflegende und Ärzt*innen ließen uns in unserer Verwirrung zurück, wenn wir nach andauernder Reanimation einen Körper inmitten Kanülen und Intubationsbesteck, bei blinkendem Monitor und leise vor sich hin zischendem Beatmungsgerät betrachteten und irgendwie versuchten, das Geschehene einzuordnen. Niemand brachte uns bei, wie wir den Angehörigen, die vor der Eingangstür der Intensivstation bange warteten und – sobald wir das Reanimationszimmer verließen – ahnten, nein, spontan die Gewissheit hatten, dass ein Leben »verlöscht« war, begegnen sollten. Was sagt man den Hinterbliebenen, floskelhaft »herzliches Beileid« oder »wir konnten nichts mehr für ihn*sie tun«?

Seit diesen Tagen (seit über 40 Jahren) wurde ich in den unterschiedlichsten »Settings« immer wieder mit dem Tod konfrontiert: in meiner langjährigen Tätigkeit auf Intensivstationen und im Rettungsdienst, in meiner Tätigkeit bei langzeitbeatmeten Klient*innen in der häuslichen Pflege, in Tätigkeiten im Hospiz oder der ambulanten Palliativversorgung. Ich stand selbst am Grab von Menschen, die mir sehr, sehr viel bedeutet haben und wo das Unfassbare plötzlich über mich hereinbrach: Der Tod meiner Pflegemutter und der meines Schwiegervaters waren für mich die existentiellsten Erfahrungen, die mich betrafen, meine Familie, die Menschen, die ich liebte und die mit mir um »Fassung« rangen. Ich erinnere mich noch gut, als mein Schwiegervater (ein Landwirt in einem kleinen Dorf) verstorben war und wie wohltuend ich es fand, dass das Dorf, die weitere Familie aus einer langen Tradition, uns, die wir eng mit ihm verwandt waren, stützte, indem sie – oftmals wortlos – tat, was getan werden musste: Man kondolierte, vielleicht floskelhaft, aber es tröstete uns, man kam in das Haus meines Schwiegervaters und »war da«, einfach so, hielt mit uns das aus, was uns so unerträglich schien, hielt unser Weinen und Klagen, unsere Erschütterung, unsere Ziellosigkeit einfach »aus« … wie glücklich ich heute noch über diese Erfahrungen bin.

In dem Hauskreis lasen wir damals das Buch »Die Kunst des Sterbens – eine Anleitung« (Mauder 1976) von einem evangelischen Theologen und diskutierten darüber. Aber mir scheint, wir sprachen damals wie der berühmte Blinde über die Farbe. Viele andere Bücher, z. B. von Kübler-Ross (1975), habe ich seitdem zum Thema gelesen und viele persönliche Erfahrungen machen dürfen. Es zeigt sich nach meiner Wahrnehmung, dass auch der festeste Glaube häufig die Angst vor dem Tod nicht zu lindern vermag. Meine Erfahrungen lehren mich, dass wir immer noch »sprachlos« sind angesichts des Todes oder des bevorstehenden Todes.

2014 lernte ich das Konzept der »Gewaltfreien Kommunikation« nach Marshall B. Rosenberg kennen, die »Sprache des Herzens« (M. B. Rosenberg 2013). Ich war und bin fasziniert davon, wie Rosenberg – national und international – den Gedanken entwickelt hat, dass sich Menschen mit ihren Gefühlen und Bedürfnissen verbinden und diese einander mitteilen sollen. M. B. Rosenberg war davon überzeugt, dass Gewalt auch durch Sprache entsteht bzw. »gewaltvolles Verhalten« seine Ursprünge darin hat, dass eine Person sich ihrer eigenen Gefühle und Bedürfnisse nicht bewusst ist bzw. sie im Gegenüber nicht erkennt.

Mir ist wichtig, den Gewaltgedanken in zwei Richtungen zu benennen: *Gewalttätigkeit* wird in der Regel so verstanden, dass einer Person einer anderen Person »Gewalt« antut, sie schlägt oder zu irgendetwas zwingt. In der häuslichen (ambulanten) Pflege findet mehr »Gewalt« statt, als wir gemeinhin annehmen – nicht unbedingt im Sinne von körperlicher Gewalt, die auch stattfindet, sondern in Form von Mikroaggressionen: spitze Bemerkungen, gezielte Provokationen, absichtliches Missverstehen usw. M. B. Rosenberg spricht von dieser »Gewalt«, die eben auch in der Sprache liegt, und will mit seinem Kommunikationsmodell eine Möglichkeit anbieten, diese Gewalt zu verhindern. *Gewalt* richten wir aber auch gegen uns selbst, wenn wir Gefühle nicht zulassen und Bedürfnisse unterdrücken. Das klingt banal, aber wie oft können wir nicht einmal ein Gefühl benennen, das uns bedrückt, es so beschreiben, dass der Gegenüber versteht, warum es mir schlecht geht. Und wir sind häufig völlig überfordert, wenn es darum geht, für uns selbst und mit anderen zu klären, welches Bedürfnis ich mir erfüllen muss und mir erfüllt werden müsste, damit es mir wieder besser gehen kann. Hier hat M. B. Rosenberg ganz klar Zusammenhänge beschrieben, die helfen können, stressige, belastende Situationen zu meistern.

Mit der intensiven Beschäftigung und dem Versuch, »Gewaltfreie Kommunikation« selbst zu praktizieren, stelle ich immer häufiger fest, wie oft wir uns gegenseitig verletzen, weil wir unüberlegt oder wenig empathisch mit dem Gegenüber reden und uns über dessen Reaktion wundern (oder empören oder ärgern). Mit dem Wissen über die »Sprache des Herzens« höre ich in der Praxis der Palliativpflege die Gespräche innerhalb der Beziehungen und Familien, höre die in verletzende Worte gepackte Sprachlosigkeit und spüre die Ängste der todkranken Person und der An-/Zugehörigen. In den Beratungsgesprächen mit Klient*innen und deren Familien gelingt es nicht selten, mit »Gewaltfreier Kommunikation« Unsagbares sagbar zu machen. Und diese Möglichkeit möchte ich den Leserinnen und Lesern eröffnen, ihnen aufzeigen, dass Sprachlosigkeit mit der »Sprache des Herzens« überwunden werden kann und befreiend wirkt:

- für die todkranke, im Sterbeprozess befindliche Person,
- für die An- und Zugehörigen, aber auch
- für die Ehrenamtlichen, Pflegenden, Mediziner*innen und Theolog*innen.

»Palliative Pflegepraxis wird als ›Face-to-Face-Dimension‹ [umschrieben, als ein] Involviert-Sein, Betroffen-Sein, Berührt-Sein. Damit tangiert die Erfahrung des sterbenden Menschen auch stets das Erleben und somit die Persona, das Person-Sein, vom professionell Begleitenden [...]. [...] [Aber es kommt anscheinend] zu einer Divergenz von Profession und Persona: Während der professionellen Pflegefachperson eine ›Verobjektivierung‹ von Situations(deutung) und Verhalten zugeschrieben wird, wird angenommen, dass auf der anderen Seite ihre Persona eine subjektive Deutung vornimmt und so erspürte Bedürfnisse sterbender Menschen subjektiv beantwortet. Im Rückschluss ist die Face-to-face-Beziehung [...] von Fremd- und Betroffen-Sein gekennzeichnet und damit ebenso als notwendige Selbstpflege von professionell Pflegenden zu erbringen.« (Schulze 2014, S. 36f.)

Mit anderen Worten: Die Kommunikation zwischen den Beteiligten muss oder sollte für beide »gut sein«:

»[...] dass ich sagen kann, [...], das war für mich auch gut. Auch so eine Begleitung für mich, kostet mich ja Kraft, aber sie muss auch für mich gut sein, wenn ich sehe, ich konnte da einen Schritt weit was bewirken, dass alle aus der Situation gut herausgehen.« (Schulze 2014, S. 37)

Gewaltfreie Kommunikation leistet aus meiner Sicht einen nicht zu unterschätzenden Beitrag zum »Sorge tragen«, denn sich um den Anderen (und sich selbst) (Selbstpflege nach Orem, Cavanagh 1997, Neumann-Ponesch 2011, Moers & Schaeffer 2011) zu sorgen, bedeutet »das Wachstum des Anderen (und sich selbst) zu ermöglichen« (Maio 2019, S. 222). Sorge bedeutet aber auch, »die Unmittelbarkeit ernst zu nehmen, [...] sie ist und bleibt in jeder unmittelbaren Begegnung ein Werkstück, das immer wieder neu entworfen und abgestimmt werden muss« (ebd., S. 222) und sie ist »(über-)lebensnotwendig, denn nur die Sorge kann dem hilfsbedürftigen Menschen das Gefühl der Achtung vermitteln und zum Ausdruck bringen, dass man ihm beisteht.« (ebd., S. 224)

Wenn dieses Buch bei Ihnen, liebe Leser*innen, die Idee aufkeimen lässt, dass mit der »Gewaltfreien Kommunikation« vielleicht ein Bruchteil dessen verwirklicht werden kann, was gemeinhin als »umfassende Pflege«, als »empathische Unterstützung« oder einfach als »Menschsein« verstanden werden kann, dann erfüllt es seinen Zweck.

Wir leben in einer medialen Welt und so habe ich vereinzelt Hinweise auf im Internet verfügbare Videos eingefügt, die entweder einen Sachverhalt noch einmal »anders« erklären oder aber wichtige Persönlichkeiten vorstellen, auf die ich in diesem Buch besonders eingehe (z. B. Kübler-Ross u. a.).

Für Beratung bei einzelnen Themen danke ich Pastor Nils Christiansen (Christentum) und Rabbi Dr. Walter Rotschild (Judentum), Herrn Dr. Tobias Altmann, der sich wissenschaftlich mit der »Gewaltfreien Kommunikation« auseinandergesetzt hat, für die kritische Durchsicht des Manuskriptes und sein wohlwollendes Geleitwort und Frau Pastorin Kirsten Fehrs, Bischöfin der Evangelisch-Lutherischen Kirche Norddeutschlands, für die Bereitschaft, das Manuskript zu lesen und ein Geleitwort zu verfassen. Ein besonders herzlicher Dank gilt Jai Wanigesinghe für die wunderbaren Abbildungen, sein Engagement für das Thema und für seinen überbordenden Ideenreichtum, auch komplexe Themen umzusetzen. Diese Abbildungen sind in den Seminaren immer besonders beliebt und helfen, Zusammenhänge noch besser zu verstehen.

Auch in dieser Arbeit ist mir wieder bewusst geworden, wie sehr ein gutes Lektorat hilft, verworrene Sätze zu entknoten und so zu formulieren, dass das geschriebene Wort für alle verständlich ist – mein Dank gilt daher auch und in besonderer Weise meiner Lektorin Frau Anne-Marie Bergter vom Kohlhammer Verlag.

Ein Letztes: Ich schreibe als Gesundheits- und Krankenpfleger und deshalb beziehe ich in diesem Text häufig diese Berufsgruppe ein, was aber nicht bedeuten soll, dass die anderen Personen, die sich um die Palliativbetreuung verdient machen, *nicht* gemeint wären.

Klaus-Dieter Neander   Hamburg, im März 2021

1 Das Konzept der »Gewaltfreien Kommunikation«

1.1 M. B. Rosenberg und seine Lehrer

Marshall B. Rosenberg studierte Psychologie bei Carl R. Rogers (1902–1987) und A. Ellis (1913–2007). *Rogers* gilt als der Begründer der klientenzentrierten Psychotherapie und dessen Einfluss auf die Gewaltfreie Kommunikation ist unübersehbar. Rosenberg betont in seinem Modell, dass die »Benennung der eigenen Gefühle« von hervorragender Bedeutung für eine gelingende, gewaltfreie Kommunikation sei (M. B. Rosenberg 2013, S. 55ff.). Rogers schreibt: »Es war vor allem unsere Erfahrung [in der Therapie, Anm. vom Autor], dass die Klienten allmählich dahin kommen, ihre wahren Gefühle gegenüber Familienmitgliedern und auch anderen Menschen vollständiger zu äußern. Dies gilt sowohl für die oft als negativ betrachteten Gefühle [...] wie auch für die eher positiv einzustufenden Gefühle [...].« (Rogers 1976, S. 308) Gefühle sind Emotionen, eine Körperempfindung oder eine Stimmung (Baumgartner et al. 2015, S. 28, vgl. Röhner & Schütz 2012, S. 24) und sie dienen dazu, Kontakt zueinander zu bekommen und die eigenen Bedürfnisse zu erfassen. Auch hier zeigt sich die intensive Zusammenarbeit mit Rogers: »Eine Beziehung [wird] umso hilfreicher sein, je ehrlicher ich mich verhalten kann. Das meint, daß ich mir meiner eigenen Gefühle soweit wie möglich bewußt sein muß. [...] Ehrlichkeit meint außerdem noch die Bereitschaft, sich in Worten und Verhalten zu den verschiedenen von mir vorhandenen Gefühlen und Einstellungen zu bekennen und sie auszudrücken.« (Rogers 1976, S. 47) Und: »Ich habe gelernt, dass in jeder wichtigen oder dauerhaften Beziehung anhaltende Gefühle Ausdruck finden sollten.« (Rogers 1992, S. 22)

Rogers war der Überzeugung, dass es nur dann möglich ist, Kontakt zu Klient*innen herzustellen, wenn Kongruenz (Authentizität), »unbedingte Wertschätzung« und »empathisches Verstehen« gelingen (Weinberger 2013, S. 19). *Authentizität* bedeutet, dass die Pflegefachkraft in Übereinstimmung mit sich selbst ist und sich dessen, was sie erlebt oder empfindet, deutlich bewusst wird. *Empathisches Verstehen* bedeutet, dass sich die Pflegefachkraft Mühe gibt, den inneren Bezugsrahmen des anderen möglichst exakt wahrzunehmen und dabei insbesondere auf die emotionalen Signale des Gegenübers zu achten.

Kongruenz umschreibt Rogers häufiger mit Begriffen wie »Echtheit – als reales Zugegensein«, »Wertschätzung oder bedingungsfreies Akzeptieren« oder als »präzises einfühlendes Verstehen (Empathie)«. (Rogers 1975, zit. nach Riedel & Heidenreich 2014, S. 212f.). Die Kongruenz zeigt sich in den Begegnungen zwischen der Pflegefachkraft und Klient*in und in der Haltung der Pflegefachkraft:

Definition kongruente Begegnungen

Kongruente Begegnungen zeichnen sich durch Reziprozität und Unmittelbarkeit aus, d. h. durch das sich auf den*die Andere*n einlassen, was auf verbale bzw. nonverbale Art und Weise geschieht.

Definition kongruente Haltung

Kongruente Haltung drückt sich im »Tun« und im »Sein« aus, d. h. das Tun, z. B. in Form eines Gesprächsangebotes, und das Sein, das sich wiederum durch Echtheit und Gegenwärtigkeit präsentiert (Riedel & Heidenreich 2014, S. 215ff.).

In der Palliativpraxis fällt es nicht immer leicht, diesen Anspruch umzusetzen, aber wenn Pflegende Klient*innen auf den »letzten Metern« wirklich helfen und sie aufrichtig und ehrlich begleiten möchten, dann kommen sie nicht umhin, sich mit dem Gedanken der Kongruenz vertraut zu machen. Im Ansatz von M. B. Rosenberg schlagen sich diese für Rogers enorm wichtigen Überlegungen in den Schritten zwei und drei (Gefühle und Bedürfnisse wahrnehmen) nieder.

Ellis begründete die »Rational-Emotive Verhaltenstheorie« (Kriz 2001, S. 147ff.). Rosenberg gibt in seinem Buch Hinweise zur Befreiung von alten Mustern (M. B. Rosenberg 2013, S. 191), die »das menschliche Potential« einschränken und die mit Hilfe von GfK aufgelöst werden. Die Empfehlungen, die M. B. Rosenberg gibt, erinnern sehr an die von Ellis postulierten »irrationalen Überzeugungen«, die er als »Hauptursachen von emotionalen und motivationalen Schwierigkeiten« definiert (Kraiker & Pekrun 1998, S. 720, vgl. Kriz 2001, S. 150): »Ich tauge nichts, wenn ich nicht immer perfekt, kompetent und leistungsfähig bin, oder wenigstens fast immer in den wichtigsten Bereichen.« (Kraiker & Pekrun 1998, S. 720) Ellis hebt in seiner Arbeit hervor, dass »übersteigerte Erwartungen« und irrationale Gedanken für mangelndes Wohlbefinden und Neurosen verantwortlich sind (Kraiker & Pekrun 1998, S. 1019). Als Beispiele dieser Erwartungen führen Kraiker & Pekrun (1998) z. B. an: von anderen total geliebt zu werden, dass der andere sich so verhält, wie man es erwartet. Die Lösungsansätze von Ellis (Kriz 2001, S. 150) und Rosenberg (M. B. Rosenberg 2013, S. 192) sind nahezu identisch.

Marshall B. Rosenberg (1934–2015) bezieht sich ausdrücklich auf Rogers (M. B. Rosenberg 2013, S. 17) und weist darauf hin, dass sein Modell der GfK »nichts Neues« enthielte (M. B. Rosenberg 2013, S. 22), was grundsätzlich z. B. auch über das Kommunikationsmodell von Schulz von Thun zu konstatieren wäre. Rosenberg erfuhr in seiner Jugend Gewalt sowohl an der eigenen Person (wegen seines jüdischen Nachnamens) als auch in der Rolle des beobachtenden, verängstigten Kindes bei Rassenkrawallen in Detroit. (M. B. Rosenberg 2013,

S. 21, Baumgartner et al. 2015, S. 16, Altmann 2015, S. 32). In seiner späteren Auseinandersetzung mit dem Thema Gewalt wurde ihm M. Ghandi (1869–1948) zum großen Vorbild: »Ich nenne diese Methode ›Gewaltfreie Kommunikation‹ und benutze den Begriff *Gewaltfreiheit* im Sinne von Ghandi.« (M. B. Rosenberg 2013, S. 22, vgl. auch Altmann 2015, S. 33) M. B. Rosenbergs besonderes Interesse war es darzustellen, inwieweit »Sprache« und »Worte« das Potential der Gewalt in sich tragen und zu Verletzungen der Seele und der Würde des Menschen in der Lage sind (ausführlich dazu z. B. Herrmann et al. 2007, Haller 2012, Neander 2016).

1.2 Das »Konzept« der »Gewaltfreien Kommunikation«

Gibt man den Namen *M. B. Rosenberg* in Google ein, erhält man 193.000 Einträge.[2] Sein Buch »Gewaltfreie Kommunikation – Eine Sprache des Lebens« (M. B. Rosenberg 2013) liegt in vielen Sprachen und in deutscher Übersetzung in der 13. Auflage vor. Mit seinem Buch hat Marshall Rosenberg unzählige Menschen beeinflusst und internationale Friedensprojekte und Ähnliches initiiert, befruchtet, gar erst möglich gemacht.

1.3 Technik vs. Haltung

GfK ist allerdings nicht nur eine »Technik« oder »Methode«, sondern vor allem eine *Haltung*. »Auf einer tieferen Ebene ist sie eine ständige Mahnung, unsere Aufmerksamkeit in eine Richtung zu lenken, in der die Wahrscheinlichkeit steigt, dass wir das bekommen, wonach wir suchen.« (M. B. Rosenberg 2013, S. 23) Rosenberg legt Wert darauf, dass »[d]as Wesentliche der GFK sich in unserem *Bewusstsein* [abspielt, Hervorhebung vom Autor]) [...] und nicht in den tatsächlichen Worten, die gewechselt werden.« (M. B. Rosenberg 2013, S. 26, vgl. auch Baumgartner et al. 2015, S. 16). Altmann (2015, S. 52) weist daraufhin, dass dieses »Bewusstsein« eine »spezifische Auffassung von Empathie [in der Gewaltfreien Kommunikation darstellt], die von der gängigen Sichtweise der Psychologie abweicht [...].«

Nicht selten findet man das Konzept der »Gewaltfreien Kommunikation« reduziert auf die vier Schritte. Die »Gebrauchsanleitungen« in den Veröffentlichun-

---

2 Eine ausführliche Biographie: https://www.socialnet.de/lexikon/Rosenberg-Marshall-Bertram

gen lesen sich häufig wie Anweisungen zur Anwendung eines Rasierapparates (eine besonders irritierende Beschreibung findet sich z. B. in Huber (2014)). Wenn im Folgenden die von M. B. Rosenberg beschriebenen Schritte hier kurz erläutert werden, dann unter dem Vorbehalt, dass GfK in Seminaren und in ständigen Trainings »erarbeitet und gelebt« werden muss – von »einmal lesen« wird es nicht gelingen.

1.4 Die einzelnen Schritte der GfK

Von Pflegefachkräften wird ein hohes Maß an Empathie erwartet, Pflegende müssen ein »Herz« haben, »mitfühlen« und auf Trauer und Schmerz adäquat reagieren können. So lautet die Forderung – aber können das Pflegende? Sie sind ja nicht anders sozialisiert als der Schalterbeamte am Auskunftstresen der Bundesbahn oder die Verkäuferin oder der Busfahrer. Pflegende ergreifen ihren Beruf, weil sie etwas »mit Menschen« machen wollen – nicht nur »handwerklich«, sondern zwischenmenschlich. Sie beklagen, dass sie nicht genügend Zeit z. B. für Klient*innen haben, die unter starken Schmerzen leiden, und das viel zu schnell ein Medikament gegeben wird, wo doch möglicherweise ein »empathisches Gespräch« genauso, wenn nicht sogar hilfreicher wäre.

Pflegende spüren, dass Klient*innen – wie die Pflegenden selbst – Gefühle und Bedürfnisse haben, aber sie haben kaum Ideen dazu, wie sie mit dieser Wahrnehmung umgehen sollen. Aber Pflegende können als Kolleg*innen recht rabiat miteinander umgehen und wenig empathisch sein. Ich hatte lange überlegt, wie ich meinen Teams das Modell von M. B. Rosenberg vorstellen könnte, bis sich in einer Dienstbesprechung recht spontan die Möglichkeit zum Einstieg ergab.

Als Pflegedienstleiter eines ambulanten Pflegedienstes hatte ich mit den Mitarbeitenden häufiger über Kommunikation gesprochen: über fehlende Kommunikation (Informationen waren nicht angekommen), über schlechte Kommunikation (unangemessene Wortwahl, plötzliche Wutausbrüche) und ähnliche Varianten. Natürlich hatten alle Kolleg*innen von den Kommunikationsmodellen von Schulz von Thun gehört (4-Ohren-Modell), aber bei einer Dienstbesprechung wurde uns klar, dass irgendetwas Wichtiges fehlte: Eine Kollegin trug sehr emotional und aufgeregt ein Problem vor, das sie mit einer nicht anwesenden Kollegin habe. Sie sagte, dass sie nicht bereit wäre, mit dieser Kollegin weiter zusammenzuarbeiten, mit anderen Worten: »Entweder *die* geht oder *ich* bin weg!«

Ich griff die Situation auf, notierte am Whiteboard vier Spalten, die ich mit »Situation«, »mein Gefühl« und »meine Gedanken« überschrieb; die vierte Spalte blieb zunächst frei. Ich bat die Kollegin, mit mir gemeinsam die Spalten auszufüllen. Sie brauchte wenig Zeit, um die Situation zu beschreiben, und konnte schnell sagen, was sie gedacht hat. Sehr lange brauchte sie, bis sie ihre *Gefühle* benennen konnte.

Nachdem wir die drei Spalten ausgefüllt hatten, fragte ich sowohl die Kollegin als auch die anderen Kolleg*innen, was denn wohl in der freien Spalte stehen müsste. Sehr spontan kam die Reaktion: »Was macht man denn mit einer solchen Situation?« Wir diskutierten und irgendwann wurde klar, dass die Kollegin Bedürfnisse nach Anerkennung, Wertschätzung und Respekt hat und dass sie dies (nicht nur) in der beschriebenen Situation vermisst hat. Wir nannten die vierte, freie Spalte »Meine Bedürfnisse«.

Ich fragte die Kolleg*innen, ob sie auch ähnliche Beispiele aus ihrem beruflichen Umfeld hätten, und wir füllten die Tabelle innerhalb von 90 Minuten mit zehn weiteren Beispielen. Die Kolleg*innen waren mit Eifer dabei und – wie sie mir später berichteten – es erleichterte sie ungemein, einmal darüber sprechen zu können. Nachdem wir die Beispiele gesammelt hatten, blieb natürlich die Frage im Raum: »Ja, und jetzt? Was machen wir damit? Jetzt wissen wir, fühlen, denken, wollen ... aber davon hat sich die Situation ja nicht verändert.«

Die Kolleg*innen begannen *Forderungen* zu stellen: »Die soll sich mal für ihr Verhalten entschuldigen!« Ich erwiderte, was denn die Kolleg*innen machen würden, wenn die Person, die sich für ihr Verhalten entschuldigen soll, »Nein« sagt: »Nee, warum sollte ich das tun?« Auf diese Art und Weise lernten wir den Unterschied zwischen »eine Bitte aussprechen« und »eine Forderung aufstellen«. Erstere lässt ein »Nein« zu, öffnet aber den Weg zur Verhandlung. Eine Forderung, die abgelehnt wird, kann im Grunde nicht mehr verhandelt werden und es macht – da waren sich die Teilnehmenden dieser Mitarbeiter*innenbesprechung einig – Sinn, sich genau zu überlegen, ob eine »Bitte« wirklich als »Bitte« gemeint ist (also bereits mitgedacht wird, dass der Gegenüber der Bitte nicht entsprechen will) oder ob man eine Forderung als »Bitte« verklausuliert: »Kannst du das *bitte* zukünftig unterlassen!« Wie kann eine Bitte aussehen? Etwa so:

> »Du hast mich vorhin bei der Kundin ›als zu dumm für den Job‹ bezeichnet (1), *das hat mich wütend und traurig gemacht (2), weil mir eine gute und freundschaftliche Zusammenarbeit wichtig ist (3). Ich möchte dich bitten, mir zukünftig direkt zu sagen, wenn ich etwas falsch gemacht habe, könntest du dir das vorstellen? (4)«

Zugegebenermaßen klingt die Formulierung etwas sperrig, aber sie beinhaltet die Beschreibung der Situation (1), erläutert die Gefühle (2), die in der Kollegin hochkamen, und bezeichnet das Bedürfnis, dass die Kollegin gerne erfüllt haben würde (3). Erst auf dieser Basis kann die angesprochene Person eigentlich entscheiden, ob sie der Bitte entsprechen möchte (4). Die Bitte lässt ein »Nein« zu, was dann aber dazu führen könnte (nicht zwangsläufig müsste), dass die Kollegin darüber nachdenken könnte, ob die Bitte vielleicht maßlos war oder mit der Angesprochenen klären könnte, was sie daran hindert, die Bitte zu erfüllen. Die Kommunikation zwischen den Beteiligten ist in jedem Fall besser als in der beschriebenen Situation.

Im Team arbeiteten wir die anderen Beispiele der Tabelle ab, indem auch hier versucht wurde, eine wirkliche Bitte zu formulieren – es war nicht leicht für alle

Beteiligten, aber lohnend. Diese »Übung« führten wir in jeder Dienstbesprechung durch – was einerseits dazu führte, dass die Kolleg*innen insgesamt sehr viel achtsamer, offener und empathischer miteinander umgingen und ich – als Pflegedienstleiter – viele Situationen geschildert bekam, die Missstände im Unternehmen aufzeigten und die ich auf diese Art und Weise angehen konnte.

Das Konzept der Gewaltfreien Kommunikation versucht die individuellen Lebenserfahrungen der Gesprächspartner*innen zu integrieren, was naturgemäß nicht immer gelingt und auch den langeprobten GfKlern mitunter Mühe bereitet. Menschliche Reaktionen, Gefühle, Bedürfnisse entstehen nicht im luftleeren Raum, sondern sind immer in die individuelle Biografie eines jeden Einzelnen eingebettet. Gerade im palliativen Kontext kennen die Pflegefachkräfte und die anderen Menschen, die sich aus professioneller Perspektive mit den Klient*innen beschäftigen, diese Biografie nicht (vollständig), so dass besondere Sorgfalt im Umgang und in der Kommunikation mit den Klient*innen und deren An-/Zugehörigen notwendig ist. GfK bietet vielfältige Möglichkeiten, um besser auf die Klient*innen eingehen zu können, was im Konzept der »ganzheitlichen Pflege« grundlegende Bedeutung hat.

Wie erwähnt, hat M. B. Rosenberg vier Schritte der Kommunikation beschrieben, was aus didaktischer Sicht sicher sinnvoll ist, leider aber dazu verführt, das Konzept quasi als »Rezept« misszuverstehen: Man gehe die vier Schritte und ein »gutes« Ergebnis ist garantiert. Dem ist aber nicht so. Denn Rosenberg wollte eine Veränderung der Haltung der Menschen erreichen, kein Rezeptbuch veröffentlichen. Doch sind die Schritte natürlich hilfreich und sollen deshalb hier skizziert werden.

1.4.1 Schritt 1: Beobachtung

Für eine gelingende Kommunikation, gerade wenn sich bei einer der Personen, die das Gespräch führen will oder muss, Ärger entwickelt (hat), ist es unabdingbar, zunächst die Situation zu beschreiben, die zu Unmut, Frust oder Ärger geführt hat. Dabei soll die Beschreibung so formuliert sein, dass sie frei von Bewertung oder Beschuldigung ist – ähnlich einem Foto, das eine Situation erfasst, aber nicht bewertet.

Negativ-Beispiel:

»Immer schmeißt du deine Schuhe in den Flur. Ich finde das ätzend! Ich habe dir schon hundertmal gesagt, dass mich das nervt!«

Positiv-Beispiel:

»Ich sehe, deine Schuhe liegen im Flur.«

Die »neutrale, quasi fotographische« Beschreibung ermöglicht es der angesprochenen Person, die beschriebene Situation zu kommentieren, ohne sich sofort angegriffen zu fühlen, denn das »*immer*« aus dem Negativ-Beispiel führt sofort dazu, dass die angesprochene Person sich angegriffen fühlt und z. B. sagt: »Wieso immer? Gestern habe ich die Schuhe ins Regal gestellt!«

Negativ-Beispiel:

»*Ich habe das Gefühl, es geht Ihnen schlecht.*«

Positiv-Beispiel:

»*In Ihrem Gesicht sehe ich Sorgenfalten* (Mimik!), *kann ich etwas für Sie tun?*«

Wichtig ist, dass die Beobachtung in *diesem* Augenblick zählt, eine Beobachtung, die sowohl Umstehende als auch der*die Klient*in selbst bestätigen können. »Gefühle« der Pflegefachkraft können nicht Auslöser für ein helfendes, empathisches Gespräch sein.

Beobachtungen sollen frei von Bewertung sein. Wie schwierig dieser Anspruch zu realisieren ist, mögen folgende Beispiele verdeutlichen, wie sie häufig in Pflegedokumentationen, aber auch in Gesprächen zu finden sind:

Bewertung

»*Frau Z. ist überhaupt nicht kooperativ.*«

Beobachtung:

»*Frau Z. möchte nicht im Bett gewaschen werden, sondern am Waschbecken.*«

Bewertung

»*Herr A. nervt beim Essen.*«

Beobachtung:

»*Herr A. hat heute keinen Appetit auf Jogurt, er möchte lieber Milchsuppe essen.*«

1.4.2 Schritt 2: Gefühl

Die beschriebene Situation macht etwas mit dem, der die Situation anspricht. Gefühle machen sich körperlich bemerkbar und sind oft das Erste, was einem bewusst wird (Baumgartner et al. 2015, S. 28). Gefühle wie »verzweifelt, entmutigt, traurig, unglücklich« beschreiben die eigene Situation:

»Ich sehe, deine Schuhe liegen im Flur. Das entmutigt mich.«

Wir zögern häufig, Gefühle zu zeigen, weil sie uns angreifbarer machen und wir davor Angst haben. Wenn nach der Beobachtung ein Gefühl beschrieben wird, dann um zu zeigen, was die Beobachtung mit »mir« gemacht hat: Die Beobachtung hat mich traurig oder wütend, fassungslos gemacht, hat mich beglückt oder berauscht.

 »In Ihrem Gesicht sehe ich Sorgenfalten, das bedrückt/erschreckt mich.«

Werden eigene Gefühle benannt, überrascht das häufig den*die Gesprächspartner*in und irritiert, weil es in unserem Kulturkreis unüblich ist, (fremden) Menschen gegenüber Gefühle zu zeigen. Wir haben Angst davor, denn wer Gefühle zeigt, macht sich verletzbar. In meiner Praxis der Palliativpflege hat sich immer wieder gezeigt, dass aber gerade dieser Aspekt des Gesprächs dazu führt, dass die andere Person sich auch traute, ihre Gefühle anzudeuten. Die Gespräche gewannen an Tiefe.

1.4.3 Schritt 3: Bedürfnis

Ein *Gefühl* weist auf ein *Bedürfnis* hin und dieses Bedürfnis kann nur gestillt werden, wenn die andere Person das Bedürfnis kennt, wenn es ihr mitgeteilt wird. Menschen haben Bedürfnisse nach Autonomie, Integrität, Interdependenz u. a., d. h. sie wünschen sich z. B. Respekt, Unterstützung, Nahrung oder Ruhe. Es erscheint schwieriger, das Bedürfnis zu benennen, aber sich seiner Bedürfnisse klar zu werden, sie zu formulieren und sie der anderen Person zu offenbaren, hilft ihr, die gesamte Situation besser einschätzen zu können.

 »Ich sehe, deine Schuhe liegen im Flur. Das entmutigt mich, weil ich das Bedürfnis nach Ordnung habe.«

Werden Gefühl und Bedürfnis mitgeteilt, kann die andere Person besser verstehen, worum es eigentlich geht. Die so angesprochene Person ist weder als solche noch in ihrer Handlung angegriffen oder bewertet/verurteilt worden, sie kann entsprechend reagieren.

 »In Ihrem Gesicht sehe ich Sorgenfalten, das bedrückt/erschreckt mich, denn ich möchte, dass es Ihnen gut geht.«

Im pflegerischen Kontext muss die Pflegefachkraft überlegen, ob sie ein Bedürfnis danach hat, dass es der anderen Person gut geht oder ob sie einfach das Bedürfnis »umschreibt« (»…denn ich möchte, dass es Ihnen gut geht.«).

1.4.4 Schritt 4: Bitte formulieren

Die angesprochene Person ist nach den ersten drei Schritten zwar informiert, worum es eigentlich geht, aber sie weiß nicht, was von ihr erwartet wird. Häufig wird quasi erwartet, dass die andere Person doch nun wissen müsse, was erwartet wird (gerade in langen Beziehungen). Aber so verschieden die Menschen sind, so verschieden sind auch ihre Erwartungen und deshalb ist es wichtig, eine konkrete Bitte zu formulieren.

> »Ich sehe, deine Schuhe liegen im Flur. Das entmutigt mich, weil ich das Bedürfnis nach Ordnung habe. Ich bitte dich, die Schuhe in das Regal zu stellen.«

Diese Bitte ist praktisch erfüllbar, sollte die Bitte lauten: »Ich bitte dich, dass du besser aufräumst!«, dann wird nicht klar, was genau erbeten wird, denn unter »aufräumen« versteht so ziemlich jede Person etwas anderes.

> **Definition**
>
> Eine Bitte ist nur dann eine Bitte, wenn die angesprochene Person die Erfüllung dieser Bitte auch ablehnen und die bittende Person diese Ablehnung auch akzeptieren kann und wenn die Bitte so konkret ist, dass der Gegenüber eine echte Handlungsoption hat.

Natürlich wird dann verhandelt werden, aber – wie dieses Beispiel zeigt – die Atmosphäre für eine Lösung des Problems ist unbelastet von persönlichen direkten und indirekten Vorwürfen und Bewertungen der Person oder der Handlung.

Wir verwechseln häufig die *echte Bitte* mit einer *unechten Bitte*, nämlich einer *Forderung*: Letztere lässt nicht zu, dass die andere Person diese »Bitte« ablehnt (Baumgartner et al. 2015, S. 46). Lautet die »Bitte«: »Ich möchte, dass du mich verstehst!«, dann wird nicht deutlich, was genau der*die Bittende möchte und sie lässt nicht zu, dass die gebetene Person sagt: »Nein, ich möchte dich nicht verstehen!«

Die *Handlungsbitte* beinhaltet eine konkrete Handlung, z. B. »Könntest du bitte den Müll rausbringen?«, während die *Beziehungsbitte* das Ziel hat, Kontakt zur anderen Person herzustellen, aufrechtzuerhalten oder wieder neu zu beleben, z. B. »Kannst du etwas damit anfangen?« oder »Habe ich dich richtig verstanden, dass ...«

1.4.5 Optionen suchen

Die Ablehnung einer »echten« Bitte führt in der Regel dazu, dass die beteiligten Personen gemeinsam nach Optionen suchen, um eine Lösung zu finden. Diesen Aspekt beleuchtet M. B. Rosenberg m. E. nach nicht genug, er ist aber gerade in Paarbeziehungen oder in Eltern-Kind-Konflikten von essentieller Bedeutung,

1 Das Konzept der »Gewaltfreien Kommunikation«

denn jedes »Nein« zwingt die Beteiligten nach anderen Lösungen zu suchen, wenn sie denn an einer Lösung überhaupt interessiert sind.

»Ich sehe, deine Schuhe liegen im Flur. Das entmutigt mich, weil ich das Bedürfnis nach Ordnung habe. Ich bitte dich, die Schuhe in das Regal zu stellen.«

Reaktion der angesprochenen Person:

»Ich bin manchmal so eilig, dass ich keine Zeit habe, die Schuhe in das Regal zu stellen, wäre es okay für dich, wenn ich auf jeden Fall abends, bevor ich ins Bett gehe, die Schuhe ins Regal stelle?«

Hier folgt der Bitte ein Angebot und die beteiligten Parteien haben eine weitere Option, die möglicherweise zur Befriedung des Konfliktes führt. In Anlehnung an die Schautafel, die Rosenberg selbst veröffentlicht hat (M. B. Rosenberg 2013, S. 213), stelle ich die beschriebenen Schritte wie folgt dar:

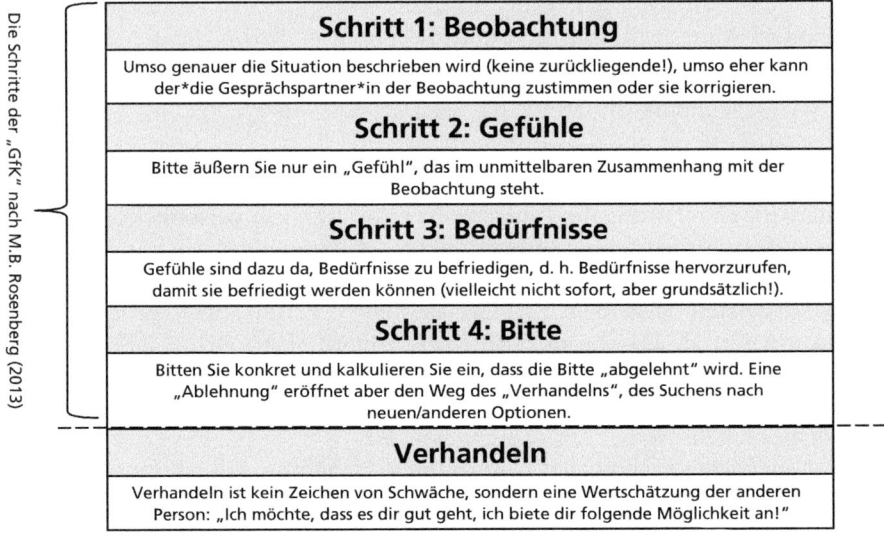

Abb. 1: Die Schritte der »Gewaltfreien Kommunikation« nach Rosenberg (in Anlehnung an M. B. Rosenberg 2013, S. 213, eigene Darstellung)

Der Schritt »Verhandeln« wird bei M. B. Rosenberg nicht explizit benannt, mir erscheint die Benennung aber wichtig, weil er die logische Folgerung daraus ist, dass eine Bitte eben auch abgeschlagen werden kann, was zwangsläufig zu einer Situation des »Verhandelns« führen wird.

Die kurze Skizze der GfK offenbart ein anderes Verständnis von Kommunikation und vom Umgang miteinander und macht deutlich, dass der Verzicht auf

Vorwürfe und Bewertungen die Grundvoraussetzung für eine wertschätzende Gesprächsführung darstellt. GfK ist – so zeigt die kurze Einordnung – dem symbolischen Interaktionismus (Mead 1968, vgl. Etzrodt 2003, S. 208ff.) zuzuordnen, dessen Ausgangsthese beschreibt, dass der Mensch sowohl in der natürlichen Welt lebt, aber eben auch in einer symbolischen (Burkhart 2002, S. 54). Menschen handeln gegenüber Dingen entsprechend den Bedeutungen, die diese Dinge für sie haben, wobei die Bedeutungen durch die soziale Interaktion mit den Mitmenschen entsteht und in einem (inneren) Interpretationsprozess benutzt oder auch abgeändert werden können (Blumer 1973, S. 81f.). Um es eher pragmatisch zu formulieren: Person A kennt in einem Kommunikationsprozess weder die Bedeutung, die bestimmte Dinge für sein Gegenüber haben, noch den Entstehungs- und Interpretationsmechanismus, der dazu führt, dass die Person B so reagiert, wie sie reagiert. GfK will helfen, diese Tatsache im Kommunikationsprozess zu klären und möchte so zu einer »gewaltfreien« Verständigung beitragen.

1.5 Metapher der GfK

Die »Gewaltfreie Kommunikation« hat sich möglicherweise auch so großartig verbreitet, weil M. B. Rosenberg mit zwei Figuren arbeitete, die bestimmte Inhalte darstellen sollen. In seinem »Grundlagenwerk« hat er diese Tiere nicht erwähnt, aber in zahllosen Seminaren und Videos hat M. B. Rosenberg sie eingesetzt.

1.5.1 Die Giraffe

Die Giraffe steht für einfühlsame, empathische Kommunikation!

Sie ist das Symboltier (Weckert 2014), nicht nur, weil sie das größte Herz eines Säugetiers hat (ca. 12 kg, nur das Herz eines Blauwals ist deutlich größer).[3] Das Herz muss das Blut in den Kopf und somit sehr weit hoch pumpen. Da die Giraffe zudem auch noch das höchste lebende Tier ist, symbolisiert sie damit die Fähigkeit, den Überblick zu behalten, und die Hörner (aus festem Knorpelgewebe) sehen aus wie Antennen. Sie symbolisieren die Fähigkeit, »Schwingungen« wahrzunehmen. Der Speichel der Giraffe vermag Dornen aufzulösen und diese Tatsache wird als Symbol für »das Auflösen kritischer Situationen« interpretiert.

---

[3] buzz.at (Hrsg.) (o. J.): Hier sehen Sie das größte Herz der Welt (https://buzz.oe24.at/aufreger/VIDEO-Hier-sehen-Sie-das-groesste-Herz-der-Welt/201880024, Zugriff am: 18.03.2021)

Die »Gewaltfreie Kommunikation« wird deshalb auch gerne als »Giraffensprache« bezeichnet und eine Vielzahl von Büchern beschäftigt sich damit.

1.5.2 Der Wolf

Der Wolf steht für aggressive Kommunikation.

Das zweite Symboltier ist der Wolf. Der Wolf ist ein ausgesprochen soziales Tier[4], gleichwohl ist er ein Raubtier, der sich holt, was er will, der außerordentlich starke Drohgebärden äußern kann (und dabei sein starkes Gebiss zeigt!) und der sich insbesondere durch »heulen« bemerkbar macht. Die Zähne symbolisieren das »Abwerten« und die »Schuldzuweisung«.

Interessanterweise ist der Wolf in vielen Märchen als der »böse Wolf« bekannt und auch der britische Philosoph Thomas Hobbes bezeichnete den Menschen unter Bezugnahme auf den Komödiendichter Titus Maccius Plautus (etwa 254–184 v. Chr.) als *lupus*, als Wolf. Denn Hobbes entwarf einen Gesellschaftsvertrag, in dem die Menschen ohne Regierung und Obrigkeit miteinander leben könnten. Ein Gesellschaftsvertrag erschien ihm aber notwendig, weil in dem Naturzustand der Gesellschaft die Menschen sonst Krieg gegen alle führen würden, da »der Mensch ein Wolf« sei (Bühler 2007). M. B. Rosenberg erklärt in dem Video, warum er die Giraffe und den Wolf als »Symboltiere« einsetzt.

Video: Rosenberg über Giraffen und Wölfe

Giraffe NVC (2020, 1. November): Giraffe Language and Jackal Language | Nonviolent Communication explained by Marshall Rosenberg [YouTube] (https://www.youtube.com/watch?v=Xov5z_GJ9Zs, Zugriff am: 18.02.2021)

1.5.3 Wolfsshow

Wir kennen die Situation: Ich fühle mich von einer Person angegriffen, ungerecht behandelt, benachteiligt und mir platzt der Kragen. Zu einer einfühlsamen Kommunikation mit der Person bin ich ganz sicher nicht in der Lage: Meine Wortwahl wird verletzend, ich mache die Person verbal »fertig«. Wenn ich nicht anständig erzogen worden wäre (und nicht Angst davor hätte, dass die andere Person vielleicht schneller und stärker ist als ich), würde ich der Person eine Ohrfeige geben.

---

4 Mowry, T. (2009): It's a Wolf-Eat-Wolf World in the Wilds of Alaska. Wolf Song of Alaska (Hrsg.) (http://www.wolfsongnews.org/news/Alaska_current_events_3015.html, Zugriff am: 10.03.2021)

Dieses Verhalten wird als *Wolfsshow* bezeichnet – sie sollte im »stillen Kämmerlein« oder bei einem Spaziergang um den Häuserblock »ausgelebt« werden: ohne Zuschauer*innen und auf jeden Fall in Abwesenheit der Person, die dieses Verhalten in mir ausgelöst hat. Es hat sich mehr als bewährt, wenn in einer solchen Situation zunächst dafür Sorge getragen wird, dass die Wolfsshow abgehalten werden kann:

> *»Ich bin im Moment nicht in der Lage, mich mit dir auseinanderzusetzen, können wir uns um 13:00 Uhr treffen, damit wir das Problem besprechen können?«*

> *»Ich bin ratlos, weil mich deine Worte getroffen haben. Zunächst brauche ich erst einmal Abstand, lass uns morgen früh darüber reden.«*

Die Wolfsshow kann mich »frei« machen, sie kann aber auch – wenn die andere Person dabei ist – Verletzungen setzen, die nicht mehr heilbar sind.

1.6 Zentrale Begriffe im Konzept der »GfK«

Aus meiner Sicht gibt es in dem Konzept der Gewaltfreien Kommunikation mehrere zentrale Begriffe, die M. B. Rosenberg nicht näher definiert hat, sondern in seinem Buch mehr oder weniger allgemein beschrieben hat. Im Folgenden soll herausgearbeitet werden, wie die zentralen Begriffe der »Gewaltfreien Kommunikation« verstanden werden können. Zentrale Begriffe sind – wie wir in den Schritten zwei und drei des Konzepts gesehen haben – »Gefühl« und »Bedürfnis«!

Jeder von uns war schon einmal überwältigt von seinen Gefühlen: die erste Liebe, ein wunderschönes Konzert, ein einmaliges Erlebnis. Im Bruchteil einer Sekunde ist der Mensch wie verwandelt, positiv, angeregt, nahezu entrückt oder wütend, verzweifelt, aggressiv. Meine Emotionen und Gefühle schreiben meine Geschichte und »Gefühle machen Geschichte!« (Ciompi & Endert 2011) (Die ältere Generation ist immer noch »verzaubert« von dem Geständnis von Kennedy: »Ich bin ein Berliner!«). Im allgemeinen Sprachgebrauch werden die Begriffe »Gefühl« und »Emotionen« gleichwertig benutzt, sie werden für die Beschreibung derselben »Zustände« eines Menschen genutzt. Glasenapp (2013, S. 14) definiert hingegen:

> *»Gefühle* [Hervorhebung des Autors] sind im Gegensatz zu Emotionen eher eine Alltagsformulierung, die allerdings in einer Allgemeinheit Verwendung findet, die Phänomene einschließt, bei denen es sich nicht um Emotionen im engeren Sinne handelt. (z. B. »Ich fühle mich schlapp!«) Im wissenschaftlichen Kontext beschreibt das Gefühl – im Gegensatz zur »öffentlichen« Emotion – den privaten, subjektiven und nicht objektiv erfassbaren Anteil der Emotion […].« (Glasenapp 2013, S. 14)

M. B. Rosenberg (2013, S. 64) benennt in seiner Liste »Wie wir uns wahrscheinlich fühlen, wenn sich unsere Bedürfnisse nicht erfüllen« das Verb »schlapp« als ein »Gefühl«. Damasio (2013) stellt eine Verknüpfung zwischen Gefühlen und Emotionen her:

»Menschliche *Emotionen* [Hervorhebung des Autors] betreffen nicht nur sexuelle Lust oder die Angst vor Schlangen. Sie sind auch der Schrecken beim Anblick von Leid und die Befriedigung, die wir empfinden, wenn der Gerechtigkeit Genüge getan wird [...]. [Solche] Anlässe für Emotionen und deren Schattierungen hängen von den Gefühlen ab, die durch diese Emotionen hervorgerufen werden. Die Emotionen, die nach außen gerichtet sind, beginnen ihre Wirkung auf den Geist durch die Gefühle, die nach innen gerichtet und privat sind. Doch die vollständige und andauernde Wirkung von Gefühlen bedarf des Bewusstseins, weil das Individuum nur mit den Anfängen eines Selbst-Sinns erkennen kann, dass es Gefühle hat.« (Damasio 2013, S. 50)

Emotionen sind »unscharf« (Glasenapp 2014, S. 14ff., ähnlich auch Montada & Kals 2007, S. 148), weil verschiedene Aspekte in ihrer Gesamtheit »Emotionen« beschreiben:

- der *körperliche Aspekt* (wir »spüren« die Emotion),
- der *qualitative Aspekt* (unterschiedliche Menschen reagieren mit unterschiedlichen Emotionen auf bestimmte Situationen),
- der *formale Aspekt* (einerseits der sichtbare, öffentliche Anteil (Mimik), andererseits der »private«, nur durch Introspektion erfahrbare Anteil),
- der *funktionale Aspekt* (Emotionen haben spezifische Funktionen, die den Menschen bewegen, etwas zu tun!) und
- der *regulative Aspekt* (Emotionen stehen in enger Wechselwirkung mit anderen Prozessen der menschlichen Psyche, z. B. Bewusstsein, Aufmerksamkeit, Gedächtnis).

Die körperlichen Aspekte eines Gefühls sind uns sehr bekannt: Wenn wir aufgeregt sind, haben wir oft ein rotes Gesicht, in einer Situation, in der wir Angst haben, entwickelt sich feinperliger Schweiß auf der Stirn, sind wir entspannt und relaxt, ist unsere Atmung und die Stimme ruhiger, sind wir glücklich, strahlen unsere Augen, unsere Bewegungen sind fließender. Traurigkeit zeigt sich durch einen niedergeschlagenen Blick, manche verspüren eine Enge im Brustraum.

»Fühlen heißt, in etwas involviert zu sein.« (Heller 1981, S. 20)

»In etwas involviert sein«, kann alles sein: mein Gegenüber, eine politische Idee, ein bestimmtes Problem, eine kritische Situation – und dieses Involviert-Sein kann »positiv oder negativ, aktiv und reaktiv, direkt und indirekt sein.« (Heller 1981, S. 20) Diese verschiedenen Dimensionen des Involviert-Seins, des »Fühlens« sind Bestandteil unseres Handelns und Denkens (ebd., S. 25) und können im Vordergrund oder Zentrum stehen (z. B. die Furcht selbst steht im Vordergrund, nicht deren Objekt) oder aber im Hintergrund. Gefühle stehen in einer zwischenmenschlichen Beziehung immer (oder zumindest meistens) im Bewusstseinszentrum, z. B. beim Verliebtsein, Freundschaft oder Neid. Doch das Gefühl des Verliebtseins – wer wüsste das nicht – »verblasst« allmählich, es wird zum Hintergrundgefühl, gerade bei längeren Beziehungen. Im palliativen Kontext aber kann dieses Hintergrundgefühl wieder in den Vordergrund rücken. Das folgende Kommunikationsbeispiel verdeutlicht diesen »Wechsel«.

Kommunikationsbeispiel (PFK = Pflegefachkraft, K = Klient*in)

PFK: »Sie sehen heute entspannter, fröhlicher, kräftiger aus als gestern.«
K: »Ja, das stimmt ... Mir ist heute Morgen, als ich aufwachte, plötzlich klar geworden, was für eine wunderbare Zeit ich hatte. Wissen Sie, als ich meine Frau kennenlernte, da wusste ich irgendwie sofort: Die ist es! Warum? Fragen Sie mich nicht, ich weiß es nicht. Wie sie lachte, sprach, ihre Gestik, ihre Klugheit – all das faszinierte mich; ich war total verknallt und es war so wunderbar, dass sie mir ihre Liebe geschenkt hat. Seit dem ersten Tag liebt sie mich, trägt mich, begleitet mich, beschützt mich, ist für mich da ... Das war alles irgendwie selbstverständlich geworden, aber heute Morgen, da fiel mir auf, was für ein Geschenk diese Frau für mich und mein Leben ist.«
PFK: »Sie klingen verliebt ...«
K: »Ja, genau, wie am ersten Tag ... Ich möchte ihr das heute auf jeden Fall nochmal sagen. Ich weiß nicht genau wie, es ist ja irgendwie kitschig, aber ICH brauche es, IHR das zu sagen ...«
PFK: »Sie möchten das einfach noch einmal ›klarstellen‹, deutlich machen?«
K: »Unbedingt, sie soll wissen – wenn ich nicht mehr da bin –, dass sie mich sehr, sehr glücklich gemacht hat.«

Welcher Aspekt der Emotion z. B. in einem Gespräch mit Palliativpatient*innen »erkennbar« ist, hängt von den genannten Aspekten ebenso ab, wie z. B. von der Sozialisation der Person.

»Emotionen [...] bezeichnen die Gesamtheit und das Zusammenspiel aller beteiligten Prozesse: Dies sind körperliche Prozesse; es sind darüber hinaus kognitive Prozesse der Wahrnehmung und Bewertung von emotionsauslösenden Objekten; es sind die subjektiven, mentalen Repräsentationen, die mit Emotionen einhergehen; es sind motivationale Prozesse und damit die mit Emotionen in Zusammenhang stehenden Handlungen [...].« (Glasenapp 2014, S. 12, vgl. auch Damasio 2013, S. 49ff.)

M. B. Rosenberg benutzt (zumindest in der deutschen Übersetzung) das Wort »Empathie« nicht. Mir scheint die Differenzierung allerdings nicht unerheblich, da in manchen Seminaren langatmige Diskussionen über das »richtige« Wort geführt werden; nach meiner Auffassung ist Rosenbergs Vokabular mehr »alltagssprachlich« und er subsumiert die Begriffe für Gefühle und Emotionen.

»Ich bin traurig, dass du gehst!«
»Ich freue mich, dass du kommen kannst!«

Häufig werden bei der Beschreibung von »Emotionen«, diese als »gut (angenehm)« oder »schlecht (unangenehm)« bezeichnet:

- *gute Emotionen* inspirieren die Person, machen sie frei und fröhlich, während
- *schlechte Emotionen* häufig mit einem schlechten Gewissen vergesellschaftet sind und als schmerzhaft und unangenehm empfunden werden.

Die Wahrnehmung und die Bewertung der Emotion liegt naturgemäß in der Sicht der Person, die diese Gefühle beschreibt. Die angenehmen Gefühle verursachen angenehme Körperwahrnehmungen, die unangenehmen Gefühle hingegen unangenehme Wahrnehmungen in unterschiedlicher Intensität.

Gefühle und/oder Bedürfnisse sind komplexe miteinander verbundene Regungen des Menschen, die des Bewusstseins bedürfen. Nicht immer sind uns die Gefühle klar, die uns gerade überfluten, bedrücken, verwirren – sich dieser Gefühle klar zu werden, sie auszusprechen und dem Gegenüber mitteilen zu können, zeichnet empathische Kommunikation aus. Gefühle zu erkennen, bedeutet aber auch, sich auf sich selbst (und natürlich auch auf den anderen) einlassen zu können. Glasenapp (2014, S. 13) gibt jedoch zu bedenken, dass mit einer positiven oder negativen Bewertung einer Emotion die Möglichkeit beeinflusst wird, die (wie auch immer geartete) Emotion als Ressource zu sehen. Er schlägt eine andere Benennung vor:

Definition adaptive Emotionen

Adaptive Emotionen sind gesunde, unmittelbare Gefühle, die als Richtschnur für unser Handeln dienen können. Sie sind hilfreich und können in sinnvolle Handlungen umgesetzt werden.

Definition maladaptive Emotionen

Maladaptive Emotionen, also ungesunde Emotionen, sind oft durch kritische Lernerfahrungen bis hin zu traumatischen Erfahrungen bedingt und führen in der Folge durch ihre Intensität zu Belastungen und zu zwischenmenschlichen Konflikten.

Die Begriffe sind zwar etwas ungewohnt, helfen aber meines Erachtens sensibler mit der Sprache umzugehen. Die Begriffe »gut« und »schlecht« sind immer bewertend, egal ob sie die betroffene Person selbst nutzt oder eine andere. Gewaltfreie Kommunikation will aber nicht bewerten, sondern helfen, neue Optionen zu finden, die aus einer konflikthaften Situation herausführen können.

Gewaltfreie Kommunikation legt es darauf an, die Person zu respektieren (▶ Kap. 1.12), so wie sie ist, und nicht, sie zu bewerten. Wird ein Gefühl, eine Emotion als »gut« oder »schlecht« bewertet, fühlt sich die Person ebenfalls bewertet/abgewertet. Dieser Gedanke ist offensichtlich, wenn es sich um »negative

1.6 Zentrale Begriffe im Konzept der »GfK«

Bewertung« handelt und die Person wird sich verteidigen und Gründe anführen, warum sie genau so und nicht anders gehandelt hat. Der Blick wird in die Vergangenheit gerichtet, die Möglichkeiten, die sich aus der neuen Situation ergeben, werden häufig nicht genutzt.

Aber auch »positive Bewertungen« veranlassen die Person, sich retrospektiv zu orientieren, sich selbst zu loben und auf den »Lorbeeren« auszuruhen – aber (so sagt ein Sprichwort!): Das Gute ist des Besseren Feind! Wenn bei allen Beteiligten der Gedanke greift, dass jede Emotion dazu verhelfen kann, neue Optionen für die Zukunft zu entwickeln, dann ist die Differenzierung von Glasenapp auch für die Praxis der Gewaltfreien Kommunikation unverzichtbar.

Ekmann (2017, S. 18) beschreibt Emotionen als einen »Prozess, eine spezielle Art von automatischer Bewertung der Lage, die von unserer evolutionären und persönlichen Vergangenheit beeinflusst ist. Durch sie nehmen wir wahr, wenn sich etwas für unser Wohlbefinden Bedeutsames ereignet, woraufhin sich eine Reihe von physiologischen Veränderungen und emotionalen Verhaltensweisen der Situation anzunehmen beginnen. [...] [Sie] können ganz unvermittelt entstehen und tun dies in vielen Fällen auch, oftmals so plötzlich, dass unser bewusstes Selbst gar nicht daran beteiligt ist, ja häufig nicht einmal erkennt, welcher Auslöser in einem bestimmten Augenblick dieses oder jenes Gefühl in uns hervorgerufen hat. Diese Eile kann lebensrettend sein, aber sie kann auch fatale Folgen haben, dann nämlich, wenn wir überreagieren.« (vgl. Weckert 2014, S. 49, Damasio 2013, S. 49ff., Auchter 2019)

Praktisch heißt das für die Anwendung der Gewaltfreien Kommunikation, dass es in den Gesprächen für die Person oftmals sehr schwierig ist, spontan das »Gefühl« zu beschreiben und – unterstützt durch die empathisch zuhörende Person – ein Suchen nach dem Begriff beginnt, der für die betroffene Person (und nur für sie!) stimmig ist:

> **Kommunikationsbeispiel (PFK = Pflegefachkraft, K = Klient*in)**
>
> PFK: »*Sie sind traurig, weil Ihr Partner Sie verlassen hat?*«
> K: »*Traurig, nein, ja doch, nein: eher empört! Was bildet er sich ein?*«
> PFK: »*Sie sind verletzt, weil er einfach gegangen ist?*«
> K: »*Ja, verletzt und unheimlich wütend!*«

In diesem Beispiel zeigt sich, wie die Person darum ringt, die Emotion oder das Gefühl zu beschreiben, um das es geht. Aber bevor das Gefühl nicht »benannt« ist, bietet sich keine Möglichkeit, dieses Gefühl als Ressource zu sehen. M. B. Rosenberg unterscheidet verschiedene Gefühle:

> **Definition »primäre Gefühle«**
>
> *Echte Gefühle (primäre Gefühle):* Sie drücken sich körperlich aus und können als Ich-Botschaft formuliert werden. Echte Gefühle sind auch jene, die von Ba-

bys »gezeigt« werden: Hunger, Durst etc. Echte Gefühle enthalten keine Schuldzuweisungen.

 Beispiel: *»Ich bin satt!«*

 Definition »sekundäre Gefühle«

Sekundärgefühle bestehen aus einer Mischung aus Primärgefühl und bestimmten Verhaltensweisen, z. B. Wut, Ärger, Hass, Scham, Schuldgefühle. Sekundärgefühle bleiben häufig »länger« und diese »Klebrigkeit« (Weckert 2014, S. 58) hat damit zu tun, dass wir bestimmte »Wahrheiten« in uns tragen, die zu ändern wir kaum in der Lage sind.

 Beispiel: *»Dies und das macht man nicht. Ich habe es aber gemacht, also muss ich mich schämen!«*

Sekundärgefühle beschäftigen uns lange Zeit und es lohnt sich daher immer herauszufinden, was dahinter liegt: Welche Denkgewohnheit, welche Tradition, welche Überzeugung führt dazu, dass ein Sekundärgefühl vorhanden ist? »Wesentliches Kennzeichen eines Sekundärgefühls […] ist auch, dass dahinter andere primäre Gefühle stecken. Im Fall von Ärger sind das oft Traurigkeit, Angst, Schmerz, Ohnmacht...« (Rothhaupt 2019, S. 22) Hinter den Sekundärgefühlen stecken immer »Soll-Gedanken«:

 Kommunikationsbeispiel (PFK = Pflegefachkraft, E = Ehefrau)

Die PFK kommt verspätet zum Klienten, der seit etwa 30 Minuten wartet. Die Ehefrau öffnet die Tür und schimpft los.

E: *»Sie wissen schon, dass wir seit 30 Minuten auf Sie warten? Ich bin völlig unzufrieden mit Ihrer Firma und werde mich bei Ihren Vorgesetzten beschweren – mein Mann liegt im Sterben und Sie haben nichts anderes zu tun, als uns warten zu lassen.«*
PFK: *»Ich kann nachvollziehen, dass Sie verärgert sind, Sie haben Sorge um Ihren Mann!«*
E: *»Allerdings, das ist ja wohl auch nachvollziehbar, oder?«*

Die Angehörige ärgert sich und lässt diesem Ärger auch freien Lauf, weil sie sich um ihren Ehemann sorgt. Für die Pflegefachkraft, die relativ grob »angefasst« wird, ist es gut, sich darüber im Klaren zu sein, dass der Ärger quasi »Ventil« eines tiefer sitzenden »Soll-Gedankens« ist, nämlich: Die Pflegekräfte sollen pünktlich bei uns sein, mein Mann ist schwerkrank und wir brauchen die Hilfe der Pflegefachkräfte.

Rothhaupt (2019, S. 22) bezeichnet diesen »Soll-Gedanken« auch als *Absolutheitsanspruch* (in diesem Beispiel gegenüber der Pflegefachkraft) und die Aufgabe eines solchen Konfliktgespräches ist es, den Ärger »zu transformieren«, d. h. herauszufinden, welches primäre Gefühl zu dem Ärger geführt hat (in diesem Beispiel relativ einfach, weil die Ehefrau im Grunde das primäre Gefühl »Angst« ja schon vorgibt).

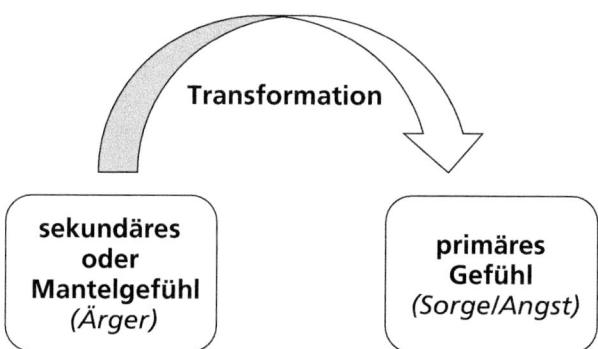

Abb. 2: Transformation sekundäres – primäres Gefühl (eigene Darstellung)

> **Definition Pseudogefühle**
>
> *Pseudogefühle*[5] (vgl. auch Brand-Hörsting 2019, S. 31) sind Begriffe, die Zuweisungen auf »andere« machen, also eher die andere Person be-/verurteilen: »Ich fühle mich nicht wertgeschätzt«, ist kein Gefühl, sondern sagt letztlich etwas darüber aus, wie ich die andere Person einschätze: Ich gehe davon aus, dass die andere Person mich nicht mag und deshalb mit mir in einer Weise umgeht, die mir unangenehm ist, mich irritiert, verunsichert.

Rosenberg weist zu Recht darauf hin, dass Pseudo- oder Nicht-Gefühle häufig daran erkannt werden können, dass bestimmte Satzbauten verwendet werden (M. B. Rosenberg 2013, S. 60f.):

- Sätze, die nach dem Wort »Gefühl/fühlen« mit »dass, wie, als ob« weitergehen
    - »*Ich habe das Gefühl, dass du es besser wissen solltest.*«
- Sätze mit persönlichem Pronomen, wie ich, du, er, sie, es, wir
    - »*Ich habe das Gefühl, ich bin immer zur Stelle.*«
- Sätze mit Namen oder Hauptwörtern, die sich auf Menschen direkt beziehen
    - »*Ich habe das Gefühl, Amy ist immer sehr verantwortlich.*«

---

5 Rosenberg spricht von »Nicht-Gefühlen« (M. B. Rosenberg 2013, S. 60).

Während primäre Gefühle relativ eindeutig zu erkennen sind und einigermaßen einfach herauszufinden ist, welches Bedürfnis die Person hat, die ein primäres Gefühl zeigt, sind sekundäre und/oder Pseudogefühle deutlich schwieriger für die betroffene Person selbst zu verstehen und somit auch mit erheblicher emotionaler Arbeit zu ergründen, welches Bedürfnis unerfüllt ist.

- »*Ich habe Hunger.*« (Bedürfnis: ein saftiges Steak verzehren!)
- »*Ich schäme mich, weil ich mich falsch verhalten habe.*« (Bedürfnis: nach Geborgenheit, Liebe, Verständnis, emotionale Sicherheit …?)

Doch die Umgangssprache benutzt nun einmal sehr häufig Begriffe, die im GFK-Kontext als Pseudogefühl beschrieben werden. Sie können deshalb ja nicht falsch sein – ungenau ja, aber falsch nicht. Menschen, die ein »Pseudogefühl« beschreiben, wollen Gefühle und Bedürfnisse äußern. Aufgabe der »hörenden« Person ist es, die Pseudogefühle zu übersetzen.

Im Umgangsdeutsch sagt man gelegentlich »Ich fühle mich angegriffen!«, möglicherweise soll aber ausgedrückt werden, dass die Person sich unsicher und hilflos fühlt und um Verständnis für eine Situation bittet. Oder man spricht davon, dass man »sich ausgenutzt« fühle und meint, man sei traurig und man braucht Unterstützung und Respekt.

So könnte eine Übersetzung aussehen:

Kommunikationsbeispiel (PFK = Pflegefachkraft, K = Klient*in)

K: »*Ihre Mitarbeiterin hat mich heute so angegriffen, weil ich etwas falsch gemacht habe.*«

PFK: »*Sie sind verunsichert, hilflos, weil Ihnen meine Mitarbeiterin Vorwürfe gemacht hat?*«

Die Wissenschaft hat die Grundemotionen benannt: Freude, Trauer, Angst, Wut/Ärger (Glasenapp 2013, S. 115) und Ekel (Ekmann 2010, S. 14) und die Funktionen im Wesentlichen erläutert: Innerhalb der gesellschaftlichen und der individuellen Kultur helfen Emotionen in bestimmten Situationen »angemessen« (oder eben auch unangemessen) zu reagieren; der Körper reagiert auf unterschiedliche Emotionen mit unterschiedlichen (patho-)physiologischen Reaktionen, wie z. B. erröten, schwitzen, Veränderung der Pupillengröße. Die Emotionen/Gefühle signalisieren uns bestimmte Bedürfnisse und sie führen zu Handlungen. (Glasenapp 2013, S. 31 f.)

Diese Ausführungen zu Gefühlen und Bedürfnissen zeigen die Komplexität, die gerade in der Palliativversorgung beachtet werden muss:

- Gefühle (Emotionen) sind individuell und doch universell: Wie Menschen also auf die Nachricht einer finalen Erkrankung reagieren, ist unterschiedlich, aber in der Regel in der Mimik zu erkennen.

- Gefühle (Emotionen) führen zu einer Handlung (z. B. weinen, schimpfen etc.): Wie Menschen aber in einer so existentiellen Situation reagieren, kann man nicht vorhersagen. Sie verhalten sich geschäftig oder neutral, sie sind »busy« oder lassen »sich hängen«.
- Gefühle (Emotionen) sind nicht immer bewusst und müssen ggf. erst »erkundet« werden: Gerade in den Gesprächen zwischen den Partner*innen und den Familienmitgliedern und Freund*innen können insbesondere verbale Reaktionen die eigentlichen Emotionen verdecken oder aber der*die Klient*in wundert sich selbst über seine*ihre Reaktion und kann sie sich nicht erklären. GfK will und kann helfen, Bewusstheit zu erlangen.
- Gefühle (Emotionen) sind nicht zu bewerten (gut/schlecht), sondern adaptiv oder maladaptiv: Gerade in der Palliativversorgung gilt es, herauszufinden, wie adaptive Emotionen unterstützt werden können und was für Bedürfnisse möglicherweise erfüllt werden können, um die maladaptiven Emotionen nicht überhand werden zu lassen.

1.6.1 Freude, Glück und Wohlbefinden

Freude erweitert unsere Grenzen um etwas positiv Bewertetes und wir genießen sie. Wir lassen uns von freundlichen Menschen oder einer freundlichen Umgebung anziehen und wir bewegen uns auf sie zu (▶ Abb. 3).

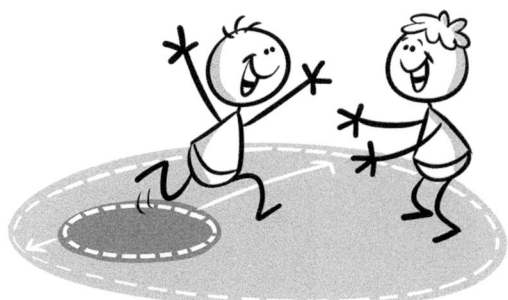

Abb. 3: Freude (© Jai Wanigesinghe)

Freude »wurzelt […] im elementaren Drang von lebendigen Organismen, zu leben und weiterleben zu wollen […]« (Bosch 2019, S. 144) und die vitalen Impulse dazu werden gesellschaftlich vermittelt. Diese Definition erscheint angesichts des palliativen Kontextes irritierend, denn die Menschen, mit denen wir es in der Palliativbetreuung zu tun haben, wissen ja in der Regel, dass ihr Ende bevorsteht. Möglicherweise wollen sie weiterleben, sie kämpfen um jeden Tag, jede Stunde – aber freudig sind diese Kämpfe nicht. Freude ist aber auch ein Gefühl von Stimmigkeit, vom Überwinden von Widerständen und gibt uns die Chance,

»über uns hinausgehen zu können« (Kast 1997, S. 46). Und in der Tat erleben wir diese »Art der Freude« durchaus in der Realität:

Kommunikationsbeispiel (PFK = Pflegefachkraft, K = Klientin)

PFK: (bei der unterstützenden Morgentoilette bei einer Klientin) »*Sie machen heute sehr viel mehr selbst, gerade haben Sie sich selbst die Zähne geputzt, gestern hatten Sie dazu gar keine Kraft.*« (Beobachtung)
K: »*Ich fühle mich heute kräftiger, irgendwie ein bisschen aufgeregt, fast möchte ich sagen: Ich bin fröhlich, ich freue mich.*«
PFK: »*Sie sind fröhlicher, weil Sie heute mehr Kraft haben, sich selbst zu versorgen?*«
K: »*Nein. Ich bin fröhlich, freudig aufgeregt, weil ich in der Nacht viel über mein Leben nachgedacht habe und zu dem Schluss gekommen bin, dass es ein gutes Leben war. Und das erleichtert es mir, mich der Tatsache zu stellen, dass das Leben nun bald vorbei ist. Wissen Sie, dass mir klar geworden ist, wie gut ich es gehabt habe, wie viele Menschen mir gerade auch in den letzten Wochen und Monaten beigestanden haben, Menschen, von denen ich das ganz sicher nicht erwartet habe, da konnte ich irgendwie zufrieden werden und es wurde still und ruhig in mir – darüber freue ich mich und das macht mich, zumindest heute, stärker, bei der Morgentoilette aktiver zu sein.*«

Das Beispiel zeigt nicht nur die »Transzendenz der Freude« (Kast 1997, S. 47), sondern auch, wie durch die Mitteilung der Beobachtung das Gespräch ganz offen verläuft. Die Klientin erläutert einen ganz anderen Zusammenhang zu ihrer Fähigkeit, sich heute an der Körperpflege mehr beteiligen zu können, als von der Pflegefachkraft vermutet.

Freude ist nicht auf dem Lustaffekt aufgebaut, denn wir können lustig in einer Gesellschaft sein, was aber nicht gleichbedeutend mit »Freude« sein muss. Freude ist – zumindest im palliativen Kontext – meistens eine Gefühlsdisposition (Heller 1981, S. 134). Freude wird verortet in einem »Kontinuum […] [zwischen] Vergnügen und Glücksgefühl« (Demmerling & Landweer 2007, S. 116), denn ein tiefes Glücksgefühl oder das Vergnügen (z. B. an einem Musikstück oder einem Gedicht) ist immer vergesellschaftet mit der »Freude« daran. Thomä (2019) widerspricht dem Gedanken, dass Freude, Glück und Wohlbefinden deckungsgleich seien. »Man freut sich auf oder über etwas. Ohne diesen Anlass hängt die Freude in der Luft und darin liegt […] der Unterschied zu Glück und Wohlbefinden.« (ebd., S. 134).

Glück hingegen beinhaltet ein Zufallselement, das seiner Verfügbarkeit »Grenzen« aufweist, also nicht automatisch und schon gar nicht planbar verfügbar ist. »Glück haben« und »glücklich sein« beinhalten dieses Momentum der begrenzten Verfügbarkeit.

Das subjektive *Wohlbefinden* beschreibt einen Bereich zwischen den objektiven und subjektiven Bereichen des Wohls (Thomä 2019, S. 137) und umfasst einerseits die existierenden Lebensumstände, andererseits auch die individuelle, subjektive Interpretation derselben. Wohlbefinden lässt sich nur schwer messen

(Mayring 2019, S. 140), was letztlich bedeutet, dass der Begriff nur schwer »fassbar« ist. Er lässt sich – ebenso wie der Begriff des Glücks – aus unterschiedlichen Faktoren individuell begründen: finanziell-materielle Faktoren, Berufsstatus und Bildungsstand, gesellschaftliche Partizipation und soziale Integration, Partnerschaft, enge Vertrauensbeziehungen, Gesundheit u. a. (Mayring 2019, S. 141). Darüber hinaus werden mit dem Begriff *Glückserleben* Kategorien wie Qualität menschlicher Beziehungen, Ekstase, Zeiterleben, Erotik und Bejahung von Leben und Sinnhaftigkeit des Lebens verknüpft.

1.6.2 Trauer

Trauer ist *das* Thema der Palliativbetreuung: Trauer um die Vergänglichkeit, das bevorstehende Lebensende, die Trauer um den Verlust eines (geliebten) Menschen oder um Vorhaben und Hoffnungen, die nicht mehr erfüllt werden können. Trauer verletzt unsere Grenzen und wir versuchen, das Verlorene oder den Verlorengehenden zu halten (▶ Abb. 4).

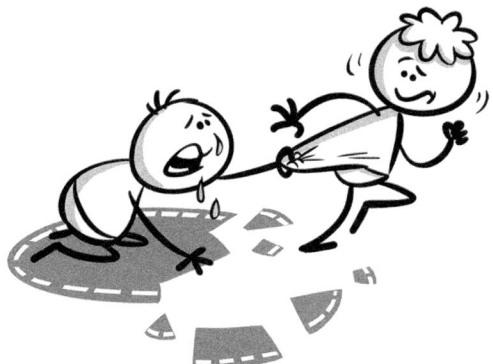

Abb. 4: Trauer (© Jai Wanigesinghe)

Das »Lebensgefühl« Trauer (▶ Abb. 4) ist eine Gefühlsdisposition, die »immer in Konfrontation mit einem konkreten Objekt« (Heller 1981, S. 144) steht und eine »primäre Involviertheit« offenlegt: »*Ich muss demnächst sterben und ich würde doch so gerne noch weiterleben, sehen, wie meine Enkel groß werden.*« Trauer lässt sich in der Mimik eines trauernden Menschen relativ einfach identifizieren (Ekmann 2017, S. 138ff.). Es ist ein schmerzliches, gramhaftes Gefühl und die Verarbeitung vollzieht sich häufig in länger dauernden Prozessen, denn die Trauernden leben quasi in der Ambivalenz zwischen Gegenwart und Vergangenheit (Fuchs 2019, S. 123), in der palliativen Situation, also in der Ambivalenz der Gewissheit des bevorstehenden Todes und des Abschiednehmens. Der sterbenskranke Mensch hat Angst vor dem Sterben und muss sich mit dem Gedanken vertraut machen, dass sein Leben bald Vergangenheit sein wird; der*die An- oder

Zugehörige kämpft mit den Erinnerungen an die gemeinsame Zeit und mit der Unfassbarkeit »hier bleiben zu müssen«.

Der plötzliche Tod oder die Überbringung einer infausten Prognose wirken sich traumatisch aus, das (bevorstehende) Ereignis lässt sich nicht begreifen und die Reaktion der Menschen reicht bis zur »Derealisation mit dem Gefühl der Unwirklichkeit und der Verlangsamung des Zeiterlebens« (Fuchs 2019, S. 123):

Kommunikationsbeispiel (PFK = Pflegefachkraft, K = Klient*in)

PFK: »*Sie haben Tränen in den Augen, sie sind ganz rot.*« (Beobachtung)
K: »*Die Hausärztin hat mir gestern gesagt, dass mein Krebsleiden so weit fortgeschritten ist, dass man nichts mehr machen kann. Ich werde bald daran sterben.*«
PFK: »*Sie fühlen sich traurig und mutlos?*«
K: »*Ich bin ins Bodenlose gestürzt, wissen Sie, ich habe die ganze Zeit die Hoffnung gehabt, dass diese aggressive Therapie – die mich sehr viel Kraft gekostet hat – erfolgreich sein wird. Jetzt diese Nachricht. Die Zeit steht still ... Ich bin noch in dem Besprechungszimmer der Ärztin, höre wieder und wieder ihre Worte: ›Es tut mir leid.‹ In bin voller Angst und zornig.*« (Gefühl)
PFK: »*Das Gefühl der Angst und des Zorns lähmt Sie, weil Sie gerne Ruhe und Entspanntheit hätten?*«
K: »*Ja, die Angst lähmt mich und dabei möchte ich Klarheit haben, ob die Diagnose stimmt. (Bedürfnis) Ich überlege, ob ich nicht eine Zweitmeinung einholen soll ... Aber wenn ich mich selbst beobachte, dann sehe ich ja auch, dass ich völlig mager geworden bin, total abgenommen habe, das wird schon der Krebs sein, der mich fertig macht.*«
PFK: »*Sie wünschen sich Klarheit in der Diagnose und der Perspektive?*«
K: »*Ja, auch für meine Familie.*«

Trauer ist universal und in allen Kulturen bekannt und wie die Trauer »gezeigt« wird, ist kulturell sehr unterschiedlich (vgl. Thieme 2019, S. 148). Die *Trauerintensität* variiert je nach Nähe der verstorbenen Person: »So wird der Tod des eigenen Kindes unter 20 Jahren als sehr großer Verlust mit entsprechend starker Beeinträchtigung erlebt, ebenso der Verlust des Ehepartners: Vergleichsweise wenig bedeutsam ist der Tod ihrer Eltern für die erwachsenen Kinder.« (Wittkowski & Scheuchenpflug 2016, S. 110). Erklärt wird die hohe Trauerintensität mit den Gedanken des »symbolischen Interaktionismus«, in dem dem Begriff »Selbst« ein wichtiger Stellenwert zukommt.

> »Das Selbst eines Menschen ist [...] nicht ein autonom entwickeltes Bewusstsein, sondern es ist primär das Bewusstsein von den anderen und von ihren Ansprüchen. So schreibt Mead [1968, S. 180]: ›Der Einzelne erfährt sich – nicht direkt, sondern nur indirekt aus der besonderen Sicht anderer Mitglieder der gleichen gesellschaftlichen Gruppe oder aus der verallgemeinerten Sicht der gesellschaftlichen Gruppe als Ganzer, zu der er gehört.‹ Bei der Bildung des Selbst kommt den Familienangehörigen eine hervorragende Bedeutung zu.« (Schmied 2006, S. 72)

Männliche Trauernde schätzen sich direkt nach dem Todesfall statistisch signifikant weniger belasteter ein als Frauen. Die Gesamtveränderung über die Zeit ist bei weiblichen Trauernden im Sinne einer Abnahme der Belastung größer (Wissert 2013). Ähnliche Untersuchungsergebnisse legt auch Kerstin (2007) vor. Noch immer wird wohl von Frauen erwartet, dass sie »mehr« trauern als Männer. Von diesen wird erwartet, dass sie ihre Emotionen im Griff haben und nicht schwach sein dürfen (Görke-Sauer 2005, S. 24f.).

1.6.3 Angst und Furcht

Angst führt dazu, dass wir uns schützen wollen, wir machen uns klein, ducken uns weg, sprechen leise (▶ Abb. 5). Angst ist ein Grundgefühl, das Menschen und Tiere gleichermaßen fühlen und wichtige biologische Funktionen erfüllt: Flucht, Verteidigung. Somit ist Angst ein Signalsystem, das dem Schutz der Kreatur dient. Angst lässt sich mit biologischen Methoden messen und zeigt sich gleichermaßen in der Subjektivität der Wahrnehmung. (Demmerling & Landweer 2007, S. 64) Die individuelle Wahrnehmung der Angst führt dazu, dass der Mensch nicht in der Lage ist, einen klaren Gedanken zu fassen, er wirkt fahrig, nervös. Angst stellt sich oft als Engegefühl dar: Man bekommt keine Luft, »der Hals ist wie zugeschnürt«, »mir wurde der Boden unter den Füßen weggerissen«.

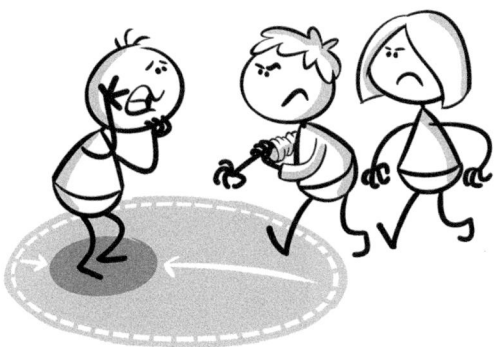

Abb. 5: Angst (© Jai Wanigesinghe)

Furcht ist der expressivste Effekt, der durch zwei Reizquellen ausgelöst werden kann: durch persönliche Erfahrung oder durch »Mitteilung angeeigneter gesellschaftlicher Erfahrungen«. Wenn ich einmal vom 10-Meter-Brett ins Wasser gesprungen bin, habe ich möglicherweise Angst, dies noch einmal zu tun (Furcht durch persönliche Erfahrung). Ein Bekannter hat mir erzählt, dass im afrikanischen Busch viele sehr giftige Schlangen hausen, so dass ich mich vor Schlangen fürchte (Mitteilung angeeigneter Erfahrungen). (Heller 1981, S. 108) Davon abzugrenzen ist die Angst, die auch als »objektlose Furcht« (ebd., S. 109) bezeichnet wird, weil eben oft nicht klar ist, was die Angst auslöst: Es ist kein Gewalttäter in der Nähe, keine Waffe wird auf mich gerichtet und es streunt auch kein Wolfsrudel durch meinen Garten, trotzdem empfinde ich Angst. Sie wird also nicht durch einen Reiz oder ein Objekt ausgelöst (sie ist »grundlos«) oder anders formuliert: Jeder Reiz oder jedes Objekt kann in mir Angst erzeugen, weil es eben nicht *den* Reiz oder *das* Objekt gibt, vor dem sich der Mensch ängstigt.

Kommunikationsbeispiel (PFK = Pflegefachkraft, K = Klient)

Die Pflegefachkraft betreut einen 98-jährigen Herrn, dessen Prostatakrebs in den letzten Monaten dermaßen gestreut hat, dass der Patient eine Wirbelspontanfraktur bekam und unzählige Lungenmetastasen hat. Er bekommt sehr schlecht Luft, rasselnde Atmung, schweißgebadet liegt er auf seinem Sofa.

PFK: »*Wie geht es Ihnen heute? Sie schwitzen stark. Haben Sie Schmerzen?*« (Teilbeobachtung: schwitzen)
K: »*Ach, mir geht es eigentlich wie die letzten Tage, es wird ja nicht mehr lange dauern.*«
PFK: »*Das klingt sehr traurig und bedrückt.*«
K: »*Ja, so ist es ja auch, wissen Sie, ich fürchte mich sehr.*«
PFK: »*Sie haben Sorge, dass die Schmerzen unerträglich werden könnten?*«
K: »*Ja, einerseits, ja ... Aber davor brauche ich mich eigentlich gar nicht zu fürchten, denn die Schmerztherapie ist sehr gut. Ich habe nur manchmal ein ganz klein bisschen Schmerzen.*«
PFK: »*Sie brauchen also keine Furcht zu haben, meinen Sie?*«
K: »*Ja, das meine ich ... Aber ich habe trotzdem so ein ungewöhnliches Gefühl, so diffus, ich kann es gar nicht beschreiben.*«
PFK: »*Sie haben ein Gefühl, das Sie nicht zuordnen können – das macht Sie hilflos?*« (Frage nach Bedürfnis)
K: »*Ja, irgendwie hilflos, weil ich nicht weiß, wovor ich Angst habe. Das ist es: Ich habe Angst, grausame Angst ... vor dem Nichts, dem Verschwinden, dem ›Nicht-Mehr-Sein‹.*«
PFK: »*Sie sprechen jetzt von Angst, Sie fühlen sich elend, mutlos?*«
K: »*Ja, das trifft es. Ich habe grundlos Angst, denn wovor sollte ich Angst haben: Ich bin noch nie gestorben, also weiß ich gar nicht, ob ich davor Angst haben muss. Aber ich HABE sie.*«
PFK: »*Macht Sie diese Angst traurig und einsam?*« (Gefühl)
K: »*Ja, ich bin einsam, meine Frau ist schon lange tot, meine Tochter ist auch vor mir gegangen. Ich habe niemanden, der jetzt bei mir sein könnte.*«
PFK: »*Ich kann verstehen, dass Sie das Bedürfnis nach Nähe und Zuwendung haben, nach Begleitung ...*«
K: »*Vielleicht sollte ich doch in ein Hospiz gehen, da hat man mir versprochen, dass dort immer jemand für mich da wäre ... Die waren da sehr nett, die Leute, aber ich dachte, ich schaff das alleine ...*« (Bedürfnis)

Pflegefachkraft und Klient klären in diesem Gespräch die Begriffe Furcht und Angst und die daraus resultierenden Bedürfnisse. Die Furcht, so sagt der Klient, ist unbegründet, denn die Schmerztherapie ist optimal (Quelle der Furcht: persönliche Erfahrung). Der Klient hat »*grundlose Angst*«, die er nicht einordnen kann, er spürt sie aber. Und die Pflegefachkraft nimmt diese »grundlose Angst« ernst und versucht den diffusen Begriff »Angst« mit Begriffen zu füllen, die es ermöglichen können, ein Bedürfnis zu formulieren: Die Pflegefachkraft greift das »ich habe niemanden« auf und spricht von »Nähe, Zuwendung, Begleitung«. Das Ergebnis dieser Übersetzungsarbeit könnte total falsch sein, weil der Klient zwar beklagt, dass er niemanden habe, andererseits aber froh ist, dass er keine trauernden Menschen um sicher herum hat. Der Klient würde dies artikulieren und so würden Pflegefachkraft und Klient gemeinsam an dem »Bedürfnis« arbeiten.

In einer aufschlussreichen Studie des Sozialwissenschaftlichen Instituts der EKD (Ahrens & Wegner 2015) wurde gefragt, wovor die Befragten Angst hätten, wenn es um ihr eigenes Sterben geht. Die Studie zeigt, dass die formulierten Ängste mit zunehmendem Alter sinken und die »objektlose Furcht«, wie Heller die »Angst« bezeichnet (Heller 1981, S. 108), doch sehr konkrete Objekte benennt: Atemnot, Schmerzen, Einsamkeit, Sterbedauer.

1.6.4 Wut, Ärger und Zorn

Diese drei Begrifflichkeiten werden häufig synonym verwendet, es lohnt sich aber, eine Differenzierung vorzunehmen: *Wut* führt dazu, dass wir uns schützen, indem wir uns groß machen, laut werden, Kampfhaltung annehmen und uns gegenüber der Bedrohung abgrenzen, wir legen einen Panzer an (▶ Abb. 6). Wut und Ärger entstehen also, wenn »die Situationsbeherrschung brüchig wird oder gar die eigenen Handlungsabsichten durchkreuzt werden.« (Demmerling & Landweer 2007, S. 307)

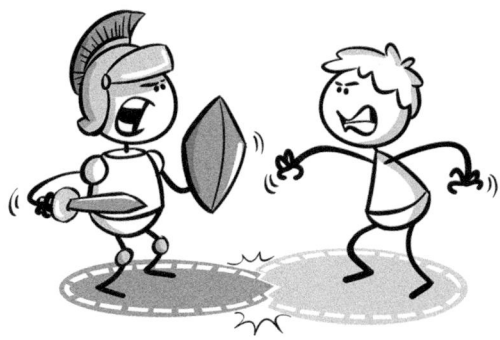

Abb. 6: Wut (© Jai Wanigesinghe)

Der Begriff »Wut« entspringt dem alten deutschen Wort »Leidenschaft«, welches wiederum seinen Ursprung in dem antiken Konzept des »furors«, des Wahnsinns, hat (Lehmann 2019, S. 183). Umgangssprachlich wird gelegentlich das Wort »Zorn« benutzt, wobei dieser Begriff, aus dem Griechischen stammend, ein Affektbegriff ist (vgl. auch Heller 1981, S. 85 ff., Demmerling & Landweer 2007, S. 287 ff.).

Wut und Ärger verlangen keine »personale Zurechnung des Anlasses« (Demmerling & Landweer 2007, S. 308), denn wir können uns über das Abreißen des Griffes der Cola-Dose ärgern oder über das eigene Verhalten; bei *Zorn* dagegen ist eine »direkte Zuschreibung der Verantwortung« (auf eine Person oder Situation) typisch. So gesehen sind »Wut und Ärger in einem geringeren Ausmaß strukturiert als Zorn« (ebd., S. 308).

Kommunikationsbeispiel (PFK = Pflegefachkraft, K = Klient)

Die PFK trifft Herrn F. in der Küche an; er soll über die Portnadel seine Ernährung bekommen.

K: (erregt bis aggressiv) »*Lassen Sie mich bloß in Ruhe mit dem Zeug, ich will das nicht mehr haben.*«
PFK: »*Ich sehe, dass die Pumpe abgestellt ist, die Nahrung von gestern ist gar nicht eingelaufen.*« (Beobachtung)
K: »*Ja, ich habe das Ding abgestellt. Ich bin total sauer und gestresst. Das Ganze nervt mich total – wozu soll ich das Zeug noch nehmen? Ich kratze ja ohnehin bald ab.*« (Gefühl)
PFK: »*Sie sind sauer, weil Sie keinen Sinn mehr in der künstlichen Ernährung sehen?*«
K: »*Sauer? Ja, irgendwie sauer, nein, mutlos, wütend trifft es besser. Ich bin eigentlich richtig wütend auf die ganze Situation hier. Da kommen Sie und Ihre Kollegen hier jeden Tag angedackelt und hängen mir das Zeug an – aber ich will ein Steak essen, Wein trinken, mich besaufen … Aber diese Plürre, die Sie mir da anhängen, wird ja nicht dazu führen, dass ich irgendwann wieder normal essen kann, sondern sie führt nur dazu, dass ich nicht am Hunger sterbe, sondern an meinem Krebs. Verstehen Sie, DAS macht mich wütend.*«
PFK: »*Ja, das kann ich nachvollziehen, dass Sie auf diese Situation wütend sind und vielleicht auch zornig auf uns, die wir Ihnen nur ›Plürre‹ anbieten können?*«
K: »*Na ja, nee, Sie können ja nichts dafür. Wenn ich überhaupt zornig bin, dann eher auf mich – denn ich wusste ja, dass ich besonders krebsgefährdet bin. Mein Vater und mein Großvater sind auch an Krebs gestorben und trotzdem habe ich geraucht, MIR kann ja sowas nicht passieren, habe ich immer geglaubt.*«
PFK: »*Okay, Sie sind wütend auf sich, weil Sie sich selbst die Schuld an dieser Situation geben?*«

K: »*Genau, ich muss einfach ab und zu mal meckern und rumwüten, einfach damit ich zur Ruhe komme und einen Weg finde, diese Situation zu akzeptieren. Ich möchte in Ruhe und ohne Schmerzen sterben.*« (Bedürfnis)
PFK: »*Sie möchten Ruhe und Entspanntheit in der Ihnen verbleibenden Zeit und deshalb müssen Sie ab und zu mal ›rumwüten‹?*«
K: »*Genau, aber nun hängen Sie mir mal die Soße an … Ist ja gut, dass es sie gibt, die Soße und SIE als Pflegekraft.*« (Herr F. lächelt)

1.6.5 Ekel

In der Palliativversorgung und im Umgang mit Sterbenden sind häufig Situationen anzutreffen, wo sich An-/Zugehörige, Pflegende, aber auch der*die Klient*in »ekelt«. Unser Magen zieht sich zusammen oder »dreht« sich, wir verziehen unser Gesicht, halten die Hand vor den Mund oder verschließen die Nase. Häufig bleibt die Angst vor Wiederholung (▶ Abb. 7). Ekel ist in allen Kulturen anzutreffen. Die auslösenden Faktoren sind daher höchst unterschiedlich (Demmerling & Landweer 2007, S. 93). Ekel hat ähnliche Warnfunktionen wie z. B. die Angst.

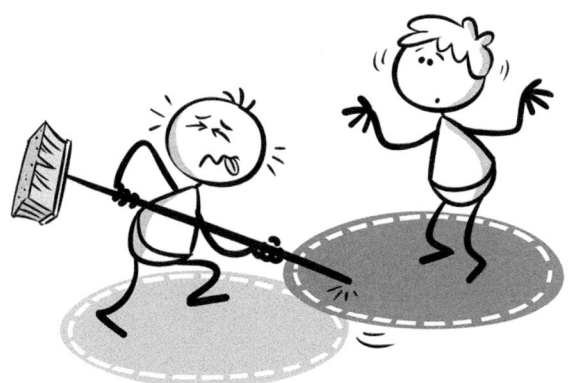

Abb. 7: Ekel (© Jai Wanigesinghe)

Die soziobiologische Funktion des Ekels dient zur Vermeidung von Gefährdungen, vor allem der Weigerung, gesundheitsschädliche oder lebensbedrohliche Speisen zu sich zu nehmen (Stemmer 2009, S. 103). Ekel ist emotional und physiologisch mit Abscheu vergesellschaftet, z. B. gegen Erbrochenes, Ausscheidungen, tote oder sterbende Körper. Dabei ist die persönliche Neigung, Ekel zu empfinden und darauf zu reagieren (Ekelempfindlichkeit) (Schienle et al. 2002) und den eigenen Ekel als aversiv und unkontrollierbar zu erleben (Ekelsensibilität) (Schienle et al. 2010), bei jeder Person anders ausgeprägt.

Der Umgang mit Ekel ist für alle mehr oder weniger belastend, die Strategien zum Umgang damit sind ebenso vielfältig, wie die Menschen unterschiedlich auf

»Ekel« reagieren. Generell dürfte aber gelten, »dass Ekel nur dann okay sein kann, wenn Pflegepersonen einen Orientierungsrahmen in Aus- und Fortbildung bereitgestellt bekommen, in dem sie lernen können mit Emotionen umzugehen, sie zu artikulieren und an ihnen zu arbeiten.« (Krey 2011, S. 87) Sowinski (1999) hat eine Ekelhierarchie postuliert, nach der Urin und Stuhl als »unangenehm« und »Sputum und Kotessen« als grauenhaft bezeichnet werden (▶ Abb. 8 nach Sowinski 1999, vgl. auch Jettenberger 2017, S. 10).

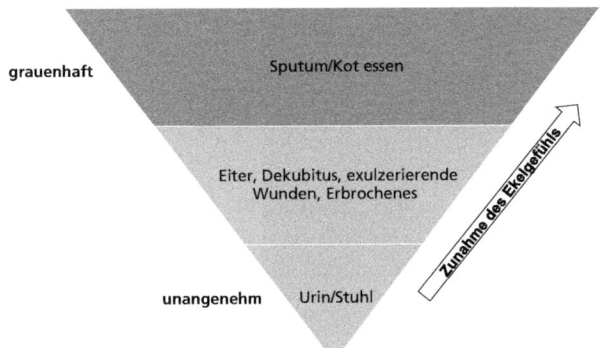

Abb. 8: Die Ekelhierarchie (nach Sowinski 1999, eigene Darstellung)

Der Umgang mit Ekel stellt eine große Herausforderung dar; die empfohlenen Maßnahmen (Zettl 2019) reichen von Vermeidung der ekelerregenden Situation (antezedens-fokussierte Strategie) (Gros & John 2003) bis zur Nutzung von wohlriechenden, den ekligen Geruch überdeckenden Salben und ausgiebiges Duschen (reaktions-fokussierte Strategie) (Gros & John 2003, Wolf 2011).

1.6.6 Überraschungen

Überraschungen sind Momentsituationen. Wir fassen gar nicht, was mit uns oder vor unseren Augen passiert, wir sind maximal körperlich angespannt, unsere Pupillen geweitet, wir versuchen zu begreifen. Auch diese Situation ist in einer palliativen Situation häufig anzutreffen, etwa wenn der*die Klient*in unerwartet erbricht oder einen lauten, letzten Seufzer macht, bevor er*sie stirbt (▶ Abb. 9). Überraschungen beinhalten unklare Signale in undeutliche (emotionale) Richtungen und signalisieren der anderen Person, dass ich volle Aufmerksamkeit brauche und dass ich möglicherweise auf eine Art und Weise reagiere, die mein Gegenüber nicht erwartet. Diese Überraschungen brechen sich in ihrer emotionalen Dimension erst nach dem Ereignis bahn, manchmal erst Tage oder Wochen danach.

1.6 Zentrale Begriffe im Konzept der »GfK«

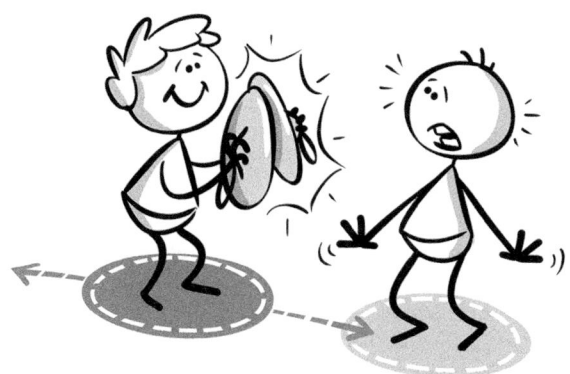

Abb. 9: Überraschung (© Jai Wanigesinghe)

Kommunikationsbeispiel (MA = Mitarbeiterin, N = Neander)

Eine ehrenamtliche Mitarbeiterin, die sehr zuverlässig, treu und erfahren im Hospiz arbeitete, lehnte mehrere Bitten der Hospizleitung, eine »Sitzwache« zu übernehmen, ab. Das hatte sie noch nie getan, ließ aber auch nicht erkennen, warum sie – wie sie es formulierte – eine Auszeit bräuchte. Die Hospizleitung machte sich Sorgen und versuchte in diversen Gesprächen herauszufinden, was zur Veränderung geführt hatte. Ich traf die Kollegin zufällig in der Fußgängerzone und lud sie auf einen Kaffee ein. Sie begann das Gespräch.

MA: »Weißt du, ich kann diesen Job nicht mehr machen – ich bin irgendwie fertig, kaputt. Immer beim Sterben dabei sein, das macht mich depressiv.«
N: »Du hast in der letzten Zeit sehr viele Einsätze gehabt.« (Beobachtung)
MA: »Ja, das stimmt – ich fand es wichtig, dass die Menschen in ihren Wohnungen nicht allein sterben müssen. Eine Hand, die hält, eine Melodie, die ich summe, eine Geschichte, die ich erzähle, einen Text, den ich vorlese – ich hatte immer den Eindruck, dass das den Menschen guttut.«
N: »Es ist dir wichtig, ihnen auf den letzten Metern nahe zu sein!«
MA: »Ja, ich fühlte mich ›froh‹ und ausgeglichen, wenn ich diese Aufgabe übernehmen konnte.« (Gefühl wird angesprochen)
N: »Du ›fühltest‹ dich froh – jetzt nicht mehr?«
MA: »Nein, jetzt habe ich eher Angst, bin traurig und mutlos.«
N: »Dein Gefühl hat sich verändert.«
MA: »Ja, total … Der letzte Klient, den ich begleitet habe, das war so ein lieber alter Herr, so bescheiden, so unerschütterlich in seinem Glauben … Er wollte immer wieder die Bach-Motette ›Jesu meine Freude‹ hören, und ich spürte, die gibt ihm Kraft, die Musik und der Text, die geben ihm irgendwie Halt. An seinem letzten Tag war ich am Nachmittag eingeteilt, die Kollegin hatte mir ihre Vermutung mitgeteilt, dass er wohl diese Nacht nicht überleben würde. Er würde gar nicht mehr reagieren, auch nicht auf Händedruck und

	Ansprache. So war es, ich saß stundenlang an seinem Bett. Es war wirklich totenstill, nur die alte Uhr im Flur tickte vor sich hin. Ich hielt seine Hand.«
N:	»*Was du beschreibst, hört sich nach einem ruhigen Überleiten an.«*
MA:	»*Ja, das dachte ich auch. Plötzlich richtete er sich mit einem fürchterlichen, ja ich muss sagen, ›Gebrüll‹ in seinem Bett auf, schlug nach meiner Hand, brüllte unverständliche Worte und viel zurück ins Bett. Ich habe mich so erschrocken, so etwas habe ich noch nie erlebt. Gefühlt brauchte ich Ewigkeiten, bis ich ihn ansprechen konnte. Ich ergriff seine Hand wieder. Sie war schlaff, es gab keinen Puls und keine Atmung mehr. Er war tot, mit so einem Gebrüll und Kraftakt gestorben … Ich war völlig verwirrt. Ich weiß gar nicht mehr, wer mich abgelöst und nach Hause geschickt hat.«*
N:	»*Du warst überrascht, hilflos, verwirrt?«*
MA:	»*Erschrocken, hilflos, verletzt …«*
N:	»*Hilflos, weil die Situation für dich so überraschend kam?«*
MA:	»*Ja, völlig überraschend. Das habe ich noch nie erlebt und ich wusste gar nicht, was ich hätte tun sollen, das weiß ich heute noch nicht …«*
N:	»*Du fühlst dich jetzt noch unsicher?«*
MA:	»*Ja, ich wäre gerne besser auf eine solche Situation vorbereitet.«*
N:	»*Du wünschst dir Klarheit, was solche ›Überraschungen‹ angeht?«*
MA:	»*Na ja, das dürfte schwierig sein, weil man ja Überraschungen nicht planen kann. Eigentlich brauche ich – mh – also, Unterstützung?«*
N:	»*Du fühltest dich mit der Situation allein gelassen?«*
MA:	»*Ja, das muss ich wohl so feststellen: Man hat mich danach einfach nach Hause geschickt. Niemand hat mich irgendwie gefragt, was ich erlebt habe und wie es mir ging. Ja, du hast wohl Recht. Die haben mich allein gelassen.«*
N:	»*Allein möchte man so eine Arbeit nicht machen.«*
MA:	»*Genau, da habe ich irgendwie den Mut verloren. Wäre schon schön, wenn sich meine Chefs mal dazu äußern würden.«*
N:	»*Du bittest deine Chefs um ein klärendes Gespräch?«*
MA:	»*Ja, ich werde sie darum bitten, denn einerseits möchte ich gerne wieder begleiten, andererseits kann ich das im Moment gar nicht.«*

1.6.7 Scham, Schuld, Empörung

Briegleb (2009, S. 9) beschreibt die Macht der *Scham* als »[…] gewaltig. Sie berührt unser Liebesempfinden und dirigiert unsere Ängste, sie fesselt unsere Aktivität und Ehrlichkeit, aber befreit auch immer wieder ungeheure Willenskräfte.« Jeder Mensch hat seine eigene »Schambiographie« (Immenschuh & Marks 2014, S. 15) und Scham ist universell, kommt in jeder Kultur vor und ist einem steten Wechsel dessen unterzogen, was als »Scham« bezeichnet wird (Greiner 2014). Wer sich schämt, senkt den Blick zu Boden, kann die Blicke der anderen nicht ertragen, weicht ihnen aus. Die Scham engt den Blick und die Lebenswelt enorm ein. Gezeigte Scham kann aber den Zorn eines anderen, der sich gegen einen selbst richtet, »blockieren« (Demmerling & Landweer 2007, S. 221).

1.6 Zentrale Begriffe im Konzept der »GfK«

Schon Mead (1937) untersuchte die Frage, wie Gesellschaften »soziale Konformität« herstellten und sie stieß dabei auf die Begriffe Schuld und Scham: *Schuld* entsteht dann, wenn eine Person gegen Regeln und Vorgaben einer Gesellschaft verstoßen hat (»Ich bin mit überhöhter Geschwindigkeit durch die Ortschaft gebrettert«), während *Scham* dadurch entsteht, dass die Gesellschaft die Normverletzung thematisiert und sanktioniert (»Schäm dich!«). Scham kommt von außen, die Person wird »beschämt« (Immenschuh & Marks 2014, S. 19). Diese durch die Gesellschaft thematisierte Normverletzung wird im Sprachgebrauch häufig auch als »sich gedemütigt fühlen« umschrieben. Landweer (2019, S. 237) differenziert, indem er die Begriffe »Verdichtungsbereich« und »Verankerungspunkt« einführt.

Der *Verdichtungsbereich* bezeichnet die Situation, in der sich das Gefühl sammelt, während der Verankerungspunkt jene Situation benennt, in der das Gefühl entstanden ist. Bei der Scham ist der *Verankerungspunkt* also der eigene Normverstoß (ebenso das Schuldgefühl), während »der Verdichtungsbereich die eigene Nichtswürdigkeit, der eigene Fehler oder Makel ist.« (ebd., S. 237). Beim »sich gedemütigt fühlen« liegt der Verankerungspunkt in der Normüberschreitung.

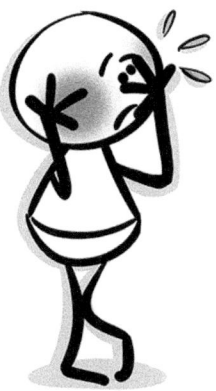

Abb. 10: Scham (© Jai Wanigesinghe)

Scham hat auch heute noch (oder wieder) gesellschaftliche Gründe, die insbesondere Pflegende erleben, da »Scham, die aus der Zuweisung in eine gesellschaftlich wenig anerkannte Arbeit entstand, [...] die Pflegenden sprachlos macht« (Gröning 2014, S. 10), denn Pflegearbeit wird immer noch viel zu häufig mit »Bettpfanne schwingen« und »Arsch abwischen« gleichgesetzt und unterstellt, dass eigentlich jeder pflegen kann. Wozu braucht es eine Ausbildung? »Statusscham bezieht sich darauf, wie integriert wir uns in der Gesellschaft fühlen« nennt Bohn (2015, S. 23) diese Schamform und zählt weitere Formen auf: Körper-, Identitäts- und Fremdscham (vgl. aus psychologischer Sicht: Tiedemann 2013).

Scham wird häufig abgewehrt, z. B. durch Gewalt, wie es gerade in Pflegesituationen oder auch im familiären Setting nicht selten vorkommt (Gröning

2014, Immenschuh & Marks 2014, Hilgers 2013). Aber nicht nur ein (gesellschaftspolitischer) Normverstoß führt zur Scham, sondern auch ein vermeintlicher *Makel* an sich selbst, sei es im körperlichen oder im psychischen Bereich.

Kommunikationsbeispiel (PFK = Pflegefachkraft, K = Klient, E = Ehefrau)

Herr N. ist auf die Unterstützung der Ehefrau und der Tochter angewiesen. Sein Prostatakrebs hat sich in Lunge und Knochen manifestiert, drei bis vier Mal täglich kommt eine Mitarbeiterin des ambulanten Pflegedienstes zur Unterstützung, insbesondere zur Überprüfung und Anpassung der Schmerzmedikation. An diesem Abend ist Herr N. wie ausgewechselt: Er ist aufgekratzt und zu Scherzen aufgelegt und so erzählt er ungefragt Episoden aus seinem Leben – ungefragt, einfach so in die Runde. Er begrüßt die Pflegefachkraft.

K: »Hallo Katrin[6], kommst du wieder, um mich mit Drogen abzufüllen?«
PFK: »Herr N., (scherzt sie) *Sie wissen ja: stets zu Diensten.*«
K: (zu seiner Frau) »*Da, nimm dir mal ein Beispiel, dieses Mädchen ist ›stets zu Diensten‹ – was man von dir ja nie sagen konnte.*«
E: (stotternd) »*Was sagst du da? Ich bin seit Monaten rund um die Uhr für dich ja, was soll das denn?*«
PFK: »*Frau N., das war ja nur ein Späßchen. Ich glaube, Ihr Mann weiß genau, was er an Ihnen hat. Nicht wahr, Herr N.?*«
K: »*Ja, jetzt wo ich am Abkratzen bin, da lungerst du ständig bei mir rum, aber früher warst du nicht zu Diensten. Wir hätten bis heute keine Tochter, wenn ich mich damals nicht durchgesetzt hätte.*«
E: »*Was hast du gegen unsere Tochter?*«
K: »*Nichts habe ich gegen die Tochter. Na ja, sie hat es auch nur zur Putzfrau gebracht, ganz wie die Mutter. Aber immerhin hat sie drei Kinder in die Welt gesetzt. Da war sie wohl ihrem Mann mehr zu Diensten als du es jemals warst.*«
E: (will irgendetwas erwidern)
K: »*Ich war dir wohl nicht gut genug, meinst du, ich habe nicht mitbekommen, dass du mit Rudi immer hinter meinem Rücken rumgemacht hast? Nur weil der mehr Geld und ein größeres Auto hatte als ich?*«
E: (schmeißt das Handtuch, das sie gerade in der Hand hält, hin und verlässt das Zimmer)
PFK: (mehr als irritiert) »*Herr N., das war aber nun überhaupt nicht nett von Ihnen – sehen Sie, wie peinlich diese Situation für Ihre Frau war?*«

PFK trifft die Ehefrau in der Küche an. Sie weint.

E: »*Mir ist das so peinlich, ich schäme mich so. Mal abgesehen davon, dass Sie – verzeihen Sie – solche privaten Dinge gar nichts angehen, stimmt das gar*

---

6 Namen wurden geändert.

nicht, was er sagt. Ich hatte nie ein Verhältnis mit dem Rudi oder anderen Männern. Ja, ich gebe zu, ich fand Rudi sehr attraktiv, aber nicht wegen seinem Geld oder dem Auto – er war so anders als mein Mann ...«

PFK: »*Frau N., Sie müssen sich wegen mir nicht schämen. Ich kann gut nachvollziehen, dass Ihnen das Ganze sehr peinlich ist. Sie weinen.*« (Beobachtung)

E: »*Ja, ich fühle mich so erniedrigt und verleumdet, so beschmutzt ...*« (Gefühl)

PFK: »*Und hilflos, weil Ihr Mann so unschön über Ihr Verhältnis zueinander gesprochen hat?*«

E: »*Hilflos und aggressiv. Warum sagt er sowas?*«

PFK: »*Sie möchten Klarheit über dieses Verhalten?*« (Bedürfnis)

E: »*Na ja, Klarheit zu den Vorwürfen brauche ich nicht, die stimmen nicht – ich brauche eigentlich Nähe und Gemeinschaft, gerade wo wir doch alle wissen, dass er bald gehen wird.*«

PFK: »*Oder brauchen Sie eine Entschuldigung?*«

E: »*Ja, die auf jeden Fall – aber ich möchte jetzt auch keinen Stress machen.*«

PFK: »*Möchten Sie ihn fragen, ob er sich entschuldigen möchte, weil Ihnen das Gefühl von Nähe und Gemeinschaft gerade jetzt besonders wichtig ist?*«

E: »*Mh ... Ich denke darüber noch einmal nach.*«

Am nächsten Tag berichtet Herr N. der Pflegefachkraft:

K: »*Also gestern habe ich richtig Scheiße gebaut ... Meine Frau habe ich sowas von verletzt. Ich weiß gar nicht, wie das passieren konnte. Ich habe einfach rumgesponnen – das mit dem Verhältnis zum Rudi. Ja, sie hatte immer einen sehr guten Draht zu ihm und da war ich schon manchmal neidisch. Aber nein, ein Verhältnis hatte sie sicher nicht, das hätte auch Rudi nicht gemacht.*«

PFK: »*Sie sind aufgewühlt, unruhig ...*«

K: »*Ja, das stimmt, total unruhig ... Ich sterbe demnächst und da möchte ich doch nicht im Streit gehen.*«

PFK: »*Ihnen ist wichtig, dass Sie in Frieden gehen können, ohne Streit und Verleumdung?*«

K: »*Ja, ich möchte in Frieden gehen, ohne Angst, ohne Schmerzen, meine Familie an meiner Seite.*«

PFK: »*Was haben Sie denn gestern mit Ihrer Frau besprochen?*«

K: »*Sie bat mich, ich möge mich entschuldigen für meine Frechheiten und sie sagte, sie möchte Nähe und Geborgenheit, gerade in diesen vermutlich ja letzten Tagen.*«

PFK: »*Sie hat Ihnen gesagt, was sie braucht?*«

K: »*Ja, und da wurde mir klar, dass ich das ja auch brauche ... Geborgenheit und Nähe und Trost. Das war so großartig von ihr, dass sie zu mir gekommen ist.*«

Eine klassische Fremdschämsituation: Die Ehefrau schämt sich für ihren Mann, weil dieser schlüpfrige und falsche Dinge gegenüber der Pflegefachkraft geäußert hat. Die Frau schämt sich v. a. gegenüber der Pflegefachkraft und schafft es, ihre Gefühle und Bedürfnisse zu analysieren. Auf dieser Ebene spricht sie mit ihrem Mann und öffnet so auch bei ihm die Möglichkeit, seine Gefühle und Bedürfnisse zu benennen.

1.6.8 Kränkung – Zusammenhänge zwischen Wut und Scham

Kränkungen machen krank – schon der gemeinsame Wortstamm macht die Zusammenhänge deutlich. Im täglichen Umgang miteinander fallen häufig Worte oder Sätze, die die andere Person »kränken«. Eine Kränkung ist keine Emotion, »sie ist eine Interaktion, ein sozialer Prozess zwischen zwei Menschen.« (Haller 2015, S. 227) Auslöser einer Kränkung müssen nicht zwangsläufig mit Absicht gegen eine Person gerichtet sein, denn ob ein Wort, ein Satz oder ein Blick als »Kränkung« erlebt wird, »ist abhängig von der Bedeutung«, die eine Person »diesem Ereignis gibt und diese hängt wiederum ab von seiner inneren Sicherheit und früheren Erfahrungen.« (Wartdetzki 2013, S. 16). So ist es unmöglich, nicht *nicht* zu kränken – um das berühmte Axiom von Watzlawick zu zitieren. Häufig können Kränkungen zu Krankheiten (Burnout, Angst- und Essstörungen, psychosomatische Störungen) führen und oft kompensieren gekränkte Menschen die Kränkungen durch Rachegefühle bis hin zu gewalttätigen Ausbrüchen.

Wardetzki (2013, S. 11) geht davon aus, dass Familien- und Ehedramen häufig durch Kränkungen des Partners bzw. der Partnerin ausgelöst werden und Haller (2015) attestiert u. a. A. Hitler die Kränkung, als Maler nicht anerkannt worden zu sein, was als Auslöser seiner Allmachtsphantasien mit den bekannten Ergebnissen fungierte.

Was mich kränkt, hat, wie bereits dargestellt, etwas mit meiner eigenen Biographie und meiner Wahrnehmung des »kränkenden« Erlebnisses zu tun. Lasse ich die Worte an mir »abperlen« oder »nehme ich sie persönlich« – davon hängt meine Kränkungsreaktion ab. Aus diesen Überlegungen wird deutlich, warum es für die Person, die die Kränkungshandlung (versehentlich?) durchgeführt hat, u. U. auch so schwierig ist, zu verstehen, worin denn die »Kränkung« lag.

Kränkungen stellen einen Konflikt zwischen dem erlebten Ereignis und dem eigenen Wohlbefinden dar, das eigene Bedürfnis nach Nähe zur anderen Person wird nicht befriedigt und durch die eigene Kränkungsreaktion wird die andere Person gekränkt – ein Teufelskreis beginnt und endet häufig genug im Zerwürfnis, in gegenseitigen Vorwürfen, im Streit.

Häufig kommt es zu Kränkungen im »gendersensiblen« Kontext: »spitze« Bemerkungen gegenüber homosexuellen Menschen, »bewertende« Blicke auf Menschen, die sich dem Schema »Mann/Frau« nicht anpassen und sich uneindeutig kleiden oder verhalten oder – völlig ungewöhnlich – darauf bestehen, nicht mit einem eindeutigen Pronom, sondern »genderneutral« angesprochen zu werden. Da fühlen sich transidente Menschen »missgendert« und die Kränkungshandlung besteht darin, dass ein transsexueller Mann mit *Sie* angesprochen wird – möglicherweise nur deshalb, weil »Mensch« (genderneutral!) in der Hitze der Diskussion wenig achtsam war.

M. B. Rosenberg (2013, S. 62) beschreibt das Nicht-Gefühl als »Interpretation des Verhaltens anderer« (wie z. B. missverstanden, nicht wertgeschätzt) und deshalb nutzt es – in einem klärenden Gespräch – wenig, der Person, die die Kränkungshandlung gemacht hat, zu sagen: »Du hast mich gekränkt!« Besser wäre es zu formulieren: »Ich fühle mich gekränkt, wenn ich höre, dass du (das und das) zu mir sagst.« (Wardetzki 2013, S. 16)

Wie lässt sich mit einer Kränkung umgehen?

- Mit Humor die Situation entschärfen
  - Wohl der Person, die Humor aufbringen kann, in einer für sie als »Kränkung« erlebten Situation, denn Humor, das belegen mittlerweile unterschiedliche Studien, kann die Scham-Wut-Spirale durchbrechen.

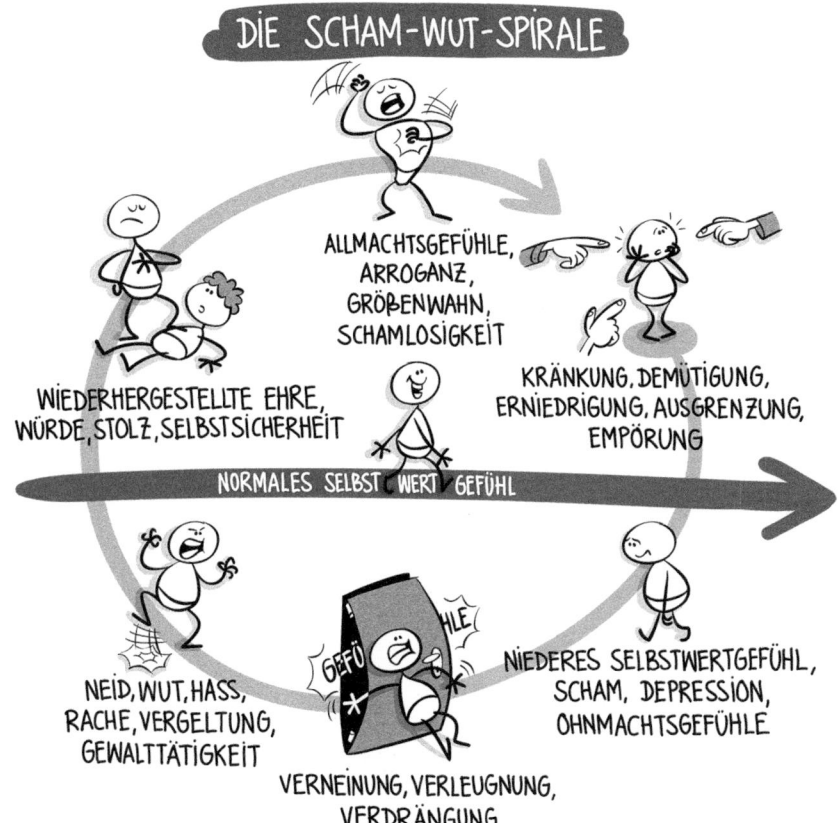

Abb. 11: Scham-Wut-Spirale (© Jai Wanigesinghe)

- Dem anderen und sich selbst verzeihen
  - »Die edelste Form [des Umgangs mit Kränkung ist] das Verzeihen, weil man sich befreit von einem inneren quälenden Gärungsprozess. Weil es einem selbst wieder Frieden bringt.« (Haller 2015, S. 231) *Verzeihen ist möglich*, wenn die Person, die die Kränkungshandlung begangen hat, darum bittet. *Verzeihen gelingt*, wenn ich dem anderen empathisch zuhöre und herausfinde, welches Bedürfnis diese Person sich erfüllen wollte, wenn ich verdeutlichen kann, welche Gefühle die Kränkungshandlung in mir ausgelöst hat und wenn die Beteiligten einen Weg finden, die Situation zu lösen. Eine wirkliche Bitte an die andere Person ist hilfreicher als eine versteckte Forderung. (Larsson 2012, S. 66) Neuere Untersuchungen in einer Metaanalyse an 58.000 Personen belegen (Lee & Einright 2019), dass verzeihende Menschen eine deutlich bessere Blutversorgung des Herzens aufweisen.
- Sich Selbstempathie geben
  - M. B. Rosenberg legt Wert darauf, dass sich der Mensch selbst »Empathie« gibt, »sich mit Empathie zuhör[t]« (Larsson 2012, S. 66), sich mit seinen Gefühlen und Bedürfnissen verbindet, mit anderen Worten: Verantwortung für seine Gefühle und Bedürfnisse übernimmt und sich selbst erfüllt. »Wenn ich mir selbst mit Empathie zuhöre, läuft das fast genauso ab, als wenn ich einer anderen Person empathisch lausche.« (Larsson 2012. S. 66). Im Selbstgespräch (möglicherweise auch in einer Wolfsshow) zu klären versuchen, was in mir die Kränkungsreaktion ausgelöst hat, welchen Anteil ich selbst an der Situation habe und dann herauszufinden, was *mir* gerade guttut und wo und wie ich meine Bedürfnisse erfüllen kann – das kann helfen, produktiv und konstruktiv mit einer Kränkungshandlung umzugehen.

Der Mensch kann nicht *nicht kränken* – weil niemand weiß, wie die andere Person auf etwas reagiert. M. B. Rosenbergs Verdienst mit seinem Konzept der »Gewaltfreien Kommunikation« ist allerdings, die Sprachsensibilität in jedem Kontext verdeutlicht zu haben, den Menschen den Gedanken näher gebracht zu haben, dass mit zunächst relativ einfach erscheinenden Schritten des sprachlichen Umgangs miteinander, die eine oder andere Kränkung vermieden werden kann. Wenn mir klar ist, dass mein Gegenüber Gefühle und Bedürfnisse hat, dann werde ich sensibler, in dem was ich wie sage, weil eine gelingende Kommunikation nur dann entstehen kann, wenn den Beteiligten daran gelegen ist, die Gefühle und Bedürfnisse des jeweils anderen ernst und empathisch wahrzunehmen und einen Beitrag dazu zu leisten, dass die Kommunikation gelingt.

1.7 Gefühle in der Umgangssprache

Die Sprache ändert sich. Bestimmte Begriffe, die früher jeder Mensch kannte und wie selbstverständlich nutzte, sind heute »altmodisch«, teilweise sogar unbekannt. Viele GfK-Trainer*innen nutzen (wie später noch gezeigt wird) Tabellen mit Begrifflichkeiten, die von M. B. Rosenberg selbst publiziert wurden und manche ergänzen diese Tabellen um einige eigene Begrifflichkeiten.

Wichtig ist aber m. E. nicht, dass nur die Begrifflichkeiten benutzt werden, die M. B. Rosenberg »eingeführt« oder »vorgeschlagen« hat, sondern dass die Worte auch verstanden werden. Sprache ist lebendig und deshalb dürfen auch Formulierungen benutzt werden, die alle Beteiligten gleichermaßen verstehen: Für jüngere Menschen ist der Begriff »Freude« möglicherweise treffender umschrieben mit »happy sein« oder man ist nicht »motiviert«, sondern voller »Power«. Wenn Sprache lebt und sich entwickelt, dann muss gerade in emotional belastenden Situationen das Vokabular benutzt werden, das »mit dem Herzen verstanden« wird. Fassen wir zusammen:

- Gewaltfreie Kommunikation lässt der Suche und der Benennung der (oftmals nicht bekannten und wahrgenommenen) Gefühle breiten Raum.
- Umso konkreter die Gefühle benannt werden können, umso besser ist es für die sich entwickelnde Situation.
- Es sollten nur Gefühle benannt werden, die in unmittelbarem Zusammenhang mit der Beobachtung stehen.
- Gefühle werden durch ein Wort oder eine Situation *ausgelöst*, sie sind aber *nie ihre Ursache*.
- Gefühle sind immer ein »Signal« für (un-)erfüllte Bedürfnisse.
- Nicht die anderen sind für die eigenen Gefühle verantwortlich, sondern man selbst.

1.8 Mit Gefühlen umgehen

Gefühle werden durch ein Wort, eine Geste, Mimik oder Verhalten in uns ausgelöst und es ist daher von großer Wichtigkeit, diese Gefühle wahrzunehmen und zu akzeptieren. Doch wie gehe ich mit diesen Gefühlen um?

1.8.1 Ich habe Schuld ...

Der Ehemann und Vater ist gestorben, die Witwe war bei ihm, aber die Tochter konnte nicht kommen, sondern erscheint erst, nachdem der Leichnam des Vaters vom Beerdigungsinstitut abgeholt wurde.

Kommunikationsbeispiel (W = Witwe, T = Tochter)

T: »*Mutti, es tut mir leid, ich konnte nicht aus dem Büro raus ... Wir haben gerade so viel zu tun.*«

> W: »Du hast nicht einmal Zeit nach Hause zu kommen, wenn dein Vater stirbt – schäm dich!«
> T: »Aber Mutti, ich konnte doch nicht wissen, dass er ausgerechnet jetzt stirbt.«
> W: »Ich habe dich angerufen – du bist nicht ans Telefon gekommen, aber das ist ja typisch: Dein Elternhaus war dir immer egal, wenn es um deine Karriere geht.«
> T: »Du hast recht Mutti, ich hätte mir Zeit nehmen sollen.«

Was auch immer dazu geführt hat, dass die Tochter nicht anwesend war, sie reagiert, indem sie sich selbst die Schuld gibt und möglicherweise schämt sie sich jetzt, entwickelt Schuldgefühle. Die Mutter löst diese Schuldgefühle mit ihrem Satz aus, aber weder wird nachgefragt, welche Gefühle die beiden Frauen haben (Trauer, Wut, Verzweiflung) und schon gar nicht wird versucht herauszufinden, welche Bedürfnisse sie haben: nach Nähe, Offenheit, Vertrautheit? Nach Klarheit hinsichtlich des Verhältnisses der Tochter zu ihrem Vater? Was auch immer, dieses Gespräch bringt die beiden Frauen nicht weiter.

1.8.2 Der Andere hat Schuld

Die Tochter hätte auch anders reagieren können: »Aber Mutti, Vati ist ja nicht innerhalb von wenigen Minuten gestorben. Du bestellst mich her, wenn es *dir* passt und ansonsten störe ich. Das ist doch mal wieder typisch. Du hättest mir auch heute Morgen schon sagen können, dass es ihm so viel schlechter geht. Hier in der Pflegedokumentation steht ja sehr deutlich, dass die Pflegefachkraft und du darüber gesprochen habt, dass sich der Zustand rapide verschlechtert hat. Also mach *du* mir keine Vorwürfe!« Die Tochter reagiert ärgerlich und macht der Mutter Vorwürfe. Eine Klärung der Situation kann in diesem Gespräch nicht gelingen.

1.8.3 Meine Gefühle wahrnehmen und Bedürfnisse äußern

Wenn die Mutter folgendermaßen reagiert hätte, wäre die Situation für beide Frauen ziemlich sicher besser gelaufen: »Du warst nicht da, als Papa starb. Das fühlt sich für mich sehr einsam an, ich bin traurig und verletzt, weil ich diese schwere Stunde gerne als Familie erlebt hätte.« Die Mutter äußert ihre Gefühle und ihr Bedürfnis und die Tochter hätte darauf vielleicht folgendermaßen reagieren können: »Du bist traurig und enttäuscht, weil ich nicht da war, weil dir wichtig gewesen wäre, dass wir diese Situation gemeinsam durchlitten hätten. Es tut mir leid, mir war das nicht deutlich, dass die Gemeinsamkeit in dieser Stunde so wichtig gewesen ist. Bitte verzeih mir meine Unachtsamkeit.«

Man merkt sofort, dass das Gespräch eine andere Dimension, eine andere Tiefe bekommt, die ehrlicher und offener ist, aber natürlich auch mehr Möglichkeiten bietet, sich angreifbar und verletzlich zu machen. Die Bitte der Tochter »[…] verzeih mir meine Unachtsamkeit«, lässt nun eine Reaktion der Mutter erhoffen.

1.8.4 Pseudo- oder Nicht-Gefühle

Die deutsche Sprache ist nicht ohne List und Tücken, wir sprechen häufig ein Gefühl aus, das aber gar keines ist (M. B. Rosenberg 2013, S. 60f., Brand-Hörsting 2019, S. 31f.). »Ich habe das Gefühl, als ob ich mit einer Wand reden würde!« beschreibt kein Gefühl, sondern schreibt einem Menschen die Schuld zu, dass *ich* mich schlecht fühle. Rosenberg gibt eine relativ einfache Regel: Immer, wenn nach einem vermeintlichen Gefühl, das man formuliert hat, folgende Begriffe benutzt werden (Beispiele aus M. B. Rosenberg 2013, S. 61), handelt es sich um ein Nicht- oder Pseudo-Gefühl:

- dass, wie, als ob: »Ich habe das Gefühl, *dass* du es besser wissen solltest.«
- ich, du, er, sie, es, wir, ihr, sie: »Ich habe das Gefühl, *es* ist sinnlos.«
- Namen oder Hauptwörter, die sich auf Menschen beziehen: »Ich habe das Gefühl, *mein Chef* manipuliert mich.«

Brand-Hörsting (2019, S. 31) spricht davon, dass Pseudogefühle jene »Begriffe« sind, die anderen die Schuld dafür geben, wie ich mich fühle. Klassisches Beispiel für diese Formulierung ist der Begriff »wertgeschätzt«. »Ich fühle mich von dir nicht wertgeschätzt« umschreibt ein Täter-Opfer-Denken, sie können auch als »Du hast mich…-Gefühle« bezeichnet werden:

• abgelehnt	• hintergangen
• angegriffen	• ignoriert
• ausgenutzt	• isoliert
• bedrängt	• manipuliert
• bedroht	• missbraucht
• belästigt	• nicht wertgeschätzt
• beleidigt	• schikaniert
• belogen	• schlecht behandelt
• beschämt	• übergangen
• beschuldigt	• überlistet
• betrogen	• unerwünscht
• bevormundet	• ungehört
• eingeengt	• ungeliebt
• eingeschüchtert	• unterdrückt
• fehl am Platz	• unverstanden
• gedrängt	• unwichtig
• gestört	• verlassen
• getadelt	• verletzt
• gezwungen	• vernachlässigt
• hereingelegt	• verraten

Es ist also in der Kommunikation besonders wichtig, sich selbst darüber im Klaren zu sein, ob das Wort, das man benutzt, ein »echtes« Gefühl beschreibt oder ein Nicht-Gefühl. Das »echte Gefühl« führt zur Klarheit, das Pseudogefühl eher zur Verstärkung des Konfliktes.

1.8.5 Die Gefühle und Bedürfnisse des Gegenübers wahrnehmen

Vielleicht reagiert die Mutter auf diese Bitte mit dem schroffen Satz: »Na ja, nun ist es auch zu spät!« oder aber sie reagiert: »Ich höre, dass es dir leidtut, und du bist jetzt traurig und diese Situation hat etwas mit ›einsam‹ zu tun. Lass uns die nächsten Tage und Wochen gemeinsam durchstehen und dem Vater eine würdige Beerdigung gestalten.«

Diese vier Beispiele zeigen zunächst, dass jede Person für ihre Gefühle selbst verantwortlich ist und Wege finden muss, damit umzugehen. Das *ich* traurig, verletzt oder fröhlich bin, hängt von der Wahrnehmung meiner Bedürfnisse ab, die ich zulassen oder verdrängen kann. Nur wenn ich mir selbst klar darüber bin, welches Bedürfnis mein Gefühl der Traurigkeit »signalisiert«, kann ich eine Problemlösung erreichen.

1.9 Bedürfnis

Die Maslow'sche Bedürfnishierarchie ist hinlänglich bekannt (Maslow 1970). Bertolt Brecht hat sie quasi auf den Punkt gebracht: »Erst kommt das Fressen, dann die Moral!« (Brecht 1928, S. 44) Unterschiedliche Autor*innen stellen die Bedürfnisse zusammen (Brand-Hörsting 2019, S. 33f., M. B. Rosenberg 2013, S. 74f.) (▶ Abb. 12).

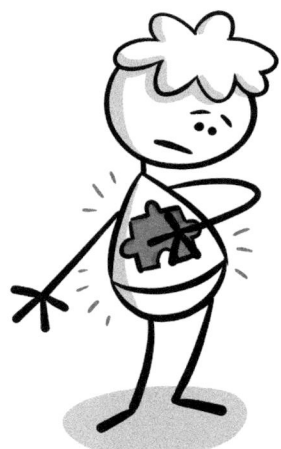

Abb. 12: Bedürfnis (© Jai Wanigesinghe)

1.9 Bedürfnis

In der Gesundheits-, Kranken- und Altenpflege entwickelten sich auf dem Maslow'schen Bedürfnismodell Pflegetheorien[7], z.B. das von Nancy Roper (Roper 1993), Liliane Juchli (Juchli 1973) oder Monika Krohwinkel (2008, 2013). In diesen »Theorien« wurden die einzelnen Bedürfnisse benannt (teilweise »neue« entwickelt) und die Pflegenden planten die Pflegehandlungen anhand der jeweiligen mit und für die Patient*innen entwickelten Bedürfnisse. Die Entwicklung der Pflegeplanung in Bezug auf diese »Pflegetheorien« geschah vor dem Hintergrund, eine »ganzheitliche Pflege« leisten zu wollen, ein Anspruch der natürlich nicht erfüllt werden konnte (vgl. Neander 2014).

Tab. 1: Die verschiedenen Bedürfnisse (eigene Darstellung)

Art der Bedürfnisse	Beispiele
existentiell oder physiologisch	atmen, schlafen, trinken, essen, Bewegung, Schutz
Grundbedürfnisse	Wohnung, Sicherheit, Freiheit
ichbezogen	Selbständigkeit, Autonomie, Sinnhaftigkeit, Klarheit, Ruhe, Gesundheit, gesehen/gehört werden
sozial	Zugehörigkeit, Anerkennung, Respekt, Vertrauen, Fürsorge, Verlässlichkeit, Intimität, Coolness
ichbezogen und sozial	Verständnis, Austausch, Kontakt, Klarheit, Frieden, Toleranz, Harmonie, Freude, Spiritualität
Kulturbedürfnisse	Reisen, Musikveranstaltungen, Auto, eigenes Haus
Luxusbedürfnisse	eigene Villa, hochwertiger Schmuck

M. B. Rosenberg legt, wie bereits ausführlich dargestellt, großen Wert auf die Verbindung zwischen Gefühl und Bedürfnis. Er fordert dazu auf: »Verknüpfe dein Gefühl mit deinem Bedürfnis: Ich fühle ..., weil ich ...« (M. B. Rosenberg 2013, S. 72). Und ein unerfülltes Bedürfnis will erfüllt werden, es motiviert normalerweise, etwas zu tun, zu unternehmen: Wenn ich Hunger habe, dann gehe ich zum nächsten Imbiss und kaufe mir eine Kleinigkeit, damit ich mein Bedürfnis nach »satt sein« erfüllen kann; der Säugling schreit so lange, bis die Mutter ihn stillt.

Kommunikationsbeispiel (PFK = Pflegefachkraft, K = Klientin)

Frau Z. hat vor einigen Tagen die Prognose ihrer Erkrankung erhalten. Die behandelnde Ärztin hat ihr mitgeteilt, dass eine Therapie nicht mehr möglich sei und sie nun palliativ betreut würde, d.h., dass man ihr v.a. Schmerzmittel

---

7 Inwieweit die hier genannten »Pflegetheorien« tatsächlich Theorien sind, kann hier nicht weiter erörtert werden, ich verweise dazu auf: Neumann-Ponesch 2011, Marriner-Tomey 1992, Fawcett 1999, Evers 1997.

geben und demnächst mit der ergänzenden Ernährung beginnen wolle. Die PFK besucht Frau Z. zum Erstgespräch und erlebt, wie Frau Z. sehr aktiv ist und ständig E-Mails schreibt, telefoniert und Nachrichten empfängt.

PFK: »*Sie kommunizieren über alle Kanäle.*« (Beobachtung)
K: »*Ja, meine Freunde und Freundinnen fragen ja nach, was die Ärztin gesagt hat, und das sollen die auch ruhig alle wissen.*«
PFK: »*Es ist Ihnen wichtig, dass möglichst viele Menschen von Ihrer Situation wissen?*«
K: »*Ja, auf jeden Fall. Ich möchte, dass die Leute mich besuchen und mit mir die letzten Tage und Wochen zusammen sein können. Sonst fühle ich mich so einsam, bin völlig abgestürzt und habe Angst.*«
PFK: »*Sie fühlen sich allein und haben Angst?*« (Gefühl)
K: »*Allerdings, ich hatte ja nicht damit gerechnet, dass meine Ärztin mir eine solche Prognose unterbreitet. ›INFAUST‹ ... schrecklich.*«
PFK: »*Und jetzt informieren Sie alle, damit Sie möglichst viel Besuch bekommen?*«
K: »*Ja, ich brauche jetzt Menschen um mich herum* (Bedürfnis), *Menschen, die mich ablenken und mir zeigen, dass ich ihnen wichtig war.*«
PFK: »*Sie sorgen sich, möglicherweise vergessen zu werden?*«
K: »*Ja, das geht ja so schnell, wenn man nicht mehr an Partys und gemeinsamen Kinogängen teilnehmen kann ... Dann rufen die noch ein paarmal an und dann fängt sie der Alltag weg.*«
PFK: »*Sie denken, dass ›es‹ sehr schnell mit Ihnen gehen wird?*«
K: »*›Schnell‹? Was heißt das schon ... Eigentlich bräuchte ich nach diesem Gespräch heute Morgen mit der Ärztin erstmal Ruhe und Klarheit, was jetzt passieren soll, und – und keine Besuchsorgien.*«
PFK: »*Das hört sich schwierig an: Einerseits möchten Sie Ruhe, andererseits Unterstützung durch Besuche Ihrer Freund*innen.*«
K: »*Ja, das ist total schwer ...* (nach einigem Zögern) *Haben Sie eine Idee?*«

Diese Schwierigkeit, zu entscheiden, welches Bedürfnis möglicherweise zuerst und welche Bedürfnisse erst danach zu befriedigen sind, ist nicht immer einfach.

Die Praxis zeigt, dass vielen Menschen die eigenen Bedürfnisse nicht klar sind, sie können sie nicht verbalisieren. Gewaltfreie Kommunikation hat genau in diesem Bereich seine Stärke: Es hilft den Menschen, sich über die Gefühle und Bedürfnisse klar zu werden – nicht selten ein schmerzhafter Prozess, aber ein befreiender und hilfreicher.

1.10 Bitte

»Bittet, so wird Euch gegeben ...« (Matth. 7,7) – so selbstverständlich, wie es der neutestamentliche Text suggeriert, klappt es in der Praxis der Kommunikation ganz sicher nicht. Eine Bitte (▶ Abb. 13) auszusprechen, ist gar nicht so einfach. Manchmal ist es einem peinlich, die Bitte zu äußern, viel häufiger wissen wir gar nicht, worum wir eigentlich bitten wollen, weil wir unser Bedürfnis nicht geklärt haben, und noch häufiger verwechseln wir eine *Bitte* mit einer *(Auf-)Forderung*. Darauf macht M. B. Rosenberg (2013, S. 89ff.) aufmerksam. Aber auch hier gibt es wichtige Regeln, die eine Kommunikation vereinfachen.

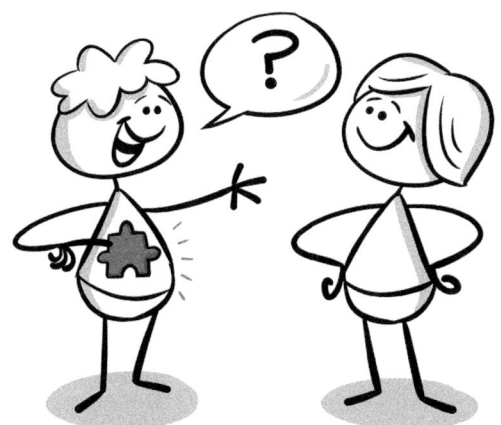

Abb. 13: Bitte (© Jai Wanigesinghe)

1.10.1 Keine negativen Bitten

»Bitte bleib nicht jeden Abend so lange im Büro!«

Eine eindeutige Bitte, die wohl schon sehr oft ausgesprochen wurde. Aber was meint die Bitte? Will der*die Bittende, dass der*die Angesprochene *heute* früher nach Hause kommt, weil ein guter Film im Kino läuft oder weil der*die Bittende sich mit einer Freundin verabredet hat und sonst niemand auf die Kinder aufpassen kann? Eine Negativbitte sagt (möglicherweise) etwas, was *nicht* geschehen soll, aber vermittelt keine Idee, was die angesprochene Person machen soll.

»Kannst du heute pünktlich nach Hause kommen, ich habe mich mit Elly verabredet, wir wollen mal wieder einen Frauenabend machen.«

So ist die Bitte konkret und es wird klar, worum es wirklich geht. Die angesprochene Person kann entsprechend reagieren.

1.10.2 Eine Bitte kann abgelehnt werden

Vielfach wird mehr oder weniger explizit unterstellt, dass eine Bitte erfüllt wird, sonst bräuchte man ja nicht zu fragen. Gerade in Beziehungen oder kritischen Situationen »ringt« sich ein Mensch durch, eine Bitte zu formulieren und was passiert? Die andere Person sagt:

»Nein, heute kann ich nicht pünktlich nach Hause kommen, heute Abend kommt der Banker, es geht um den Kredit für den Umbau des Hauses.«

Wenn die fragende Person nicht damit gerechnet hat, dass die Bitte auch abschlägig beantwortet werden könnte, kommt es zu Vorwürfen:

»Das ist ja wieder typisch, kaum bitte ich dich mal um etwas, da gibt es wieder Wichtigeres und ich kann mir den Frauenabend abschminken.«

Die Person, die gefragt wurde, könnte natürlich aus der Ablehnung ein »Verhandlungsangebot« machen:

»Nein, heute kann ich nicht pünktlich nach Hause kommen, heute Abend kommt der Banker, es geht um den Kredit für den Umbau des Hauses. Aber ich könnte meine Schwester gleich mal anrufen, die kommt bestimmt gerne zu den Kindern und ich löse sie dann um 21:30 Uhr ab.«

Wie in ▶ Abb. 1 bereits beschrieben, kalkuliert eine Bitte immer die Möglichkeit mit ein, dass die Erfüllung nicht automatisch garantiert, sondern über Alternativen diskutiert werden muss.

1.10.3 Eine Forderung nicht als Bitte »verpacken«

Nicht selten wird eine Bitte so formuliert, dass der Gebetene sofort spürt, dass er, wenn er nicht zustimmt, beschuldigt oder bestraft wird.

»Kannst du heute pünktlich nach Hause kommen, ich habe mich mit Elly verabredet, wir wollen mal wieder einen Frauenabend machen.«

»Nein, heute kann ich nicht pünktlich nach Hause kommen, heute Abend kommt der Banker, es geht um den Kredit für den Umbau des Hauses.«

»Das ist ja wieder typisch, kaum bitte ich dich mal um etwas, da gibt es wieder Wichtigeres und ich kann mir den Frauenabend abschminken.«

Eine Forderung wird nicht zwingend laut, mit erhobener Stimme oder eindeutiger Mimik erhoben, oft erkennt man sie erst daran, dass die fragende Person »rebelliert«, sie kritisiert und verurteilt die Person, die der Bitte nicht entsprechen will oder kann.

»Das ist ja wieder typisch, kaum bitte ich dich mal um etwas, da gibt es wieder Wichtigeres und ich kann mir den Frauenabend abschminken. Aber das ist dir natürlich egal!«

Mit dem letzten Satz »Aber das ist *dir* natürlich egal!« wird ein schlechtes Gewissen produziert – ein typisches Zeichen dafür, dass es sich nicht um eine Bitte, sondern letztlich um eine (ultimative) Forderung handelt.

Eine *Forderung* führt dazu, dass ich mich dieser unterwerfe (»Okay, dann verschiebe ich eben den Termin. Sorry, dass ich dich wegen der Terminabsprache nicht gefragt habe.«) oder dagegen rebelliere (»Du weißt auch nicht, was du willst! Wollen wir nun das Haus umbauen oder willst du lieber Party machen? Wie soll man da planen, wenn du immer alles umwirfst?«)

1.11 Empathie

Der Begriff *Empathie* wird häufig nicht genauer definiert und in unterschiedlichen Situationen genutzt. Die Literatur zu diesem Begriff ist entsprechend vielfältig und reicht von esoterischen Ausführungen bis hin zu neuropsychologischen Interpretationen.

In der noch jungen Pflegewissenschaft war wohl Bischoff-Wanner (2002) eine der Ersten, die sich der Frage widmete, was eigentlich Empathie genau sei und inwieweit sie in der Pflege vorhanden ist. Sie kam damals zu dem Schluss, dass Empathie als eine »pflegerisch-therapeutische Strategie« verstanden und somit therapeutischen Einfluss haben könne. Außerdem könne Empathie dazu dienen, die individuelle Lage der Patient*innen zu respektieren und sie bedürfnisorientiert zu versorgen und somit das Wohlbefinden und die Selbstkompetenz der Patient*innen zu unterstützen. Bischoff-Wanner (2002) bezeichnet die »Empathiefähigkeit« der Pflegenden als das »eigentliche Wesen der Pflege«. (Ruppert 2016, S. 18)

In jüngster Zeit machte der Forschungsverbund »Pflege für Pflegende: Entwicklung und Verankerung eines empathiebasierten Entlastungskonzepts in der Care-Arbeit« (empCARE) von sich Reden, als in einem Forschungsprojekt von 2015–2019 die »Entwicklung eines wissenschaftlich fundierten Entlastungskonzepts für Pflegekräfte [realisiert wird], in dem emotionale Belastungsfolgen durch frühzeitige Prävention vermieden werden. Das Konzept kombiniert kurzfristige Trainings- mit langfristigen Coachingmaßnahmen zur Kompetenzentwicklung, um den Praxistransfer zu sichern. Zudem werden Umsetzungshinweise erstellt, mit denen Institutionen diese Maßnahmen dauerhaft im Sinne förderlicher Arbeitsbedingungen verankern können. Deutschlands Pflegekultur soll hierdurch nachhaltig verändert werden.« (empCARE o. J., o. S.) Die Forschungsergebnisse liegen mittlerweile vor (Thiry et al. 2021)

Empathie ist die Voraussetzung für einen würdevollen Umgang miteinander auf Augenhöhe. Da, wo sie fehlt, sperren sich die Menschen und wollen sich nicht versorgen lassen. Die Konflikte, die daraus entstehen, können im schlimmsten Fall bis hin zu aggressiven und gewaltvollen Auseinandersetzungen gehen. (Thiry 2019)

Eine fröhlich-witzige Darstellung der Situation zeigt das Video vom empCARE-Team.

Video: Mitarbeiterin des Monats

empCARE (2018, 11. Juli): »Mitarbeiterin des Monats« - Pflege, Empathie & Belastung [YouTube]
(https://www.youtube.com/watch?app=desktop&v=lx93GlrEnfk, Zugriff am: 18.02.2021)

1.11.1 Empathie bei M. B. Rosenberg

M. B. Rosenberg (2013, S. 113ff.) gibt keine Definition, die auswendig gelernt werden könnte, sondern empfiehlt:

Definition Empathie nach M. B. Rosenberg

Den Verstand leer machen und mit dem ganzen Wesen zuhören.

Es geht nicht darum, der anderen Person mit intellektuellen Überlegungen und häufig unerwünschten Ratschlägen in deren Situation »helfen« zu wollen, sondern darum, Gefühle und Bedürfnisse zu erspüren und zu benennen.

»Ein wesentlicher Aspekt von Empathie ist die Fähigkeit, die eigenen Bedürfnisse und die Bedürfnisse meines Gegenübers wahrzunehmen und in der Lösungssuche zu berücksichtigen.« (Fathi 2019, S. 12)

M. B. Rosenberg (2013, S. 115) provoziert fast mit der These, dass »intellektuelles Verstehen […] Empathie [blockieren]« kann und warnt davor, die Aussage einer Person »richtigstellen« zu wollen oder »aufmunternde Worte« zu finden (was ja gerade in helfenden Berufen eine häufige Reaktion darstellt). Er beschreibt (unter Verweis auf eine Kollegin von ihm, die er aber nicht genau zitiert) folgende Szenarien als »empathiehemmend«:

- Ratschläge geben: »*Ich finde, du solltest …*«
- Noch eins draufsetzen: »*Das ist ja noch gar nichts; hör erst mal, was mir neulich passiert ist…*«
- Belehren: »*Das kann sich in eine ganz positive Erfahrung verwandeln, wenn du nur …*«
- Trösten: »*Da kannst du doch nichts für, schuld war …*«
- Geschichten zum Besten geben: »*Das erinnert mich an die Zeit …*«
- Über den Mund fahren: »*Komm, lach mal wieder, lass dich nicht hängen …*«
- Verhören: »*Wie hat das angefangen?*« (gerne bei Therapeut*innen eingesetzt zur Diagnosefindung)
- Erklärungen abgeben: »*Ich hätte ja angerufen, aber …*«
- Verbessern: »*So ist es nicht gewesen…*« (M. B. Rosenberg 2013, S. 114)

Diese (im Grunde gut gemeinten) Reaktionen vermitteln dem Gegenüber das Gefühl, nicht verstanden oder nicht ernst genommen zu werden. In einer Situation, in der ein Mensch Empathie braucht, ist er nicht offen für eine intellektuelle Aufarbeitung. Dieser Mensch braucht eine andere Person, die die Gefühle und Bedürfnisse spürt oder die Kraft hat, sich auf die andere Person »empathisch« einzulassen und Gefühle und Bedürfnisse mit dieser Person gemeinsam zu »erforschen«.

M. B. Rosenberg beschreibt in seinem Buch die verstörende Situation eines Rabbiners, dessen Sohn gestorben war. Die Menschen versuchten ihn mit Worten aufzumuntern, was ihm aber nicht half, sondern ihm »weh« tat und dieser Rabbi kam zu der Erkenntnis, dass er das Gleiche auch mit anderen Menschen gemacht hatte, die in ähnlichen Situationen waren. In einer »empathischen Situation« geht es nicht darum, diese »in Ordnung« zu bringen, sondern die Gefühle und Bedürfnisse zu erfassen und – möglicherweise – auszuhalten. Rosenberg hat in diversen Videos »sein« Konzept erklärt, eine besonders inspirierende Ausführung zum Thema »Empathie« findet sich in folgendem Video:

Video: Marshall Rosenberg über Empathie

dietermaas (2010, 7. Juni): Empathie - Gehört werden - Marshall Rosenberg und Paula Gloria [YouTube] (https://www.youtube.com/watch?v=djb5Pdkq1h8, Zugriff am: 19.02.2021)

1.11.2 Empathie in der Neuropsychologie

In den letzten Jahren hat sich die Neuropsychologie enorm entwickelt und die Wissenschaftler*innen sind stolz darauf, dass viele psychologische Fragestellungen mit modernen (bildgebenden) Verfahren belegt werden können. Auf die Kritik an solchen Verfahren kann hier nicht weiter eingegangen werden, sie entzündet sich im Wesentlichen an der Frage, ob die in den bildgebenden Verfahren sichtbar gemachten Veränderungen tatsächlich eindeutige Rückschlüsse auf bestimmte emotionale oder intellektuelle Leistungen gestatten und ob diese »Bilder« tatsächlich als »Beweis« für oder gegen etwas taugen (vgl. z. B. Fitsch 2014). Unabhängig von dieser grundsätzlichen Diskussion definiert Singer (2015, S. 256):

Definition Empathie

»Empathie umfasst die primären Prozesse, die dazu führen, dass wir uns in den anderen emotional hineinversetzen, d. h. in seine Haut schlüpfen können.«

Dabei unterscheiden die Psycholog*innen zwei Reaktionsweisen: erstens den *empathischen Stress* und zweitens die *Fürsorge (Compassion)*. Unter empathischem Stress werden die Erfahrungen zusammengefasst, die der empathischen Person Kummer und Schmerz bereiten (Singer 2015, S. 256) und möglicherweise dazu führen, dass die Person, die unter dem empathischen Stress leidet, sich aus der Situation zurückzieht, um sich selbst vor den negativen Gefühlen zu schützen. Fürsorge hingegen motiviert die Person, Hilfe anzubieten, so dass Compassion mit »prosozialer Motivation« eng verknüpft zu sein scheint (Singer 2015, S. 256). Diverse Untersuchungen belegen, dass Compassion trainierbar ist.

In diversen neurophysiologischen Untersuchungen konnte gezeigt werden, dass z. B. die Hirnreale, die für Schmerzempfindung zuständig sind, auch jene sind, die für die Schmerzbeobachtung nachgewiesen werden konnten (Singer 2004). Spannenderweise konnte auch festgestellt werden, dass die Stärke einer empathischen Reaktion davon abhängt, ob die Person der eigenen Gruppe angehört (z. B. der Familie) oder nicht (Singer 2006). Eine Erklärung für diese Fähigkeit, quasi das »Erleben« des Anderen »mitfühlen« zu können, bietet die Entdeckung der sog. »Spiegelneurone«, die genau diese Fähigkeit ermöglichen.

Definition Spiegelneurone

»Spiegelneurone [...] sind Neurone (Neuron) im Gehirn des Menschen [...], die sowohl bei der Ausführung einer best. Handlung als auch bei der Wahrnehmung dieser Handlung feuern, d. h., Aktivität in Form von Nervenimpulsen zeigen. Bspw. würden auf die Handlung ›Zähne fletschen‹ spezialisierte S. sowohl dann feuern, wenn ein Tier selbst die Zähne fletscht, als auch dann, wenn es beobachtet, wie ein anderes Tier seine Zähne fletscht.« (Tempel & Frings 2020, o. S.)

Die Neuropsycholog*innen unterscheiden bei der Empathiefähigkeit die »emotionale Ansteckung« (emotional contagion), die Sympathie (sympathy) und das Mitgefühl (compassion, empathic concern). Die emotionale Ansteckung kann z. B. bei Säuglingen beobachtet werden, die zu weinen beginnen, wenn ein anderes Kind weint, ohne dass dem Säugling klar ist, dass es »angesteckt« wurde. Bei der Empathie ist mir jedoch klar, dass ich »mitleide«, weil ich die andere Person »leiden« sehe. Empathie übernimmt die Perspektive der anderen Person (Perspektivübernahme), die entweder emotional ist, wie bereits oben beschrieben, oder aber kognitiv (Theory of mind, mentalizing), d. h. die Fähigkeit, Gedanken, Überzeugungen und Intentionen anderer Personen zu erkennen (Frevert & Singer 2011).

Die wichtigsten Informationen zu dieser verwirrenden Vielfalt von Definitionen versucht die ▶ Abb. 14 zu vermitteln. Diese Differenzierung erscheint wichtig, weil das »Verstehen« und das »Nachvollziehen-Können« häufig dazu führen, dass wir den affektiven Anteil der Empathie vernachlässigen und es dann – wie berichtet – zur Blockade der Empathie kommt, die darauf angelegt ist, Emotionen und Bedürfnisse zu erfassen.

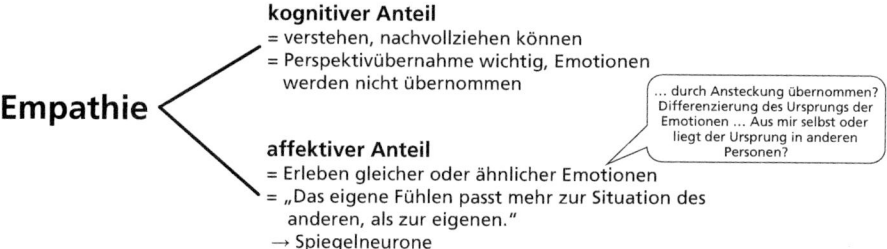

Abb. 14: Formen der Empathie (nach Altmann & Roth 2014, S. 9f., Altmann 2015, S. 9, eigene Darstellung)

Fasst man neuropsychologische Forschungsergebnisse der letzten Jahre zusammen (▶ Abb. 15), lässt sich Empathie durch drei neuronale Netzwerke für »soziale Emotionen« darstellen (Zaboura 2009, Hinrichs et al. 2020, S. 24f.):

- Empathie als emotionale Resonanz (Mitleiden),
- Mitgefühl als Fürsorge und Motivation, dem anderen zu helfen, und
- kognitive Perspektivübernahme, d. h. die Fähigkeit, sich in die Gedanken und Glaubenssätze anderer hineinversetzen zu können.

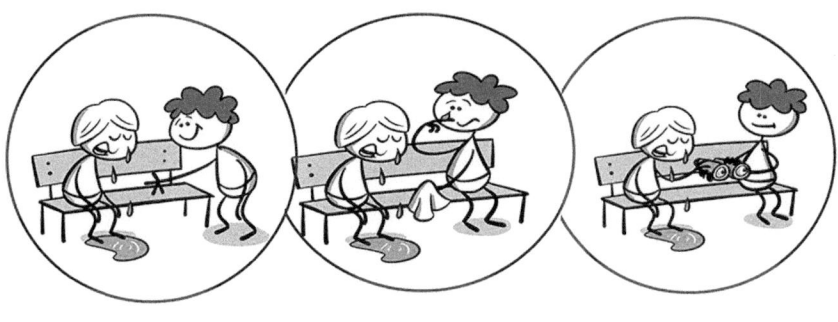

Abb. 15: Neuropsychologie der Empathie (© Jai Wanigesinghe)

In dem Kontext, in dem hier über Empathie nachgedacht wird, wird sie als etwas »Positives«, die Kommunikation Bereicherndes verstanden. Breithaupt (2017) beleuchtet allerdings in seinem brillanten Essay, dass verschiedene Aspekte der Empathie auch zu Radikalisierung bis hin zum »empathischen Sadismus« führen können.

1.11.3 Empathie bei Altmann

> **Definition Empathie**
>
> »Empathie ist eine stabile Persönlichkeitseigenschaft, die die generelle Fähigkeit beschreibt, die Situation und das innere Erleben einer anderen Person zu verstehen (kognitive Empathie) und mitzufühlen (affektive Empathie). Diese Fähigkeit kann in erlern- und trainierbare Fertigkeiten umgesetzt werden, die den zwischenmenschlichen Kontakt und die Verständigung vereinfachen.« (Altmann & Roth 2014, S. 11)

Die Begriffe tauchen bereits in der ▶ Abb. 14 auf. Sie beinhaltet ebenfalls den Begriff der Perspektivübernahme, wie er in der ▶ Abb. 15 Erwähnung fand. Altmann (2010, 2015) sowie Altman & Roth (2014) benennen aber nicht nur die unterschiedlichen (postulierten und teilweise belegten) Facetten der Empathie, sondern analysieren die praktische Umsetzung, wie sie im *Empathie-Prozess-Modell (EPM)* ihren Niederschlag findet (▶ Abb. 16), da Empathie ja »nicht statisch zu sehen [ist], sondern eigentlich ein Prozess zwischen zwei Personen [darstellt].« (Altmann & Roth 2014, S. 11)

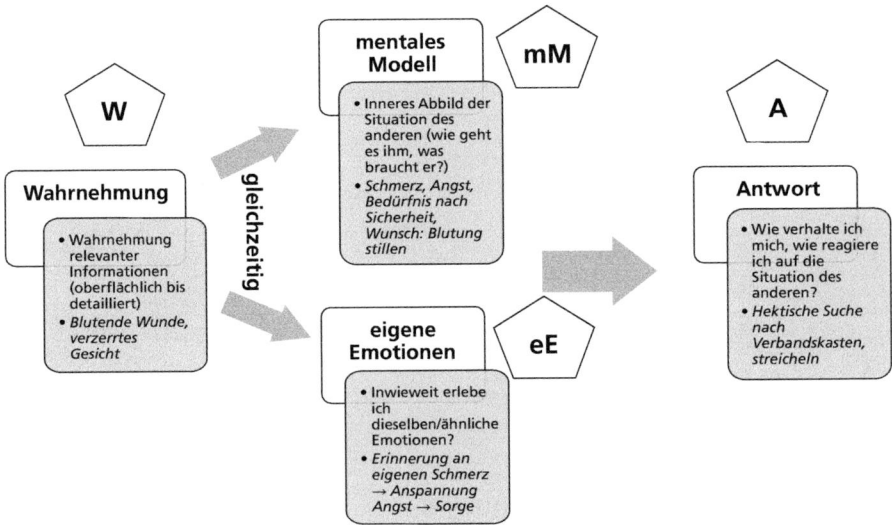

Abb. 16: Das Empathie-Prozess-Modell (in Anlehnung an Altmann & Roth 2014, S. 37ff.)

Das Modell ist überzeugend: Der erste Schritt innerhalb dieses Prozesses wird mit »Wahrnehmung« (W) umschrieben und beinhaltet die Erkennung der (emotionalen) Situation, die ich – nach M. B. Rosenberg – nicht bewerten soll. Diese Wahrnehmungen formen in mir ein Bild oder ein »mentales Modell« (mM), quasi ein Abziehbild meines Gegenübers. Gleichzeitig werden gleiche oder ähnliche Emotionen in der beobachtenden Person »abgerufen« (eE), die es mir ermöglichen, die notwendig erscheinende Antwort zu finden (A).

Ein empathischer Kontakt (»Empathie-Episode«, Altmann & Roth 2014, S. 13) verläuft dann in etwa so, wie in ▶ Abb. 17 skizziert. Die einzelnen Schritte verlaufen in der Regel sehr schnell, was natürlich dazu führen kann, dass gerade die Schritte mM und eE vernachlässigt werden und zu einer falschen oder zumindest hindernden Antwort führen können.

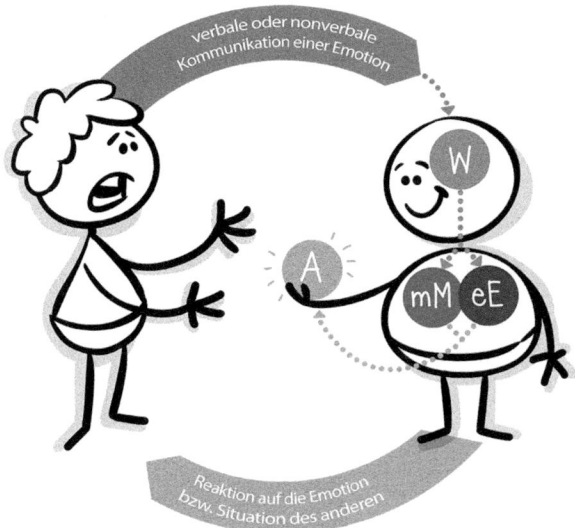

Abb. 17: Empathischer Kontakt (Jai Wanigesinghe, in Anlehnung an Altmann & Roth 2014, S. 13)

Rosenberg hat in seiner Empathie-Definition dazu aufgerufen, den »Verstand« auszuschalten und behauptet, dass »intellektuelles Verstehen die Empathie« blockieren könnte (M. B. Rosenberg 2013, S. 115). Und in der Tat neigen wir gerade in emotional belastenden Situationen dazu, Lösungen vorzuschlagen, die in keinster Weise zielführend sind und dazu führen, dass das Klischee von »Mein Mann versteht mich einfach nicht!« bestätigt werden kann. M. B. Rosenberg ermuntert oder provoziert mit seiner Aussage und will erreichen, dass wir nicht vorschnell »intellektuell« das vorliegende Problem angehen, sondern uns Zeit nehmen und Mühe geben, Gefühle und Bedürfnisse zu erfassen (also mM und eE auch wirklich umzusetzen).

1 Das Konzept der »Gewaltfreien Kommunikation«

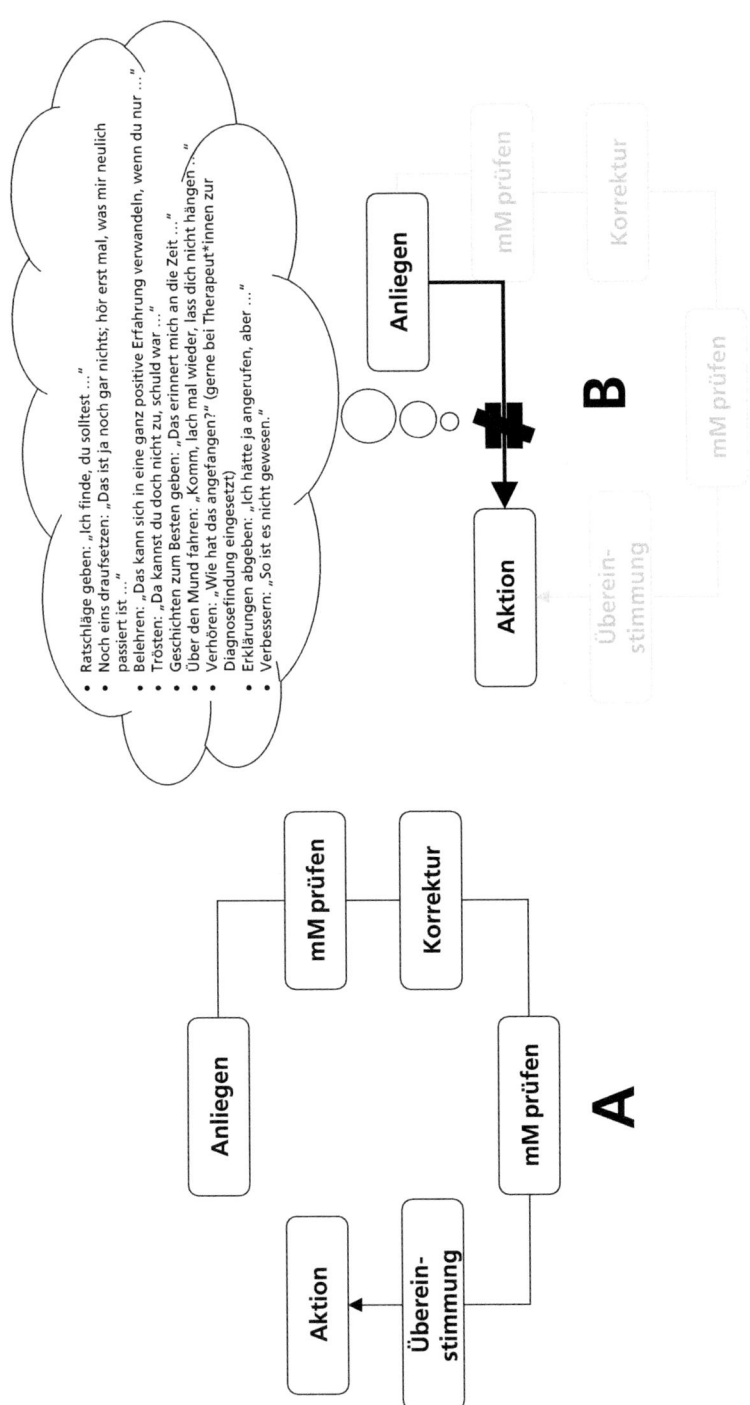

Abb. 18: Der empathische Kurzschluss (modifiziert nach Altmann & Roth 2014, S. 15f.)

Eine andere Variante, die Empathie zu umgehen (vielleicht auch, um uns nicht zu tief in die Situation der anderen hineinziehen zu lassen), ist eine »Technik«, die Altmann & Roth (2014, S. 15f.) als *empathischen Kurzschluss* bezeichnen (▶ Abb. 18).

Kommunikationsbeispiel (T = Tochter, HA = Hausarzt)

T: »*Muss meine Mutter jetzt sterben?*«
HA: »*Alle Menschen müssen sterben, die einen früher, die anderen später.*«

Der in ▶ Abb. 15 beschriebene Vorgang funktioniert in diesem Fall nicht. Der Hausarzt antwortet auf die Frage der Tochter sehr unsensibel, offenbar kann oder will er nicht ein mentales Modell der Situation, die für die Tochter ja emotional mehr als belastend ist, zulassen. Diese Art der Kommunikation wird als *empathischer Kurzschluss* bezeichnet (Altmann & Roth 2014, S. 15f.)

Der linke Teil der Abbildung 18 (A) zeigt den normalen Abgleich von mM, wie er bereits beschrieben wurde; mit diesem Abgleich kann (mehr oder weniger) sichergestellt werden, dass die empathischen Emotionen (eE) erfasst und dann die Antwort oder die Aktion zur Unterstützung der Tochter eingeleitet werden können. Deutlich wird auf der rechten Seite (B), dass eine empathische Kommunikation nicht gelingen *kann*! Dieser Kurzschluss macht sich durch die »Empathieblocker« bemerkbar (▶ Kap. 1.11.1).

Emphatische Kurzschlüsse geschehen sicher häufiger und in der Regel nicht in der Absicht, den anderen zu kränken oder zu verletzen. Sie entstehen möglicherweise häufig dadurch, dass man nicht genau weiß, wie man auf eine bestimmte Äußerung reagieren soll, man fühlt sich stattdessen hilflos und außerstande, irgendwie »zu helfen«.

Breithaupt (2017, S. 18ff.) fordert geradezu, dass der »Mit-Erlebende« »[...] nicht nur fühlt, was der andere fühlt [...]« sondern, dass »das Mit-Erleben [...] eine emotionale und kognitive Reaktion auf die Situation des anderen und die mit ihr verbundenen Emotionen [...]« darstellt. Wir verweigern das Mit-Erleben häufig, weil es uns zu nah und zu bedrückend ist, wir »lassen das nicht an uns ran«, aus Angst, mit hineingezogen zu werden, in den Sog der negativen Empfindungen des klagenden Menschen.

In der palliativen Betreuung ist genau zu überlegen, ob z. B. bei den An-/Zugehörigen das Empathie-Prozess-Modell mobilisiert werden soll. Dies geschähe durch die Aufforderung an die beteiligten Personen, Gefühle und Bedürfnisse zu benennen, bevor sie beginnen, Lösungen zu entwickeln und damit das »Menschliche« in ihnen zu umgehen. Rationale Entscheidungen sind ohne ein Mindestmaß an emotionaler Reflexion weder zu entwickeln noch nachhaltig umsetzbar. Der Hausarzt in dem vorgenannten Beispiel hätte zweifelsohne angemessener reagieren können:

Kommunikationsbeispiel (T = Tochter, HA = Hausarzt)

T: »*Muss meine Mutter jetzt sterben?*«

HA:	»Sie sorgen sich, dass sie schneller sterben muss, als sie alle erwarten?«
T:	»Wir haben doch gar keine Zeit, uns darauf vorzubereiten.«
HA:	»Was glauben Sie, könnte Ihnen jetzt helfen, oder wer könnte Sie unterstützen?«
T:	»Es wäre gut, wenn mein Bruder jetzt hier wäre und vielleicht die beste Freundin meiner Mutter.«
HA:	»Mit denen könnten Sie darüber sprechen, was Sie jetzt tun könnten?«

Das Beispiel lässt vermuten, dass der Hausarzt ein »mentales Modell« der Situation entwickelt hat: »Wie geht es der Tochter, was braucht sie?« Und weil er dieses mentale Modell entwickelt hat, kann er das Gespräch entsprechend führen.

An diesem Beispiel zeigt sich auch die für die weitere Kommunikation wichtige Möglichkeit der »Optionsentwicklung«. Die Aussage »Wir haben doch gar keine Zeit, uns darauf vorzubereiten!« lässt bei der zuhörenden Person die Möglichkeit der Hypothesenbildung zu, z. B.:

- Hypothese 1: Die Tochter hat noch nicht realisiert, wie krank die Mutter eigentlich ist.
- Hypothese 2: Die Tochter ist mit der Situation überfordert und braucht Unterstützung durch Menschen, denen sie vertraut.

Diese Hypothesen (egal, ob sie richtig oder falsch sind) eröffnen Optionen des Handelns – für die Tochter bzw. deren Familie, aber auch für die Pflegefachkraft: Möglicherweise ist in der Situation erst einmal die ausführliche und ehrliche Aufklärung der Mutter und der Familie bzgl. des Gesundheitszustandes erforderlich (Hypothese 1) oder aber die Hinzuziehung von Menschen, von denen die Tochter Unterstützung und Verständnis erwartet (Hypothese 2) (vgl. Krabbe & Thomsen 2017).

Ein sinnvolles, helfendes Gespräch zwischen Pflegefachkraft und Klient*in oder Angehörigen hat u. a. zum Ziel, solche Optionen zu entwickeln, was aber nur möglich ist, wenn empathische Kurzschlüsse vermieden und stattdessen Hypothesenbildungen vorgenommen werden.

1.11.4 Selbstempathie

M. B. Rosenberg (2013, S. 149 f.) empfiehlt, »einen einfühlsamen Kontakt mit uns selbst aufzubauen«, d. h. Empathie nicht nur anderen Menschen gegenüber zu zeigen, sondern auch – oder gerade – zu uns selbst empathisch zu sein. Gerade in Situationen, in denen wir Ärger oder Wut, Scham oder Schuld fühlen, ist es entscheidend, herauszufinden, warum wir dieses Gefühl haben und welches Bedürfnis wir uns selbst nicht erfüllt haben oder welches von anderen nicht erfüllt wurde oder werden konnte (Weckert 2014, S. 186). Es geht also darum, auch für sich selbst zu sorgen. Denn nur, wer für sich selbst sorgt, kann auch für andere sorgen. In der folgenden Abbildung wird der Weg zu den eigenen Gefühlen und (unerfüllten) Bedürfnissen gezeigt (▶ Abb. 19). Die Erfüllung der Bedürfnisse kann ich von Dritten erbitten oder selbst dafür Sorge tragen, dass sie erfüllt werden. Das Konzept der »Selbstempathie« hat dazu geführt, dass GfK gerade auch in der esoterischen Szene eine große Verbreitung findet, weil »sich was Gutes tun« in einen konzeptionellen Rahmen eingebettet wird.

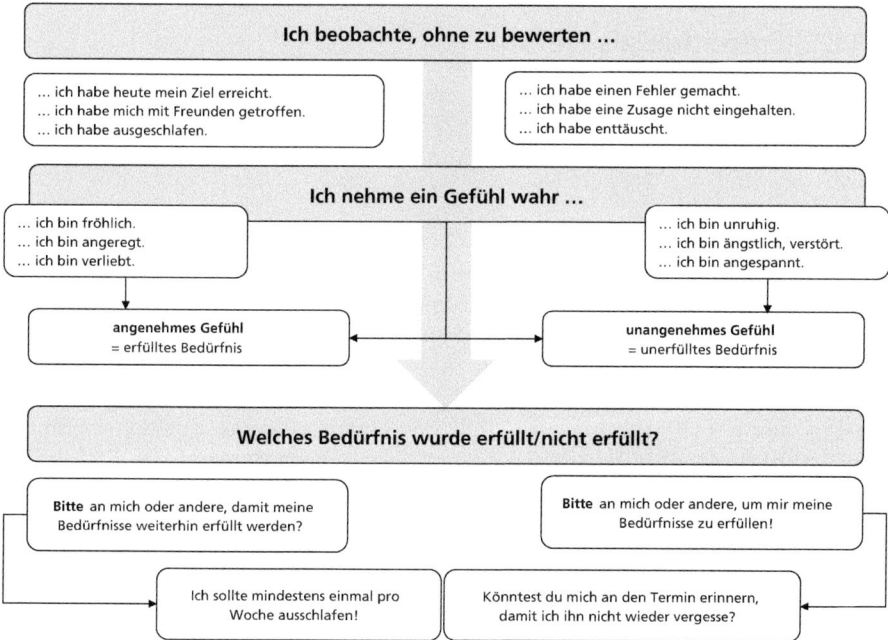

Abb. 19: Der Prozess der Selbst-Empathie (eigene Darstellung)

Rosenberg spricht in diesem Zusammenhang auch von »sich selbst verzeihen« können (M. B. Rosenberg 2013, S. 153) als Grundlage, sich selbst zu klären: Denn häufig erlauben wir es uns nicht, uns selbst »empathisch zu begegnen«, weil wir uns selbst bewerten, abwerten und bei der Selbstanklage und -verurteilung verweilen. Wir bedauern unser »So-Sein«, unser »Fehlverhalten« – und dabei belassen wir es. Aber wenn wir GfK ernst nehmen, dann macht sie ja nicht bei mir selbst halt, dann gilt auch hier, was in ▶ Abb. 19 beschrieben wurde.

Das Konzept der Selbst-Empathie ist in der Pflegetheorie nach Orem aufgegriffen oder umgesetzt worden. Orem »postuliert die Bedeutung der Selbstfürsorgefähigkeit als Entwicklungsparameter […], die Menschen zur Erhaltung ihrer Gesundheit und für ihr Wohlbefinden ausüben.« (Neumann-Ponesch 2011, S. 115). Orem nennten diese Fähigkeit »Selbstpflegetätigkeit«; nur wenn eine Person dazu nicht in der Lage sein sollte, ist die Unterstützung durch eine professionelle Pflegekraft erforderlich, die das »Selbstpflegedefizit« durch ihre »Pflegetätigkeit« auszugleichen sucht (Marriner-Tomey 1992, S. 189ff., vgl. auch Cavanagh 1997). Zegelin (2019) bemängelt, dass die meisten Konzepte zur »Selbstpflege«

oder »Selbstempathie« aus der psychologischen Forschung stammten, die nicht der »Pflege-Wirklichkeit« (Zegelin 2019, S. 65) entsprechen würde, und entwickelte, zusammen mit einem Arbeitspsychologen, einen spezifischen Gesprächs- und Beratungsansatz für Pflegeberufe, der u. a. seinen Niederschlag in den sog. »Wittener Werkzeugen«[8] fand (Quernheim & Zegelin 2021).

1.11.5 Empathie als Gefahr

Das Empfinden von Empathie kann sowohl funktionale wie auch dysfunktionale Auswirkungen haben. (Roth & Altmann 2021, S. 3)

Das bedeutet, dass besonders die Menschen, die mit starken empathischen Situationen zu tun haben, also gerade Laien und Mitarbeitende in der palliativen Betreuung, besonders dann die »dysfunktionalen Auswirkungen« zu spüren bekommen, wenn sie sehr häufig in solche Situationen gelangen oder aber wenn sie keinen angemessenen Umgang damit finden können. Die Gewaltfreie Kommunikation bietet eine Möglichkeit, empathisch belastende Situationen »angemessen« zu meistern, indem sie einen reflektierenden Umgang mit den Gefühlen und Bedürfnissen aller Beteiligten fördert. Nach Roth & Altmann (2021, S. 4) führt der unreflektierte Umgang mit der Empathie zu »langfristig psychisch ungünstigen Entwicklungen«. Dieser »unreflektierte« Umgang ist natürlich nicht der einzige Grund dafür, dass Pflegende »ausbrennen« (Burnout) oder nur kurz im Beruf verweilen, aber er ist einer der Hauptgründe dafür.

Schönefeld & Altmann (2021, S. 29) beleuchten einen häufig vernachlässigten Aspekt der Empathie – nämlich den der Wirkung der Empathie bei der Person, die Empathie gibt, also den Personen, die in der Palliativbetreuung tätig sind. Sie illustrieren diesen Prozess an dem erweiterten, bereits vorgestellten Empathie-Prozess-Modell (▶ Abb. 16).

Die drei Schritte der Innenperspektive des Empathie-Sendenden wurden bereits beschrieben (▶ Abb. 16), sie laufen häufig unbewusst als »innerer Prozess« ab. Im Prozess der *Wahrnehmung* [1] laufen ebenfalls gleichzeitig enorm viele Informationen zusammen (häufig resultiert aus diesen dann die »Bewertung«). Mehr oder weniger gleichzeitig [2] entsteht das »initiale Modell« der Situation und es werden i. S. einer »Empathieansteckung« Emotionen ausgelöst (das in der ▶ Abb. 20 durchgestrichene Wort bezieht sich auf die Formulierung aus der ▶ Abb. 16, die »neu« bzw. »umformuliert« wurde). Diese Empathie ist entweder *parallel* (z. B. Trauer) oder *reaktiv* (i. S. von Hilflosigkeit). In der Bewertungsinstanz [3] wird die Entscheidung darüber gefällt, ob die Person sich auf den Kontakt einlassen will oder diesen abbricht, um z. B. unangenehmen Gefühlen aus dem Weg zu gehen, die die Empathie empfangende Person bei der Empathie gebenden Person auslöst. »Bei einer pseudo-empathischen Reaktion [vgl. empathi-

---

8 www.wittener-werkzeuge.de; www.patientenedukation.de

1.11 Empathie

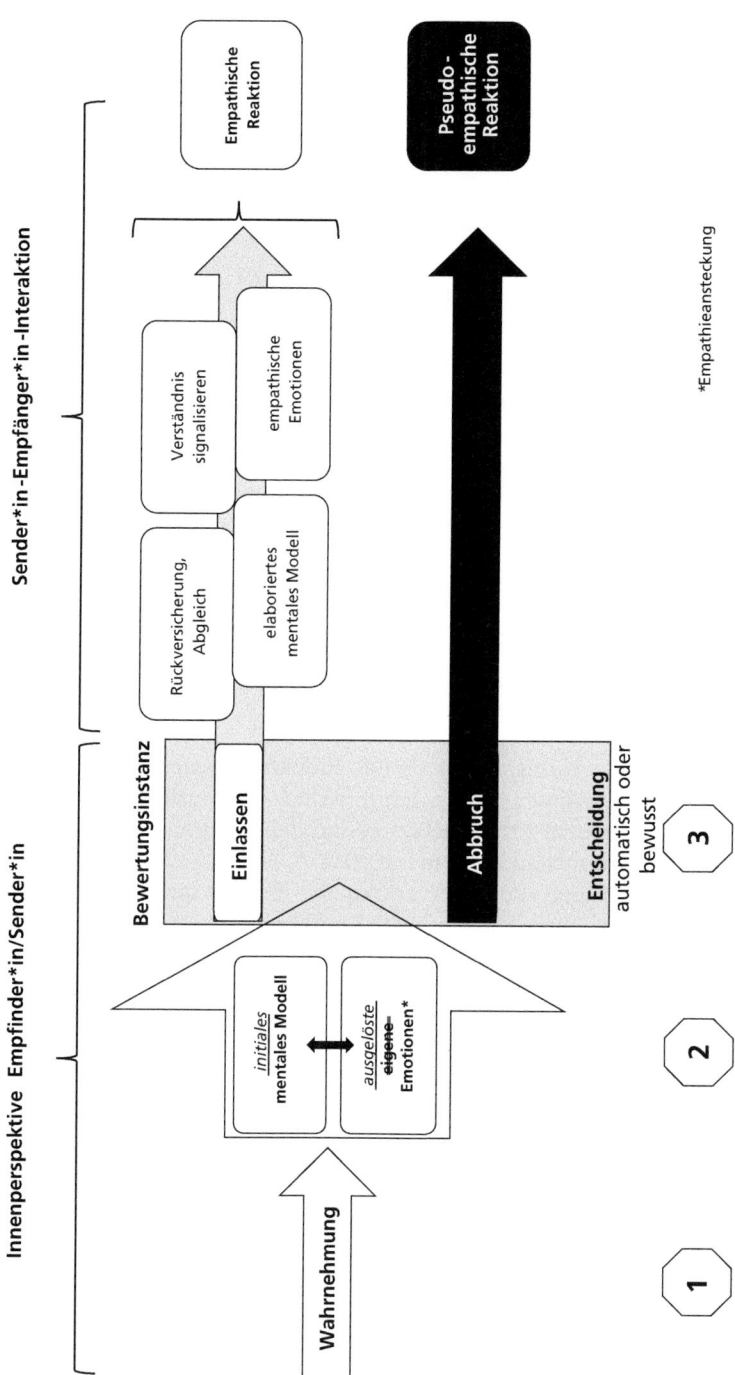

Abb. 20: Empathie-Pseudoempathie-Prozessmodell (Abbildung nach Schönefeld 2019, S. 50)

scher Kurzschluss] handelt es sich um eine Coping-Strategie, mit der der Empathieempfinder versucht, die stressreiche Situation zu bewältigen. Sie erfüllt die Funktion der Emotionsregulation, um eigene unangenehme (reaktive) Empfindungen zu beenden.« (Schönefeld & Altmann, 2021, S. 35) Bei der Person, die die Empathie empfängt, entwickelt sich das »elaborierte mentale Modell« völlig automatisch und während die empathischen Emotionen bewusst ablaufen, z. B. in Form von Perspektivübernahme oder Mitgefühl.

> **Definition Pseudo-Empathie-Prozess**
>
> Der Pseudo-Empathie-Prozess dient in emotional (über-)fordernden Situationen der eigenen Emotionsregulierung und stellt eine Coping-Strategie dar, die sich v. a. in Form des »empathischen Kurzschlusses« äußert (und bei häufiger und langanhaltender Anwendung dieser Strategie zu psychischen und physischen Störungen führen kann). Weitere Ausprägungen dieser Emotionsregulierungen können sein (M. B. Rosenberg bezeichnete sie als »Blocker«):
>
> - Beschwichtigungen
> - Bagatellisierung
> - Ratschläge
> - Berichten eigener Erlebnisse

Die negativen Auswirkungen des Pseudo-Empathie-Prozesses treten auf, wenn der Kontext, in dem dieser Prozess läuft, für die beteiligten Personen besonders wichtig und mit hohem Stresserleben verbunden ist und wenn diese Situation sehr oft auftritt (Schönefeld & Altmann 2021, S. 45).

Pflegende Angehörige oder der erkrankten Person sonst sehr nahestehende Personen sind also – bei langwierigem Krankheitsverlauf – in erhöhtem Maße den Gefahren des Pseudo-Empathie-Prozesses ausgesetzt. Das Konzept der Gewaltfreien Kommunikation bietet eine Möglichkeit, Angehörige vor diesen Gefahren zu schützen (Schönefeld & Altmann 2021).

1.12 Respekt

Schaut man sich die zahlreiche Sekundärliteratur (Leu 2009, Wilke 2008, Salomé 2006, Weckert 2014) zum Thema GfK und vor allem die zahlreichen Seminarausschreibungen an, fällt auf, dass Gewaltfreie Kommunikation häufig in Zusammenhang mit *Respekt* formuliert wird.

Rosenberg selbst hat den Begriff »Respekt« in seinem Hauptwerk (M. B. Rosenberg 2013) nur sehr selten benutzt und selbst keine Definition formuliert. Im-

1.12 Respekt

manuel Kant hat in unterschiedlicher Weise die Grundlage für den Begriff »Respekt« gelegt, indem er den »kategorischen Imperativ« formulierte: »Handle nach der Maxime, die sich selbst zugleich zum allgemeinen Gesetze machen kann.« (Kant 1977, S. 30). Dieser Imperativ fordert den Menschen auf, seine Handlungen darauf hin zu prüfen, ob das Recht des Gegenübers, des Betroffenen berücksichtigt wird. »Jemanden zu respektieren heißt also, zurückzublicken auf seine Geschichte und auf das Schicksal, das er erfahren hat, und das im Umgang mit ihm zu berücksichtigen.« (Lindner 2016, S. 169) Dieser Respekt bezieht sich sowohl auf andere Personen (bewertender oder anerkennender Respekt) als auch auf sich selbst (Selbstrespekt) (Lindner 2016, S. 170–174, Schmetkamp 2012, S. 13–18, Aschenbrenner-Wellmann 2009, S. 48ff.).

Der »anerkennende« Respekt wird grundsätzlich einer anderen Person gezollt, unabhängig von deren Verdiensten[9]; diese Form des Respektes wird auch als recognition respect bezeichnet (van Quaquebeke et al. 2007, Barkowski 2011, S. 2, Bittner 2009, S. 339). Den quasi »verdienstabhängigen« Respekt[10] beschreibt Darwall (1977) (appraisal respect). Diese Respektform erkennt die Leistungen einer bestimmten Person in besonderer Weise an und akzeptiert Statusunterschiede (Smetkamp 2012, S. 61ff.).

Recognition respect sichert dem Menschen grundsätzlich Würde zu – unabhängig von dem, was er getan oder nicht getan hat. »Menschenwürde« beschreibt Forst (2005, S. 589) als »einen Status, der Menschen als Menschen, unabhängig von ihrer spezifischen Identität zukommt. […] Diese Würde zu erkennen und anzuerkennen bedeutet, jede Person (auch sich selbst) als Wesen mit einem Recht auf Rechtfertigung all jener Handlungen zu sehen, die es in moralisch relevanter Hinsicht betreffen – und zu sehen, dass jede moralische Person zu solcher Rechtfertigung verpflichtet ist.« Darwall (2006) nennt diesen moralischen Ansatz »Standpunkt der Zweiten Person« (Second Point Standpoint). »Der Kern von beiden Aussagen, bezogen auf die Statusfrage, scheint mir folgender zu sein: Menschenwürde zu besitzen bedeutet, den Status einer Person in einer Beziehung wechselseitiger Anerkennung zu haben; wobei diese Anerkennung darin besteht, zu akzeptieren, dass man dem anderen nur das antun kann, was man vor ihm rechtfertigen kann, so wie man es von ihm für sich selbst umgekehrt fordern kann.« (Weber-Guska 2009, S. 5)

Bei der »Zweite-Person-Perspektive« handelt es sich um ein interpersonales Verhältnis, bei dem das Eine mit dem Anderen eingebunden ist. »Der Akteur wird durch einen Anderen – ein Du – mit bestimmen Ansprüchen konfrontiert und muss auf diese – und damit auf das DU – reagieren.«[11] (Schmetkamp 2008, S. 11) In diesem Augenblick reagiert der Akteur im Idealfall mit adäquatem Handeln und Verhalten: »acknowledging [the] second-personal claim he makes«

---

9 Schmetkamp (2008, S. 18) bezeichnet diesen Aspekt als »basalen Anerkennungs-Respekt«.
10 Schmetkamp (2008, S. 23) bezeichnet diesen Aspekt als »konkreten, leistungsbezogenen Wertschätzungs-Respekt«.
11 Inwieweit sich Darwall auf Martin Buber bezieht, kann in dieser Arbeit nicht weiter behandelt werden.

(Darwall 2006, S. 123). »Wichtig ist hierbei, dass dabei die richtigen Ansprüche des Anderen richtig bzw. angemessen (an-)erkannt werden.« (Schmetkamp 2008, S. 11) Dass die Ansprüche »richtig« sind oder zumindest für die andere Person nachvollziehbar, bewirkt eine Handlung. Ob dabei der »Ton«, d. h. die Sprache, Aufforderung, Äußerung eines Wunsches, immer richtig getroffen wird, ist eine andere Frage, der sich z. B. die GfK verschrieben hat.

M. B. Rosenberg (2013, S. 138) berichtet sehr eindrücklich von einer Seminarteilnehmerin, die in einer Situation, wo ein Mann gewalttätig gegen sie zu werden droht, es schaffte, trotz dieser Situation dem Mann mit Respekt begegnen. Dies tat sie, indem sie empathisch auf ihn einging und ihn in seinen Gefühlen und Bedürfnissen ansprach.

Für die Palliativbetreuung heißt dies, dass auch den ungewöhnlichsten Konstellationen (z. B. bezüglich der Familiensituation oder des »eigentümlichen« Verhaltens der Angehörigen) mit hohem Respekt begegnet werden kann: Die Menschen haben ihre Geschichten, ihre Form des Lebens und Zusammenlebens gefunden, eine Art entwickelt, miteinander umzugehen, die mir als Pflegefachkraft möglicherweise »sauer aufstößt«, die ich »unmöglich« oder »entsetzlich« finde. Respektvoll begegnen heißt, die Menschen so zu »nehmen«, wie sie sich in ihrer existenziellen Situation geben. Das Beispiel »stille Gewalt« zeigt den Versuch eines solchen respektvollen Umgangs.

Kommunikationsbeispiel (PDL = Pflegedienstleitung, MA = Mitarbeiterin)

PDL: »*Sie möchten nicht mehr bei Herrn O. eingesetzt werden? Warum, was ist passiert?*«

MA: »*Wissen Sie, wie die Leute miteinander umgehen? Grausam ... Also ich habe Herrn O. heute gesagt, dass ich ihn wohl mal erziehen muss, wie der mit seiner Frau umspringt. Wir haben keine ›Sklavenhaltung‹ mehr in Deutschland.*«

PDL: »*Wie behandelt Herr O. seine Frau aus Ihrer Sicht?*««

MA: »*Völlig respektlos ... ›Alte, hol mal dies und das!‹, ›Geh' mir bloß nicht auf die Nerven‹. Also unfassbar, wie der mit ihr spricht.*«

PDL: »*Sie sind darüber erregt und wütend?*«

MA: »*Allerdings, also bei so einem Typen will ich ganz sicher nicht arbeiten.*«

PDL: »*Ihnen ist ein höflicher, wertschätzender Ton wichtig, wenn man mit Ihnen spricht.*«

MA: »*So ist es und ich finde, dass die Ehefrau, die sich seit Jahren um ihn sehr aufopferungsvoll kümmert, auch einen wertschätzenden Umgangston erwarten darf.*«

PDL: »*Sie möchten anständig behandelt werden und wünschen sich das auch für die Ehefrau?*«

MA: »*Genau. Da muss man dem Herrn O. mal ordentlich die Meinung sagen.*«

PDL: »*Er behandelt sie auch so wie seine Ehefrau?*«

MA: »*Nein, das kann ich eigentlich nicht sagen. Er ist zu mir, na ja, normal, erträglich – da kann ich mich nicht beklagen.*«

1.12 Respekt

PDL: »*Sie setzen sich also für die Ehefrau ein, weil sie nach Ihrer Wahrnehmung nicht ›anständig‹ behandelt wird?*«
MA: »*Ja, das tue ich, weil ich diese Form der Kommunikation nicht ertragen kann.*«
PDL: »*Hat die Ehefrau Sie gebeten, in diesem Sinne aktiv zu werden?*«
MA: »*Nein, erstaunlich – sie nimmt das alles mit einem gewissen Humor und einer gewissen Großzügigkeit hin. Manchmal antwortet sie etwas ironisch, z. B., wenn er ihr wieder einen Befehl gibt, sagt sie: ›Natürlich mein Herr, wie Sie wünschen!‹ Und dann lachen beide …*«
PDL: »*Sie sagten vorhin, Herr O. habe keinen Respekt vor seiner Frau … oder so ähnlich. Seine Frau vermisst auch den Respekt?*«
MA: »*Das weiß ich nicht, hat sie mir jedenfalls nie gesagt.*«

Die Ehefrau, so scheint es, hat den »Standpunkt der 2. Person« verstanden. Sie bewertet ihren Ehemann und dessen hier geschildertes Verhalten nicht, sondern »nimmt ihn so, wie er ist«. Die Mitarbeiterin hingegen, die sich weigerte, weiterhin bei diesem Klienten zu arbeiten, bewertet Herrn Os. Verhalten und reagiert mit Ablehnung bzw. mit – in diesem Fall – einer Anmaßung: »Ich glaube, ich muss den mal erziehen!«

Mit Worten der Gewaltfreien Kommunikation hätte die Mitarbeiterin vielleicht so reagieren können, wobei eben geklärt werden muss, ob die Mitarbeiterin überhaupt dazu »befugt« ist, sich in die Kommunikation eines Ehepaares einzuklinken.

»*Herr O., Sie erwarten eine Menge von Ihrer Frau und fordern sie die ganze Zeit enorm (Beobachtung). Die Art, wie Sie mit ihr sprechen, macht mich traurig, nein, fast sogar wütend, weil mir wichtig ist, dass Menschen miteinander wertschätzend umgehen. Könnten Sie versuchen, Ihre Wertschätzung auch in Ihrer Ausdrucksweise zu zeigen?*«

Diese Beispiel zeigt allgemeine Beobachtungen, die Herr O. so oder anders interpretieren kann; es wird von Gefühlen gesprochen, aber die Bitte kann der Klient kaum erfüllen: Was genau ist mit »Wertschätzung« gemeint? So wenig wie der Begriff »Wertschätzung« ein Gefühl benennt, genauso wenig ist er als Inhalt einer »Bitte« zu benutzen.

»*Herr O., Sie haben Ihre Frau in der letzten Stunde fünfmal gerufen und um Hilfe gebeten. (Beobachtung) Sie haben gesagt: ›Los, mach schnell, blöde Kuh, bring mir Kaffee!‹ Wenn ich Sie so reden höre, werde ich traurig und fast wütend, weil mir wichtig ist, dass Menschen miteinander freundlich kommunizieren. Könnten Sie versuchen, Ihre Frau mal mit dem Wort ›bitte‹ um einen Gefallen zu bitten und sich bei ihr auch zu bedanken?*«

1 Das Konzept der »Gewaltfreien Kommunikation«

Wichtige Ausführungen zum Thema »Respekt« finden sich in dem Video von Friedmann & Bratu, während das Video der bpb eine kurze Definition eher für jüngere Menschen darstellt.

Video: Respekt

DW Deutsch (2019, 7. Dezember): Auf ein Wort…Respekt | DW Deutsch [YouTube] (https://www.youtube.com/watch?app=desktop&v=oXMXsObyPCo, Zugriff am: 18.02.2021)
In diesem Video geht es im Wesentlichen um die Frage, ob man sich Respekt verdienen kann.

Video: Respekt 2

Bundeszentrale für politische Bildung (2012, 27. August): Ahnungslos - Was ist eigentlich Respekt? [YouTube] (https://www.youtube.com/watch?app=desktop&v=Ak-eTNquCbg, Zugriff am: 18.02.2021)

1.13 Konflikt

Jeder weiß, was ein Konflikt ist. Und doch lohnt es sich, sich mit diesem Thema etwas ausführlicher zu beschäftigen.

1.13.1 Konfliktmodell nach Galtung

Ein Konflikt beinhaltet normalerweise drei Anteile (nach Galtung 2007):

- zwei (oder mehr) Parteien zeigen ein widerstreitendes, gegensätzliches, scheinbar unvereinbares Verhalten (Konkurrenz, verbale und physische Angriffe, Nichtbeachten des Anderen, Kommunikationsverweigerung),
- die Parteien verfolgen unterschiedliche Ziele und Interessen,
- die Parteien haben unterschiedliche Ideen dazu, wer oder was der Grund für den Konflikt sein könnte (Vorurteile, Feindbilder etc.).

Diese Konstellation ist offensichtlich oder unsichtbar, manifest oder latent (vgl. Montada & Kals 2007, S. 90). Die unterschiedlichen Anteile verstärken sich in jede Richtung, was die Pfeile und das Plus-Zeichen in der Abbildung verdeutlichen sollen (▶ Abb. 21).

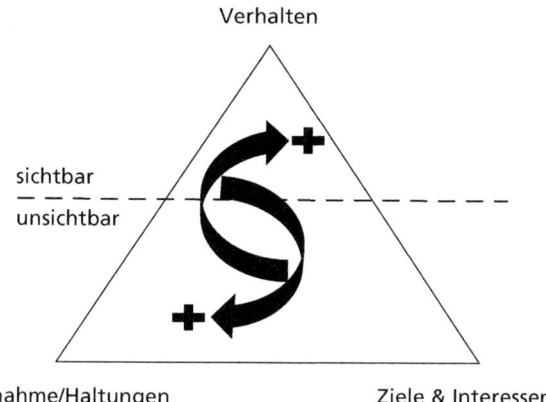

Abb. 21: Konfliktmodell (nach Galtung 2007, eigene Darstellung)

1.13.2 Konfliktarten

Die drei benannten Anteile sind allen Konfliktarten gemein: Sachkonflikte, Konflikte wegen (Glaubens-)Überzeugungen, Wertungen und Interessen, wegen unterschiedlicher Wertorientierungen, wegen unterschiedlicher Auslegung von präskriptiven Normen und nicht zuletzt den Beziehungskonflikten (Montada & Kals 2007, S. 81f.).

Davon zu unterscheiden sind eher die »sozialen Konflikte«, die entweder dadurch entstehen, dass eine Person etwas möchte, aber nicht die Möglichkeiten oder Fähigkeiten dazu hat, das Ziel zu erreichen (*Zielkonflikt*) oder aber *Entscheidungskonflikte*, weil eine Person oder Gruppe sich nicht für eine der Möglichkeiten entscheiden kann. Auch »intrapsychische Konflikte« sind – gerade in der Palliativbetreuung – nicht selten und bekommen mit dem Konzept der Selbstempathie ein Lösungsangebot.

In der Palliativpflege zeigen sich spezielle Konflikte, wie Marquardt et al. (2018) herausarbeiten. Die folgende Abbildung (▶ Abb. 22) lässt erkennen, dass die Klient*innen »das Verhalten der Pflegenden als konfliktursächlich« empfinden (Marquardt et al. 2018, S. 111). U. a. beschreiben die Autor*innen, dass die Klient*innen eine übertone Freundlichkeit erleben (die sie offenbar als unehrlich wahrnehmen): »Wenn das nur höflich ist, haben die allermeisten Schwestern eine leicht angehobene Stimme.« (Marquardt et al. 2018, S. 112)

Die Untersuchungsergebnisse zeigen, dass die Mitarbeitenden in der Palliativbetreuung sehr hohen kommunikativen Ansprüchen gerecht werden müssen: Klient*innen und deren An-/Zugehörige sind in einer einmaligen, extrem belastenden, existentiell bedrohlichen Situation: Sie haben ganz praktische Sorgen (Wovon soll meine Familie leben, wenn ich kein Geld mehr nach Hause bringe? Kommt mein Mann allein zurecht, wenn ich mal nicht mehr bin?) bis hin zu Ängsten vor Schmerzen, Einsamkeit oder der Endlichkeit. (vgl. z. B. auch Krohwinkel 2013, Feichtner 2020)

1 Das Konzept der »Gewaltfreien Kommunikation«

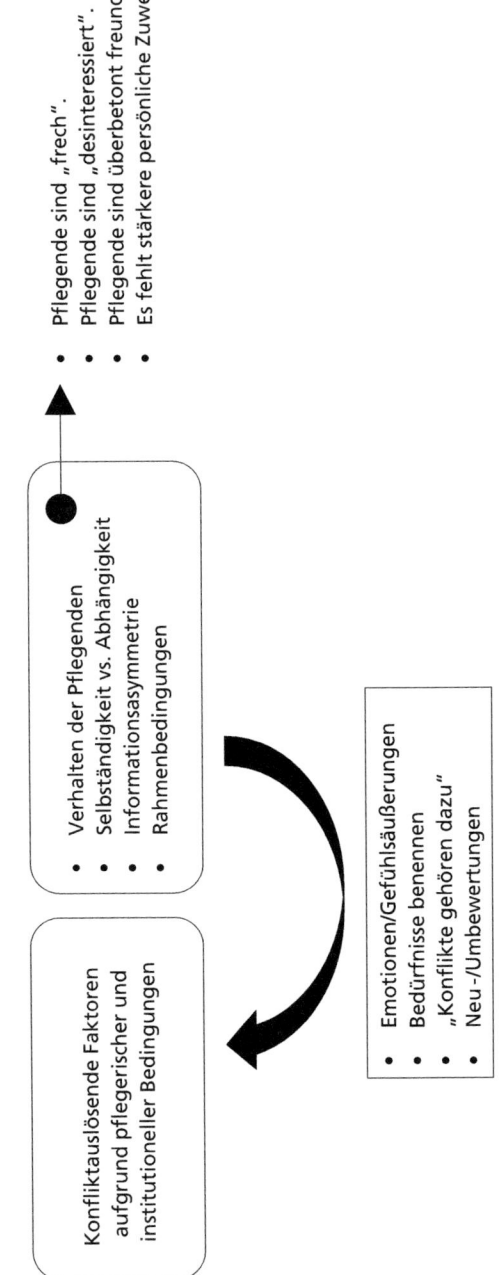

Abb. 22: Konflikte in der Palliativbetreuung (nach Marquardt et al. 2018, eigene Darstellung)

1.13.3 Konfliktstufen

Konflikte können mehr oder weniger eskalieren. Glasl (2013, 2017) hat dazu ein Stufenmodell entwickelt, welches mit der »leichtesten« Stufe »Verhärtung« bis zur Stufe 9 »gemeinsam in den Abgrund« die Eskalationen zu beschreiben versucht (▶ Abb. 23).

In der Stufe [1] verhärten sich die Standpunkte, die Gesprächspartner*innen sind mal ablehnend, mal kooperativ, es bewegt sich nur wenig; diese Situation verstärkt sich durch immer härter werdende, noch unflexiblere Standpunkte, die oft polemisch vorgetragen werden [2] – Gefühle, Bedürfnisse sind sprunghaft. Da Gespräch und Diskussion offenbar nichts erreichen, beginnt jede Person einfach die Handlungen umzusetzen, die sie befürwortet, ohne auf die andere Person Rücksicht zu nehmen [3]. In diesen ersten drei Stufen ist eine Einigung noch i. S. einer Win-win-Lösung möglich.

Wenn die Situation weiter eskaliert und die Parteien darauf bedacht sind, sich selbst in ein sehr gutes Licht zu rücken, die Gegenseite aber schlechtzumachen und sie für unfähig zu halten [4], steht das eigene Image im Vordergrund und wird durch Angriffe auf die andere Person [5] zu schützen gesucht. Häufig werden dazu dann Drohstrategien und Erpressungen eingesetzt. In diesen Stufen kann es nur eine Win-lose-Lösung geben, in der die beteiligten Seiten davon ausgehen, dass nur *eine* Seite gewinnen kann.

In den Stufen [7] bis [9] schaukelt sich das Aggressions- und Vernichtungspotential auf. Den Parteien geht es nur darum, die Gegenseite zu »vernichten«, selbst auf die Gefahr hin, selbst unterzugehen. Eine positive Einigung ist hier nicht möglich, beide Parteien verlieren (Lose-lose-Lösung). Die genauere Bestimmung der Eskalationsstufen wurde – für psychologische Forschungen – mit dem »Inventar der Konflikteskalation in der Arbeitswelt« (IKEAr) ermöglicht (Kolodej 2015). Nicht jede beteiligte Person befindet sich während des Konfliktes auf der gleichen Konfliktebene, was zur weiteren Erschwerung der Befriedigung des Konfliktes beiträgt.

Glasl (2017, S. 90) beschreibt, dass in den verschiedenen Phasen des Konfliktes Selbstheilungspotenziale entwickelt werden können, die in der niedrigsten Stufe dazu führen, dass die Parteien gefordert oder herausgefordert werden. Ab einem bestimmten Punkt aber [etwa Stufe 5] sind die Menschen überfordert und dann können die Selbstheilungspotentiale nicht mehr abgerufen werden und sind nicht mehr wirksam bzw. die Personen ziehen sich in sich zurück (»sich verweigern ist die schlimmste Form der Aggression«) bzw. verankern sich – bei länger anhaltenden Konflikten – die Verletzungen und Schädigungen tief in das individuelle Unbewusste.

Es leuchtet unmittelbar ein, dass die Behebung eines Konfliktes umso leichter ist, desto »früher« damit begonnen wird: in den drei Stufen, die nach Glasl (2017) noch die Chance einer »Win-win-Lösung« ermöglichen. Aus der Praxis der Mediation ist aber in allen Eskalationsstufen die Berücksichtigung von Gefühlen und Bedürfnissen essentiell, auch bei »harten« Geschäftsmännern, die eigentlich dazu erzogen und es daher gewohnt sind – geprägt durch die heteronormative Gestaltung unserer Gesellschaft, in der ein Mann nicht weint und keine

1 Das Konzept der »Gewaltfreien Kommunikation«

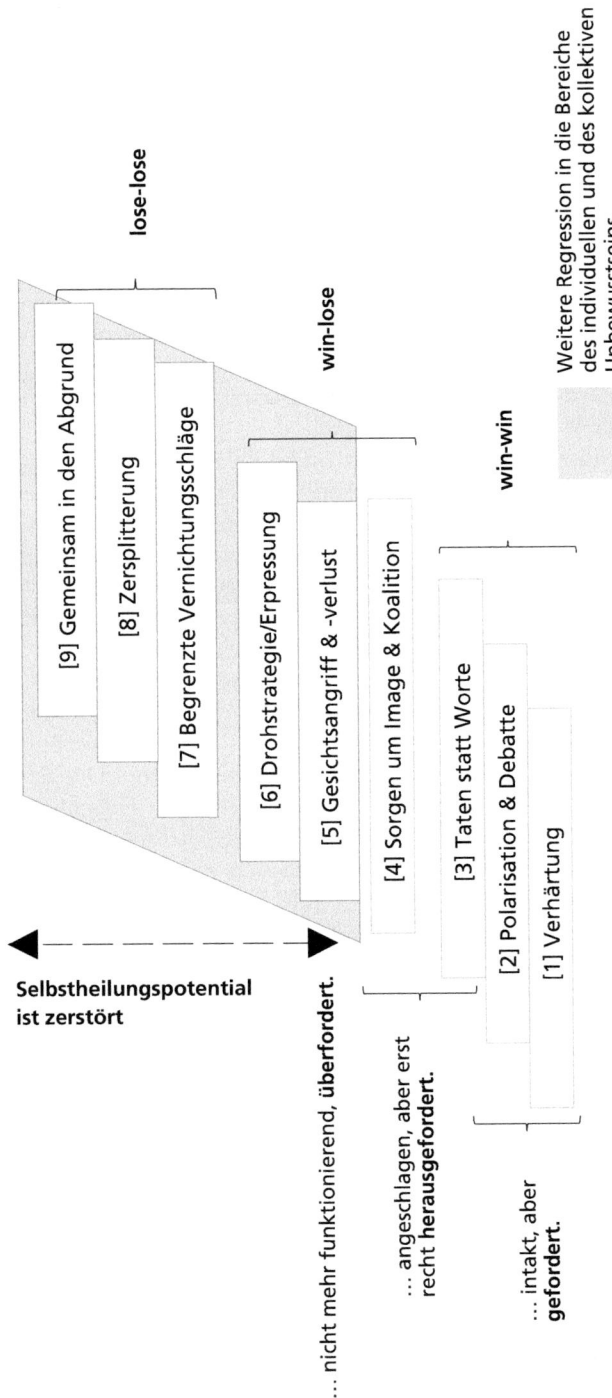

Abb. 23: Konflikteskalationsstufen (nach Glasl 2017, eigene Darstellung)

Gefühle zeigt – gerade in hochstrittigen Konflikten Härte und Dominanz zu zeigen.

Gewaltfreie Kommunikation ist in den Stufen [1] bis [3] sicher besonders effektiv, ab der Stufe [4] ist allerdings hohe Moderationskompetenz gefragt, um die streitenden Parteien im ersten Schritt dazu zu bekommen, dass sie ihre Beobachtungen ohne Bewertungen und Vorwürfe formulieren. Hier hat es sich – in der Praxis der Mediation, die auf der Basis von GfK geplant wird – bewährt, zunächst die einzelnen Parteien zu einem Gespräch zu bitten und die jeweiligen GfK-Schritte getrennt zu durchlaufen, damit die Parteien ihre »Wolfsshow« machen können und so frei werden, sich auf die »objektiven« Beobachtungen, Gefühle und Bedürfnisse zu konzentrieren, die dann – in weiteren Folgeterminen – mit allen Beteiligten bearbeitet werden.

Eine kurze Erläuterung zu den Konfliktstufen bietet das Video »Die 9 Eskalationsstufen«, während das Video »Friedrich Glasl über Konflikte, ihre Entstehung und ihre Bearbeitung« den Konfliktforscher selbst darstellt. Er berichtet über seine Forschungen.

> **Video: Die 9 Eskalationsstufen**
>
> Eine kurze ergänzende Darstellung zu den Konfliktstufen zeigt das Video »9 Eskalationsstufen«.
>
> Smart Leadership (2020, 26. Juni): Die 9 Eskalationsstufen nach Friedrich Glasl – Konfliktanalyse [YouTube] (https://www.youtube.com/watch?v=PI1xiMW6etk&list=PLDl1wOYXQkPSYnb2CBhYXTVhgh5ZTYzfp, Zugriff am: 18.02.2021)

> **Video: Eskalationsstufen 2**
>
> Friedrich Glasl in einem bemerkenswerten Interview, in dem er berichtet, wie er auf die Eskalationsstufen gekommen ist.
>
> managerSeminare Verlags GmbH (2017, 3. Februar): Friedrich Glasl über Konflikte, ihre Entstehung und ihre Bearbeitung [YouTube] (https://www.youtube.com/watch?v=00MtNM8EFL0, Zugriff am: 18.02.2021)

1.13.4 Konfliktlandkarte

Es ist – gerade bei Team- und/oder Gruppenkonflikten – manchmal hilfreich, eine Konfliktlandkarte zu erstellen, aus der die Konstellationen der beteiligten Personen und deren Verhältnis zueinander deutlich hervorgehen. Die Methode ist aus der Genogramm-Arbeit bekannt, die in vielen ambulanten und stationären Pflegeeinrichtungen bereits zum Einsatz kommt.

1 Das Konzept der »Gewaltfreien Kommunikation«

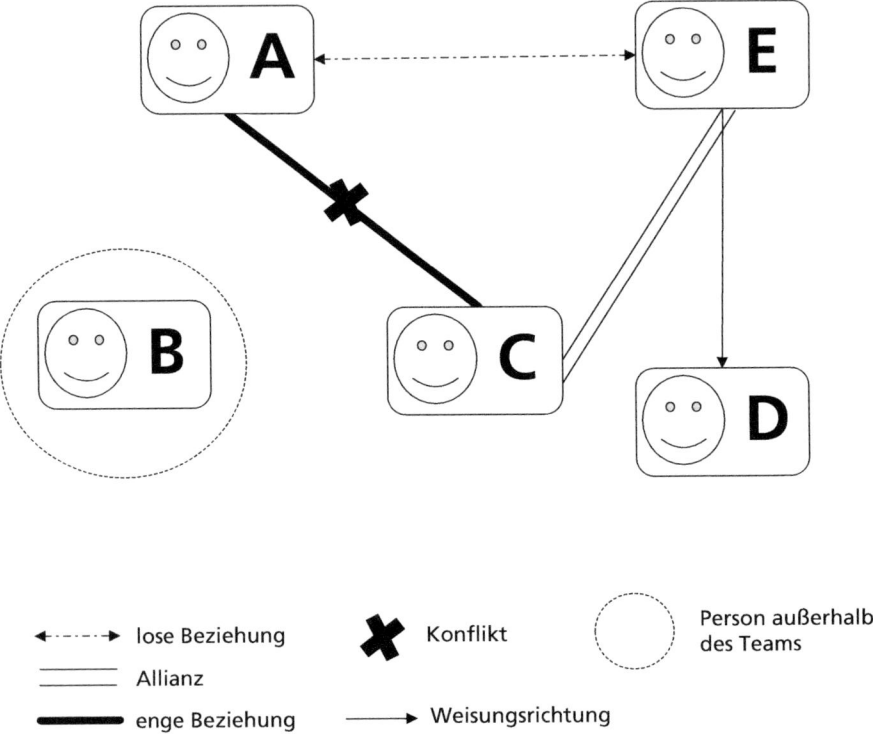

Abb. 24: Konfliktlandkarte (eigene Darstellung)

Die Konfliktlandkarte leistet gute Dienste, wenn z. B. Theolog*innen häufige und längerfristige seelsorgerliche Gespräche mit den Klient*innen führen und die Konfliktparteien eine Lösung suchen, die nicht »mal eben« gefunden werden kann.

2 Gefühls- und Bedürfnis-Analphabetismus

Im täglichen Umgang miteinander, aber noch mehr in den Seminaren und Kursen zur Gewaltfreien Kommunikation, fällt auf, dass unser Wortschatz sehr klein ist, wenn es darum geht, Gefühle und Bedürfnisse zu benennen. Ich nenne das *Gefühls- und Bedürfnis-Analphabetismus*, weil wir verlernt haben, unsere Gefühle zu benennen (häufig auch, sie zu zeigen!) und so verarmt die zwischenmenschliche Kommunikation: Es fehlen uns die Worte, es fehlt uns der Mut, zu unseren Gefühlen zu stehen und unsere Bedürfnisse zu benennen.

In einer Welt, in der Fakten und Rationalismus betont und Menschen, die über Gefühle reden, als »Weicheier« bezeichnet werden (insbesondere dann, wenn Männer über Gefühle reden!), müssen wir die Begriffe und deren Bedeutung wie Vokabeln lernen und trainieren. Nahezu jedes Buch über Gewaltfreie Kommunikation veröffentlicht auch Listen, die Gefühle und Bedürfnisse aufzählen. In GfK-Seminaren haben die Teilnehmenden die Listen immer bei sich, damit sie auch das »richtige Gefühl« benennen können.

Machen Sie ein Experiment mit sich selbst: Nehmen Sie ein Blatt Papier und beantworten Sie die Frage: »Wie fühle ich mich jetzt?« Schreiben Sie spontan drei Begriffe auf. Machen Sie das gleiche Experiment, indem Sie die Frage beantworten: »Was brauche ich jetzt, welches Bedürfnis will ich mir jetzt erfüllen?« Ich bin ziemlich sicher, dass Sie dieses Experiment nicht »mal eben so« abgearbeitet haben und vielleicht in diesem Buch nach »Gefühls- und Bedürfnislisten« gesucht haben. Es ist allerdings immer wieder erstaunlich und macht Mut, dass im Gespräch miteinander das – für die Person selbst – »richtige« Wort gefunden wird.

Kommunikationsbeispiel (PFK = Pflegefachkraft, K = Klient*in)

PFK: *»Sie sind traurig, weil ...?«*
K: *»Nein, das nicht, ich bin eher wütend ...«*

Wenn im Gespräch die eine Person ein Wort vorschlägt, von dem sie annimmt, dass es das Gefühl oder Bedürfnis der anderen Person trefflich widerspiegelt, korrigiert die andere Person dieses Wort, wenn sie das Gefühl hat, dass ein anderes Wort besser passt. Und dieses gemeinsame Ringen um den richtigen Begriff führt zu einer emotionalen Verbindung zwischen den Sprechenden, das Ringen um die richtige Deutung der Situation zeigt den Klient*innen, dass die Pflegefachkraft (oder jede andere Person) ehrlich daran interessiert ist, herauszufinden, welches Gefühl der Gesprächsperson innewohnt oder welches Bedürfnis ungestillt ist.

2 Gefühls- und Bedürfnis-Analphabetismus

Die folgenden Abbildungen zeigen nicht nur die Vielzahl der Gefühlsbegriffe, sondern versuchen auch zu verdeutlichen, dass die Intensität eines Gefühls mit unterschiedlichen Worten beschrieben werden kann (▶ Abb. 25 bis ▶ Abb. 39).

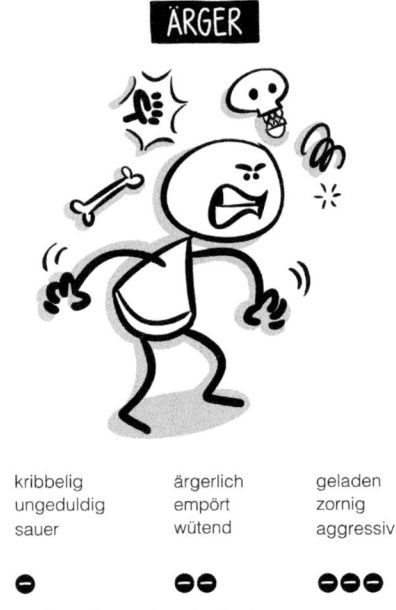

Abb. 25: Begriffe für Ärger (© Jai Wanigesinghe)

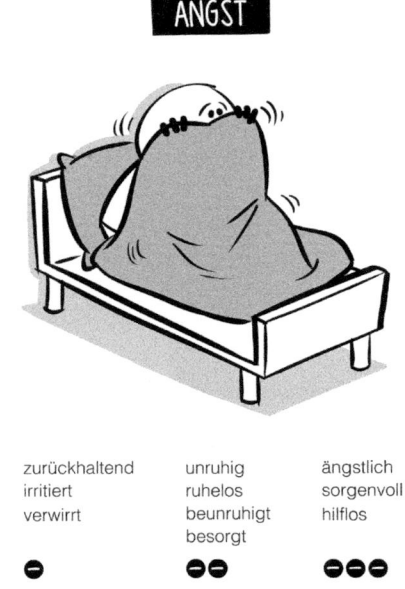

Abb. 26: Begriffe für Angst (© Jai Wanigesinghe)

2 Gefühls- und Bedürfnis-Analphabetismus

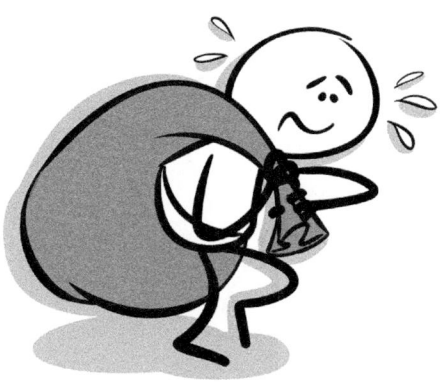

gelangweilt	ermüdet	überlastet
lustlos	erschöpft	ausgelaugt
müde	erschlagen	ausgebrannt
●	●●	●●●

Abb. 27: Begriffe für Anstrengung (© Jai Wanigesinghe)

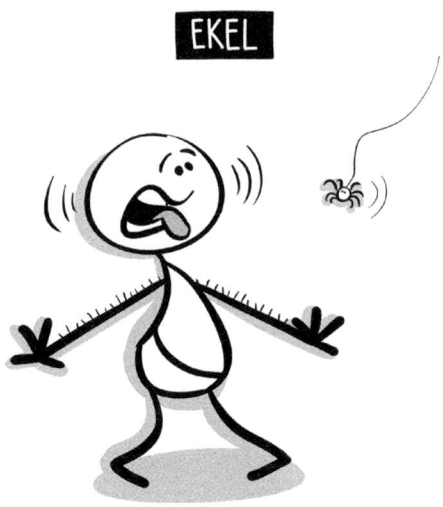

| widerwillig | angeekelt |
| ● | ●●● |

Abb. 28: Begriffe für Ekel (© Jai Wanigesinghe)

2 Gefühls- und Bedürfnis-Analphabetismus

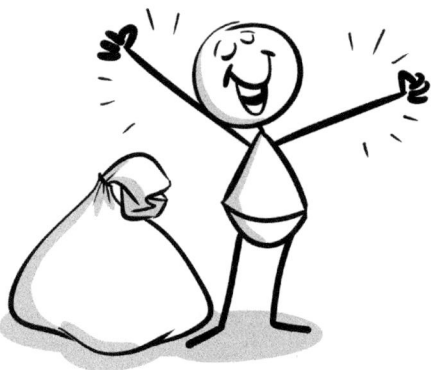

ausgeglichen	ruhig	erleichtert
zuversichtlich	still	entlastet
gelassen	erfrischt	befreit
beruhigt	entspannt	dankbar
➕	➕➕	➕➕➕

Abb. 29: Begriffe für Entlastung (© Jai Wanigesinghe)

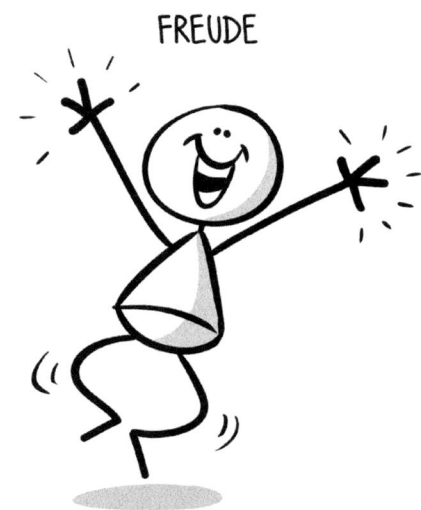

locker	erfreut	vergnügt
gut gelaunt	froh	freudig
munter	aufgedreht	glücklich
zufrieden	fröhlich	
➕	➕➕	➕➕➕

Abb. 30: Begriffe für Freude (© Jai Wanigesinghe)

2 Gefühls- und Bedürfnis-Analphabetismus

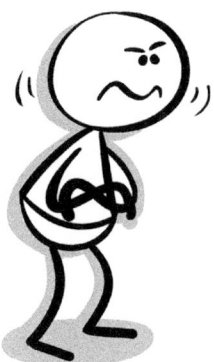

frustriert	ernüchtert	unglücklich
unzufrieden	blockiert	neidisch
●	●●	●●●

Abb. 31: Begriffe für Frustration (© Jai Wanigesinghe)

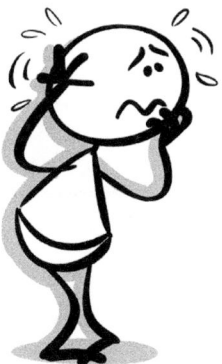

nervös	angespannt	alarmiert
aufgeregt	unter Druck	
●	●●	●●●

Abb. 32: Begriffe für Furcht (© Jai Wanigesinghe)

LIEBE

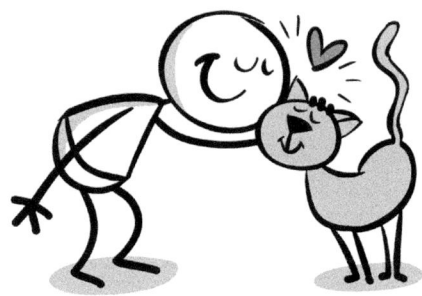

bewegt	gerührt	enthusiastisch
berührt	ergriffen	voller Liebe sein
	verliebt	überwältigt
✚	✚✚	✚✚✚

Abb. 33: Begriffe für Liebe (© Jai Wanigesinghe)

MOTIVATION

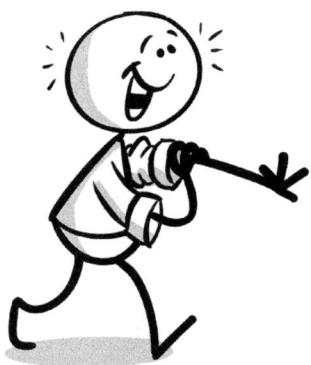

angeregt	engagiert	kraftvoll
belebt	motiviert	fasziniert
beschwingt	lebendig	begeistert
inspiriert		
✚	✚✚	✚✚✚

Abb. 34: Begriffe für Motivation (© Jai Wanigesinghe)

2 Gefühls- und Bedürfnis-Analphabetismus

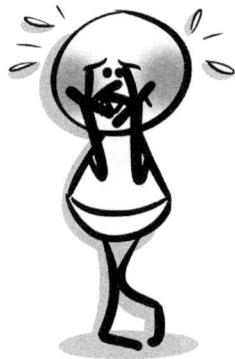

betroffen	schüchtern	deprimiert
hin & hergerissen		gehemmt
verlegen		
●	●●	●●●

Abb. 35: Begriffe für Scham (© Jai Wanigesinghe)

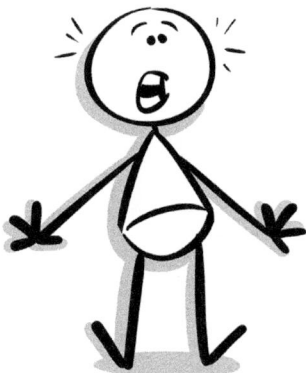

verwundert	sprachlos	gelähmt
zögerlich	schockiert	mutlos
perplex		erstarrt
		in Panik
●	●●	●●●

Abb. 36: Begriffe für Schreck (© Jai Wanigesinghe)

2 Gefühls- und Bedürfnis-Analphabetismus

STOLZ

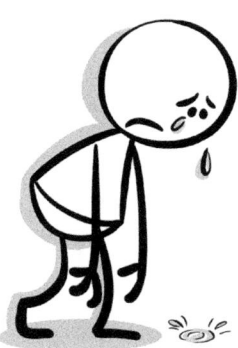

sicher	optimistisch	selbstzufrieden
ermutigt	selbstsicher	entschlossen
eifrig	mutig	

   ➕   ➕➕   ➕➕➕

Abb. 37: Begriffe für Stolz (© Jai Wanigesinghe)

TRAUER

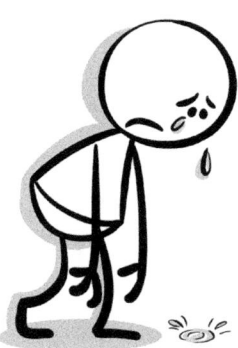

nieder-geschlagen	bedrückt	bestürzt
	teilnahmslos	einsam
	traurig	verzweifelt
		erschüttert

   ➖   ➖➖   ➖➖➖

Abb. 38: Begriffe für Trauer (© Jai Wanigesinghe)

ÜBERRASCHUNG

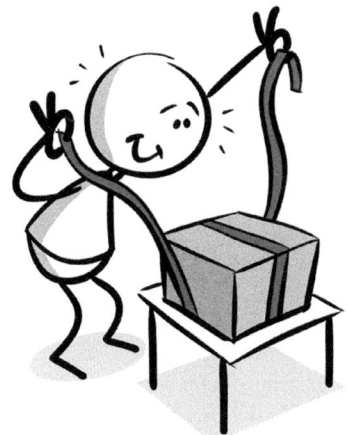

neugierig	erwartungsvoll	gespannt
überrascht	hoffnungsvoll	gefesselt
	erstaunt	

➕　　　➕➕　　　➕➕➕

Abb. 39: Begriffe für Überraschung (© Jai Wanigesinghe)

3 Warum Gewaltfreie Kommunikation häufig nicht gelingt

In GfK-Kreisen wird nicht so gerne über die Grenzen des Konzeptes gesprochen, aber meine anfängliche (und nach wie vor bestehende) Begeisterung für dieses Konzept wurde doch häufiger auf die Probe gestellt, als ich anfänglich wahrhaben wollte. Meine (etwas naive) Vorstellung war: Wenn ich meine Gefühle und Bedürfnisse benenne, wird mein Gegenüber diese Geste aufgreifen und alles wird gut. Leider stimmt das nicht! Der »empathische Kurzschluss« (▶ Abb. 18) ist sicher der häufigste Grund, warum GfK nicht gelingt. Aber es gibt weitere Gründe, die ich benennen will (und vermutlich ist die Liste nicht vollständig!).

3.1 Affektlogik oder der »emotionale Rucksack«

In der Theorie erscheint das Kommunikationsmodell von M. B. Rosenberg einfach und geradezu ideal für »schwierige Konfliktsituationen«. Aber in der Praxis zeigt sich, dass auch dieses Konzept Grenzen hat. Diese Grenzen liegen einerseits in den handelnden Personen und andererseits in der Tatsache, dass Fühlen und Denken nicht einfach zu trennen sind.

M. B. Rosenberg legt Wert darauf, dass im Gespräch das Gefühl benannt wird, das ja immer Ausdruck eines (nicht) erfüllten Bedürfnisses ist. Ich habe »Hunger« – dieses Gefühl zeigt mir, dass ich heute noch gar nichts gegessen habe. Dieses banale Beispiel zeigt die enge Verknüpfung von Fühlen und Denken. Die *Affektlogik* beschäftigt sich genau mit diesen Verknüpfungen: Emotionen »regulieren sowohl die Wahrnehmung [...] wie auch das Gedächtnis und das Denken. Bewusste oder unbewusste affektive Gestimmtheiten steuern das [...] [individuelle] Denken [...]. Ihre Schalt- und Filterwirkungen führen zur Entstehung von persönlichkeits-, gruppen- und kulturspezifischen affektiv-kognitiven Eigenwelten (oder ›Mentalitäten‹, ›Ideologien‹), die von bestimmten Leitaffekten organisiert sind und sich laufend selbst bestätigen und befestigen.« (Ciompi & Endert 2011, S. 13) Unsere heutige (deutsche?) Kultur ist geprägt vom »gefühlsfeindlichen Paradigma« (Ciompi & Endert 2011, S. 246) und so haben viele Menschen das Problem, ein Gefühl gar nicht definieren oder benennen zu können bzw. sind sie nicht in der Lage, ein Bedürfnis zu erkennen. Sie sind schlicht überfordert mit der Rosenbergschen Aufforderung, genau diese emotional-geistige Leistung zu erbringen.

3.1 Affektlogik oder der »emotionale Rucksack«

»Gefühle oder Affekte sind ›ganzheitlich-seelische Zustände‹ mit bestimmten verhaltensregulierenden Funktionen und energetischer Wirkung, während es sich beim Denken und allen dem Denken zugeordneten kognitiven Funktionen wie Wahrnehmung, Aufmerksamkeit und Gedächtnis primär um etwas ganz anderes handelt: nämlich um die Fähigkeit, Unterscheidungen [...] zu treffen und diese Unterschiede dann mental weiterzuverarbeiten [...].« (Ciompi & Endert 2011, S. 22f.)

Die Wahrnehmung einer Situation basiert also auf der Kombination von Denken und Fühlen. Denken »funktioniert somit ganz ähnlich wie ein [...] Computer mit einem klaren Ja-Nein-Prinzip« (Ciompi & Endert 2011, S. 23), während die Emotionen oder Affekte die emotionale »Färbung« oder Bedeutung der Situation ermöglichen.

Diese wenigen Hinweise mögen genügen, um zu verstehen, warum Menschen so reagieren, wie sie reagieren: Die Verknüpfung von Emotionen und Gedanken bildet die wahrgenommene Situation für eine Person möglicherweise völlig anders ab, als für den*die Gesprächspartner*in. Wir verbinden Erinnerungen mit Gefühlen, Orte mit schlechten Erinnerungen und unsere Eltern möglicherweise auch mit eher negativen Gefühlen. Diese Verknüpfungen werden fast reflexartig wieder »abgerufen«, wenn wir in eine ähnliche Situation geraten (ausführlich dazu auch wieder Ciompi & Endert 2011). Wir tragen also einen »emotionalen Rucksack« (Dittmar 2018) mit uns herum, der uns hin und wieder daran hindert, in den Augen der anderen »vernünftig« zu reagieren und oftmals wissen wir gar nicht, was sich so alles in den Tiefen unseres Rucksackes verbirgt.

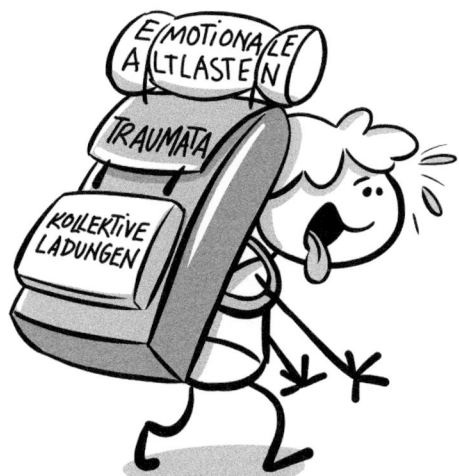

Abb. 40: »Der emotionale Rucksack« (© Jai Wanigesinghe)

Eine wunderbare und ausführliche Erläuterung zu dem »emotionalen Rucksack« findet sich in dem folgenden Video.

> **Video: Der »emotionale Rucksack«**
>
> LitLounge.tv (2018, 28. Juni): Der emotionale Rucksack | Vivian Dittmar | LitLounge.tv [YouTube] (https://www.youtube.com/watch?app=desktop&v=6AVtyFNOkxU, Zugriff am: 19.02.2021)

3.2 Mangelnde Empathiefähigkeit

Es gibt Menschen, denen fehlt jede Empathiefähigkeit. Ihnen ist es entweder mehr oder weniger gleichgültig, dass ihre Mitmenschen, Arbeitskolleg*innen oder Nachbarn Gefühle haben und diese von ihnen mit Füßen getreten sehen oder aber sie merken gar nicht, dass jemand Drittes Gefühle äußert und Bedürfnisse (oft verklausuliert) benennt. Sie wirken wie »kalte Fische«, reagieren möglicherweise sogar auf Gefühlsausbrüche von Kolleg*innen irritiert und ratlos oder herrschen die entsprechende Person an, sie solle sich mal zusammenreißen, man sei ja hier nicht im Kindergarten. Wir bezeichnen diese Menschen häufig als »narzisstisch« oder etikettieren sie mit dem Begriff »Borderline«. Ohne hier zu pathologisieren, soll aber darauf aufmerksam gemacht werden, dass diese so beschriebenen Menschen mit der Gewaltfreien Kommunikation häufig nicht erreicht werden (können) und dieses Konzept an seine Grenzen stoßen kann.

3.3 Hörfilter

In eine ähnliche Richtung, wie die Idee des »emotionalen Rucksacks«, zielt die Idee der »Hörfilter«. Wichtiger Aspekt gelingender Kommunikation ist die »respektvolle und einfühlsame Aufmerksamkeit« (M. B. Rosenberg 2013, S. 140), die ich auch jemandem entgegenbringe, der sich möglicherweise gerade unfair oder verletzend mir gegenüber verhält. Warum klappt das so oft nicht mit dieser Aufmerksamkeit, und zwar in stressigen Situationen noch schlechter als in einem »normalen« Gespräch? Was hindert Menschen daran, einander zuzuhören und wirklich zu verstehen, was der Andere sagt und meint? Wie zollen wir uns gegenseitig Respekt, wenn wir einander nicht zuhören (können)? Auch wenn M. B. Rosenberg den Begriff Respekt selbst nicht definiert hat (Neander 2016), durchzieht sein Werk gleichwohl dieser Aspekt der Kommunikation.

Wer professionell kommunizieren will, muss sich darüber Gedanken machen, wie das Gesagte bei dem Anderen »angekommen« ist. Pflegende, Mediziner*innen, Theolog*innen leben von einem lebendigen Austausch und insbesondere von der Fähigkeit der »Profis«, sich so zu artikulieren, dass die Klient*innen dies auch »hören«. Die Frage lautet, ob es mir überhaupt möglich ist, so zuzuhören, dass ich alles erfasse, was mir gesagt wird.

Der Tübinger Medienwissenschaftler Berhard Pörksen hat dazu faszinierende Überlegungen vorgelegt (Pörksen 2016), die aus meiner Sicht elementar für jedwede Kommunikation sind, besonders aber für die Gewaltfreie Kommunikation. Pörksen beschreibt das Ich- und das Du-Ohr und legt mit diesem Konzept offen, warum Kommunikation häufig nicht gelingt: Wir nutzen nicht das Du-Ohr!

Als ich erstmalig mit dem Konzept der Gewaltfreien Kommunikation in Kontakt kam, faszinierte mich die Aufforderung, nur das zu benennen, was ich beobachte. Ähnlich einem Foto oder einer Tonaufnahme, die keine Gefühle und Bewertungen »transportieren« können, soll ich das, was mich stört, so wertfrei wie irgend möglich benennen. Das ist wahrlich schwer. Ich kann dieser Aufforderung leichter folgen, wenn ich ein »Bild« beschreibe: »Ich habe gesehen, dass deine Stiefel im Flur liegen!« Eine Beobachtung neutral zu formulieren ist einfacher, als etwas, das ich hörte: »Du hast gesagt: Klaus, du bist zu spät!« Hat mein Gegenüber den Ausdruck »zu spät« benutzt oder habe ich nur herausgehört, dass er mich für unzuverlässig hält?

Friedemann Schulz von Thun hat sich ausführlich mit unterschiedlichen »Ohren« als empfangende Kommunikationskanäle beschäftigt. Ende der 70er Jahre definierten Wissenschaftler*innen die Kommunikation noch vorwiegend mit Begrifflichkeiten der Übertragungstechnik (Sender – Nachricht – Empfänger). Schulz von Thun beschrieb sein berühmtes »Kommunikationsquadrat« mit den vier Seiten einer Nachricht. Heute differenziert er mit dem Modell vier »Schnäbel«, mit denen wir sprechen, und vier »Ohren«, mit denen wir hören (Pörksen & Schulz von Thun 2016). Nahezu jede Person, die sich auch nur andeutungsweise mit Kommunikation beschäftigt, kennt das Modell (▶ Abb. 41).

Es macht deutlich, warum es so schwer ist, Gesagtes neutral zu erfassen und zu bewerten. Bestimmte Äußerungen werden immer wieder »falsch« verstanden. Selten wurde diese Vermischung von Informationen treffender und witziger dargestellt als von Loriot in seinem Sketch vom Frühstücksei: Auf eine im Grunde schlichte Beobachtung des Ehemanns (»Das Ei ist hart«) reagiert die Gattin zunächst mit Belehrung (»So viel Ei ist nicht gesund«), und auch im Weiteren reden die beiden völlig aneinander vorbei.

Die vier Ohren werden aus Sicht des Sprechenden definiert. Seine Aufgabe ist es, zu überlegen, was sein Gegenüber »hören« kann und wie er seine Formulierung so wählt, dass der andere die Botschaft versteht. Wie also kann ich eine Beobachtung respektvoll formulieren, wenn mindestens vier Ohren die unterschiedlichen Informationen »missverstehen« können? Pörksen (2016) beschreibt in seinem Ohrenmodell eine andere Herangehensweise (▶ Abb. 42). Für ihn liegt der Fokus auf dem Beobachter: Entscheidend ist, ob der sein Ich-Ohr oder sein Du-Ohr auf Empfang gestellt hat, wenn er mit dem Anderen spricht. Beide Ohren definiert Pörksen (2016) aus Sicht des Zuhörenden, der sich fragt: Wie höre ich eigentlich zu?

3 Warum Gewaltfreie Kommunikation häufig nicht gelingt

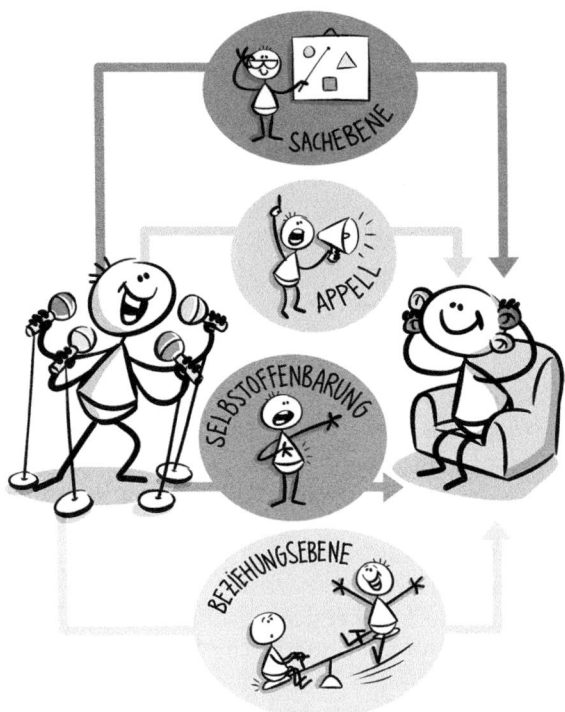

Abb. 41: Das 4-Ohren-Modell (nach Schulz von Thun 2002, S. 36, © Jai Wanigesinghe)

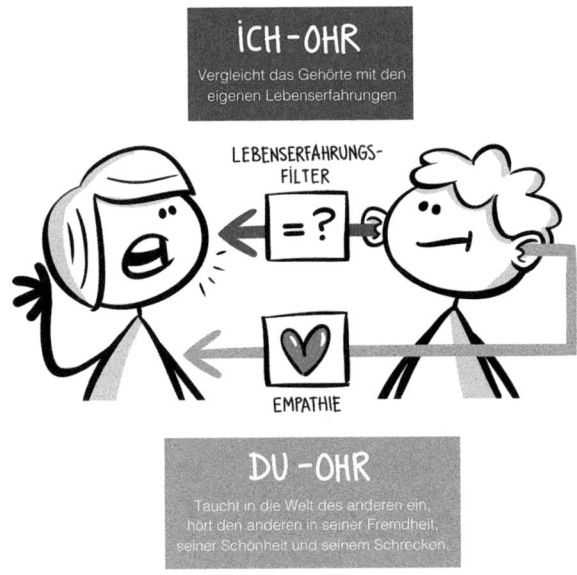

Abb. 42: Das 2-Ohren-Modell (nach Pörksen 2016, © Jai Wanigesinghe)

3.3 Hörfilter

Das Ich-Ohr hört nach Auffassung von Pörksen (2016) »entlang der eigenen Erfahrungen«, vergleicht also das, was es hört, mit dem, was die eigene Lebenserfahrung lehrte. Wir vergleichen jegliche Aussage eines Gegenübers mit unseren eigenen Erfahrungen, die quasi als Filter wirken – und auch als Verständnis-Barriere, nach dem Motto: Es kann nicht sein, was nicht sein darf! Gerade wenn es um grundsätzliche Fragen geht, die uns auch emotional bewegen, etwa Kindererziehung, Umgang mit Geld, Fragen der Moral, wirken diese Filter und – hier kommt nun GFK ins Spiel – sie hindern uns daran, empathisch zuzuhören. Pörksen stellt sein 2-Ohren-Modell in dem folgenden Video beeindruckend vor.

> **Video: Die zwei Arten des Zuhörens**
>
> TEDx Talks (2016, 1. November): Die zwei Arten des Zuhörens | Bernhard Pörksen | TEDxTuebingen [YouTube] (https://www.youtube.com/watch?v=neyG9W8Lxpc, Zugriff am: 19.02.2021)

Das Du-Ohr (▶ Abb. 42) hingegen versucht, zumindest für einen Moment von der eigenen Lebenserfahrung abzusehen. Stattdessen taucht der Zuhörende in die Welt des anderen ein. Pörksen (2016, S. 108) schreibt: »Man fragt: in welcher Welt ist das, was der Andere sagt, plausibel, sinnvoll, wahr? Mit dem Du-Ohr hören wir den anderen wirklich – in seiner Fremdheit, in seiner Schönheit, seinem Schrecken!« Empathie setzt also das Du-Ohr voraus. Pörksen geht es nicht um die GfK, doch er fragt: »… wie ist die Welt des Anderen, der da zu mir spricht!« (Pörksen 2016, S. 49)

Es geht bei dem 2-Ohren-Modell nach B. Pörksen also um meine eigenen Ohren – während Schulz von Thun in seinem Kommunikationsmodell von den Ohren des Empfängers spricht. Ich kann vor allem dann empathisch sein, wenn mein Du-Ohr funktioniert! Zudem gibt es »Störgeräusche«, die das Du-Ohr daran hindern, zu hören: Geräuschkulissen von klingenden Handys und geschäftiges Treiben übertönen das, was der Andere mir sagen will. Und auch unsere Neigung zur »Wolfsshow« verhindert das. Der Begriff stammt aus der GFK und er bezeichnet u. a. be- und verurteilende Kommunikation, die unsere Gefühle missachtet und unsere Bedürfnisse übergeht. Wenn ich die Störgeräusche dämme, wenn ich Stille zulassen und ertragen kann, wird mein Du-Ohr hören.

Kommunikation kann also dann gut gelingen, wenn das Du-Ohr aufnahmefähig ist, wenn ich mich als Zuhörender und Beobachtender auf mein Gegenüber einlassen kann. In Gesprächen mit Sterbenden oder den An- und Zugehörigen scheint mir die »Aktivierung des Du-Ohrs« von großer Bedeutung:

Frau M., die erkennbar in der finalen Phase ihres Lebens steht, massive Schmerzen hat, sehr schwer und röchelnd atmet, spricht davon, dass sie im nächsten Jahr noch die Johannisbeerenbüsche pflanzen will. Kein Hauch eines Zweifels in ihrer Stimme, dass sie das möglicherweise nicht schaffen könnte. Das Du-Ohr hört, dass Frau M. vielleicht »Bleibendes gestalten« will und die

Person, die mit Frau M. spricht, reagiert, indem sie sagt: »Du isst gerne Johannesbeeren, da möchtest du genügend Vorräte anlegen?« oder »Der Garten ist dir sehr wichtig, wenn du in ihm arbeitest, entspannt es dich, nicht wahr?« Nachvollziehbar wäre es, auf die Fantasien von Frau M. mit den Worten zu reagieren: »Aber hör mal, so schlecht, wie es dir im Moment geht, wirst du sicher nicht die Büsche pflanzen.«

3.4 Verweigerung

Eine ähnliche Strategie, wie beim empathischen Kurzschluss beschrieben, stellt die »Strategie der Verweigerung« (»Paltering«) (Harnack 2019, Schauer & Zeckhauser 2007) dar.

Kommunikationsbeispiel (PFK = Pflegefachkraft)

PFK: »*Meinen Sie nicht, dass Frau Z. extrem starke Schmerzen hat?*«
Arzt: »*Ich als Palliativmediziner bin dazu da, die Schmerzen in den Griff zu bekommen, denn niemand soll Schmerzen haben.*«

Der Arzt hat auf die konkrete Frage mit einem »Allgemeinplatz« geantwortet und – für ihn im Idealfall – eine tiefergehende Diskussion um die Frage, wie denn die Schmerztherapie von Frau Z. zu verbessern sei, vermieden.

3.5 Wenn GfK nervt ...

Ich erinnere mich noch genau an die Situation: ich hatte Wochenenddienst im ambulanten Palliativpflegedienst und der Zustand einer Klientin hatte sich über Nacht dermaßen verschlechtert, dass der Lebensgefährte der Frau völlig konfus wurde, maximal aufgeregt und unruhig zwischen seiner Partnerin und dem Telefon hin und her rannte, alle möglichen Leute anrief und ganz offensichtlich völlig überfordert war. Uns, also den Pflegedienst, rief er gar nicht an und ich war unvermittelt, mit einem »Bauchgefühl«, zu den Leuten gefahren, um zu sehen, wie es der Klientin ging. Diese saß auf dem Bettrand, völlig zusammengesunken, hielt sich den Kopf und stammelte ständig vor sich hin: »Sterbe ich gerade?« Sie hatte keine Schmerzen, aber erkannte weder ihren Lebenspartner noch mich noch eine herbeigeeilte Freundin oder den später hinzukommenden betreuenden Arzt.

Der Lebenspartner forderte »Helfen Sie, helfen Sie …« Ich versuchte es mehrfach mit einer empathischen Reaktion: »Sie machen sich Sorgen …«, »Sie fühlen sich hilflos…« und ähnliche Versuche, den Lebenspartner emotional zu erreichen, scheiterten: Zunächst reagierte er gar nicht auf diese Art der Ansprache, sondern wiederholte sich: »Helfen Sie…« Soll ich sie ins Krankenhaus bringen? Stirbt sie? Soll ich ihre Schwester anrufen? Ich hatte angenommen, dass die emotionale Ansprache dazu führt, dass wir gemeinsam die nächsten Schritte besprechen können und ich ihm helfen könnte, so wichtige Entscheidungen zu treffen. Nachdem ich mehrere Male meinen »emotionalen Anker« ausgeworfen hatte, fuhr er mich an: »Lassen Sie doch mal dieses Gesülze, es geht mir auf die Nerven!« In dieser existentiellen Situation brauchte er Unterstützung, wie ich merkte, sogar mehr: Führung. Als ich ihm konkrete Vorschläge machte, war er sehr erfreut. Er war dann in der Lage, mit mir über das Für und Wider einzelner Vorschläge zu diskutieren und die Entscheidungen dann auch zu fällen.

Später bedankte er sich genau dafür: »Man merkt, dass Sie schon lange im Geschäft sind. Zack, zack hatten Sie die richtigen Ideen, was zu machen ist – ich habe mich so sicher und angeleitet gefühlt.« Fazit dieses Erlebnisses: Nicht immer sind die Antennen für emotionale Ansprache vorhanden!

4 GfK wissenschaftlich

Im vorliegenden Text sind bereits wesentliche Untersuchungsergebnisse von unterschiedlichen Professionen referiert worden, sofern sie für das Verständnis notwendig erschienen. Die Anzahl der wissenschaftlichen Publikationen zum Konzept der Gewaltfreien Kommunikation nimmt stetig zu. Sie sollen hier nicht weiter referiert werden, da dieses Buch für die Praktiker*innen geschrieben wurde. Auf zwei weitere grundsätzlichere Fragestellungen, die hier aber nicht weiter thematisiert werden können, möchte ich noch verweisen.

Reitzki (2007) geht der Frage nach, ob der Ansatz von M. B. Rosenberg, »nur« zu beobachten (1. Schritt) und weitere Faktoren, die die Gesprächssituation beeinflussen, nicht zu berücksichtigen, wirklich sinnvoll ist, wenn eine strittige Atmosphäre vorliegt. Sie plädiert dafür, z. B. den Hintergrund eines Konfliktes zu analysieren, bevor das Gespräch beginnt, verkennt aber m. E., dass die Hintergrundanalyse häufig Ursache für eine »bewertende Beobachtung« ist.

Schuller (2012) macht darauf aufmerksam, dass in Gesprächen mit Menschen aus anderen Kulturen der Begriff »Kultur« häufig uneindeutig benutzt und nicht selten sehr vereinfacht benutzt wird, z. B. »So sind die Polen nun mal!« oder »Italienerinnen schreien beim geringsten Schmerz laut rum, das muss man nicht so ernst nehmen!«. Welchen Einfluss das Verständnis von Kultur auf die Kommunikation hat, ist nach wie vor relativ schwer zu erfassen. Die Autorin wirft M. B. Rosenberg vor, dass er zwar in allen möglichen internationalen Konflikten mit seinem Konzept vermittelt hat, sich aber nie dazu geäußert hat, wie er Kultur definierte und wie er in seinen internationalen GfK-Einsätzen die jeweilige Landeskultur in seinem Konzept berücksichtigt hat.

5 Kritik am Konzept der Gewaltfreien Kommunikation

Kritik am Konzept der Gewaltfreien Kommunikation bezieht sich auf unterschiedliche Ebenen.

5.1 Die kommunikative Ebene

Menschen, die von diesem Konzept das erste Mal hören und vielleicht auch ein Grundlagenseminar besuchen, finden die Sprache »gekünstelt« (»So spricht doch niemand«) und sind der Meinung, dass es eben doch auch notwendig sei, mal »ganz klar Kante zu zeigen« und eine »Diskussion mit Weicheiern« ja doch nutzlos sei. In dieser ernstzunehmenden Kritik zeigt sich, wie sehr wir an eine andere Kommunikationskultur gewohnt sind und wie schwer es uns fällt, sich auf das »Wagnis« einzulassen: Nimmt mich mein Gegenüber, mit dem ich gerade einen Konflikt habe, ernst, wenn ich ihm mit GfK komme?

In vielen Seminaren werden – die auch in diesem Buch erwähnten – »Vokabellisten« gepaukt und einige Trainer*innen gehen so weit, dass sie Begriffe, die nicht auf den Rosenbergschen Listen stehen, nicht »akzeptieren«. Das ist weder im Sinne von M. B. Rosenberg noch im Sinne der GfK. Es geht um authentische Kommunikation, mithin also um eine Wortwahl, die für die sprechende Person »richtig« ist, und nicht darum, dass Listen auswendig gelernt werden. Sprache ist im ständigen Wandel und so sind manche Begriffe, die noch vor einigen Jahren zur Umgangssprache gehörten, heute nicht mehr in Mode – stattdessen kommen neue Begriffe hinzu.

5.2 Die Überforderungsebene

In den GfK-Kursen wird sehr viel Zeit darauf verwendet, Gefühle und Bedürfnisse zu entdecken und zu formulieren. Nicht selten endet diese intensive Arbeit damit, dass ich mich für die Gefühle und Bedürfnisse verantwortlich fühle und plötzlich Verantwortung dafür übernehme, dass es dem Gegenüber gut geht.

Der Altruismus geht dann so weit, dass meine Gefühle und Bedürfnisse hintangestellt werden, um dem oder der Anderen zu helfen. Das ist aber nicht das Konzept der Gewaltfreien Kommunikation. Für meine Gefühle und die Befriedigung meiner Bedürfnisse bin ich selbst verantwortlich – natürlich kann ich eine andere Person bitten, mir zu helfen, aber es darf nicht dazu kommen, dass die Gefühle und Bedürfnisse der einen Person so in den Mittelpunkt gestellt werden, dass Gefühl und Bedürfnis einer anderen Person völlig aus dem Blick geraten.

Der von M. B. Rosenberg vorgeschlagene erste Schritt »Beobachte, ohne zu bewerten« wird gelegentlich insofern kritisiert, als dass es natürlich sehr schwer ist, wirklich »neutral« zu beobachten und eben nicht zu bewerten. Eine Bewertung gilt nach M. B. Rosenberg als Kommunikationshemmnis oder aber zumindest -erschwernis. Kritisierende stellen allerdings die Frage, ob »nicht die besseren BeobachterInnen diejenigen sind, die moralische Urteile fällen, ob nicht vielen Beobachtungen sogar Bewertungen und moralische Urteile zugrunde liegen« (Bauer 2010, o. S.).

Interessant sind die kritischen Anmerkungen zum Schritt 4 »Bitte«: Max Weber definierte Herrschaft im Sinne von Chance (!), um durch »einen Befehl bestimmten Inhalts bei Personen Gehorsam zu finden.« (Weber 1985, S. 28) In der Zeit Max Webers war die Befehlsform nicht nur im militärischen, sondern auch in der Bürokratie oder in der Familie selbstverständlich. Eine Differenzierung zwischen Befehl und Bitte war eher unbekannt. Wird eine »Bitte« von einer Person geäußert, die in der Hierarchie höher steht, wird diese häufig eben doch mehr oder weniger als Befehl oder »Ansage« verstanden. (Bauer 2010) Auch hier gilt: Der Ton macht die Musik und genau darauf weist ja M. B. Rosenberg hin: Ist die Bitte wirklich eine Bitte (und hat man mit einkalkuliert, dass sie abgelehnt wird?) oder ist die Bitte letztendlich eine Forderung, nett verpackt?

5.3 Verknüpfung mit esoterischen Ansätzen

Wenn man im Internet nach Seminaren zur Gewaltfreien Kommunikation sucht, wird man die erstaunlichsten Kombinationen finden, die mit dem Ziel angeboten werden, insbesondere Emotionen und Bedürfnisse nicht nur zu entdecken, sondern auch mit Konzepten der Esoterik zu befriedigen. Ob die verschiedenen Kombinationen tatsächlich das Konzept der GfK erweitern und somit für die Nutzer*innen hilfreicher sind, soll hier nicht diskutiert werden.

Besonders aktiv ist eine Gruppe von GfK-Trainer*innen um Markus Fischer, die dem Konzept von Marshall B. Rosenberg vorwerfen, es sei nicht gewaltfrei, sondern sei im Gegenteil auf Macht und Gewalt ausgelegt. Die These, die Fischer in seinen Einlassungen in seinem Buch (Fischer 2020) formuliert, geht in zweierlei Richtungen: Einerseits würde in den Seminaren durch die Betonung der Rosenbergschen Listen Unfreiheit erzeugt, weil die Menschen gezwungen würden, diese Worte zu nutzen, die M. B. Rosenberg beschrieben hat. Diese Vorgehensweise wäre nicht »gewaltfrei«. Zum anderen betont Fischer, nach der Auseinandersetzung mit den Ideen von Ken Wilbert und Clare W. Graves und dem Konzept der *Spiral Dynamics*, dass Gefühle und Bedürfnisse keine festen Größen sind, sondern im Laufe der eigenen Entwicklung des Menschen veränderbar sind. Diese Erkenntnis ist nicht gerade bahnbrechend und wird mit einem in den Kreisen der Psycholog*innen und Soziolog*innen höchst umstrittenen, meistens abgelehnten theoretischen Konstrukt begründet.

Jede Idee, die als Methode oder Technik gelehrt und gelernt wird, muss scheitern – GfK ist kein Kommunikationskonzept und kein Stufenplan zu einer gelingenden Kommunikation, sondern eine Haltung, wie in diesem Buch verdeutlicht werden sollte.

5.4 Nicht nur reden – tut etwas!

Politisch engagierte Menschen, die sich in unterschiedlichen aktiven Gruppen für eine friedliche Veränderung der Gesellschaft einsetzen, nutzen GfK nicht selten. Allerdings sind sie oft der Meinung, dass »Reden« allein nichts verändert, sondern etwas geschehen muss, z. B. passiver, friedlicher Widerstand gegen Abrodung von Wäldern oder Ähnlichem.

Sie widersprechen M. B. Rosenberg damit sicher nicht, im Gegenteil, da er in vielen internationalen »GfK-Projekten« immer wieder darauf hinwies, dass es Gewalt in vielen Varianten und mit vielen Facetten gäbe und *eine* Form der Gewalt eben in der Sprache begründet sei. Gewalt in jeder Form sei aber immer abzulehnen.

Die hier benannten Beispiele der Kritik am Konzept der GfK zeigen keine grundsätzlichen Bedenken gegen dieses Konzept, sondern beschäftigen sich mit dogmatischer, eher technischer Anwendung des Konzepts, also mit all den Formen, in denen nicht der Gedanke der Vermittlung einer Haltung im Vordergrund der Bemühungen steht, sondern wo GfK als Methode verstanden wird, die Marshall Rosenberg selbst auch ablehnte.

6 Tod und Sterben in der Gesellschaft

In den letzten Jahrzehnten wurde viel zu diesem Thema geforscht (Thieme 2019), auch in der Praxis hat sich eine Menge getan und die bundesrepublikanische Kultur (hoffentlich) nachhaltig verändert.

6.1 Die letzte Lebensphase: sterben

Im Mittelpunkt der Diskussion um »Palliative Care« stehen viele soziologische Fragestellungen: Wie soll die Gesellschaft aufgrund der demographischen Entwicklung mit der Tatsache umgehen, dass immer mehr Menschen an chronischen Erkrankungen leiden und sie lange Zeiten des Siechtums, vergesellschaftet mit hohem pflegerisch-medizinischen Aufwand, erwarten? Wo und wie sollen sie versorgt werden? (Heuer et al. 2015, S. 259ff.) Werden immer mehr »Expert*innen« benötigt, die das »Sterben« bzw. die »Betreuung Sterbender« professionalisieren und damit der gesellschaftlichen Entwicklung der »Unfähigkeit des Aushaltens« (des Siechtums und Sterbens) Vorschub leisten? Laufen wir nicht Gefahr, durch die Expert*innen entmündigt zu werden (Illich 1983)?

6.2 Über das Sterben reden – Elisabeth Kübler-Ross

Die Psychiaterin *Elisabeth Kübler-Ross* (1926–2004) hat sich als eine der Ersten mit dem Umgang mit Sterbenden beschäftigt und diesbezüglich geforscht. Sie publizierte 1971 das Buch »Interviews mit Sterbenden« (Kübler-Ross 1975), das bei denen, die sich mehr oder weniger professionell mit Tod und Sterben auseinandersetzten, einschlug und die Diskussion nicht nur beflügelte, sondern auch eine enorme Verbreitung und Popularität erreichte. Student bezeichnet das Buch als »Tabubruch«, weil es zeigte, dass man mit Sterbenden reden könne (Student 2006).

Kübler-Ross machte die (leider heute noch häufig anzutreffende) Erfahrung, dass der Patient »um Ruhe, Frieden und Würde flehen [mag] […] man wird ihm

Infusionen, Transfusionen, die Herz-Lungenmaschine, eine Tracheotomie (Luftröhrenschnitt) verordnen – was eben medizinisch notwendig erscheint. Vielleicht sehnt er sich nur danach, dass ein einziger Mensch einmal einen Augenblick stillhält, damit er ihm eine einzige Frage stellen kann – doch ein Dutzend Leute macht sich rund um die Uhr an ihm zu schaffen [...]«. (Kübler-Ross 1975, S. 14) Kübler-Ross vermutete damals, dass sich diese betriebsame Hektik, dieser »Kampf« letztlich deshalb abspielen würde, »weil wir den Tod nicht sehen wollen, der so furchtbar und erschreckend ist, dass wir uns ganzes Wissen auf Apparaturen übertragen?« (Kübler-Ross 1975, S. 15) In diesem Buch entwickelt Kübler-Ross erstmalig die fünf Sterbephasen:

- Nichtwahrhabenwollen
- Zorn
- Verhandeln
- Depression
- Zustimmung

Häufig wird behauptet, Kübler-Ross wäre davon ausgegangen, dass diese Phasen in eben dieser Reihenfolge ablaufen würden, mal mehr, mal weniger deutlich zu erkennen: Diese Behauptung wird aber von C. Student (Student 2006, S. 2) widerlegt, da er aus seinen Gesprächen mit Kübler-Ross weiß, dass »diese Phasen ›einfach‹ nacheinander [verlaufen] vom Nichtwahrhabenwollen aus bis sie schließlich zur Zustimmung kommen.« Heute berücksichtigt man, dass die Phasen sich wiederholen können, dass es ein Vor und Zurück gibt und dass möglicherweise auch Phasen übersprungen werden können (z. B. Specht-Tomann & Tropper 2002).

Natürlich sind die Untersuchungen von Kübler-Ross nicht unumstritten (vgl. Fischbeck & Schappert 2020) und es gibt etliche, die dieses Phasenmodell ablehnen (vgl. auch Rosentreter et al. 2010). Den Phasenmodellen (es gibt auch noch andere, z. B. von Kast 2013, Görke-Sauer 2006) wird vorgeworfen, dass sie Erwartungshaltungen an die Menschen wecken, die sich im Sterbeprozess befinden, dass die Sterbenden sich nicht »richtig« verhalten würden. Somit würden die Phasenmodelle den Sterbenden letztlich »allein« lassen (vgl. Bonanno & Petzold 2012, Lammer 2014). Nach meiner persönlichen Erfahrung haben sich die Untersuchungen von Kübler-Ross nicht in der »normalen Gesellschaft« verbreitet, so dass der Vorwurf, das Phasenmodell würde Erwartungen wecken, nur bedingt greifen kann: Denn wenn die Phasen nicht bekannt sind (dem »Otto-Normalverbraucher«), dann kann dieser auch nicht unter Erwartungsdruck gelangen. Das Modell ist aber leider auch bei vielen »Profis« nicht bekannt, es scheint weitgehend in Vergessenheit geraten zu sein – nur wenige haben sich in den letzten Jahren weiter damit beschäftigt. Die unterschiedlichen Phasenmodelle bergen gleichwohl die Gefahr der »Normierung des Trauerprozesses« (Thönnes et al. 2021, S. 16). Die Phasenmodelle sind zudem weder empirisch belegt und »ihre kultur- und epochenübergreifende Gültigkeit [ist] nicht erwiesen«. (Thönnes et al. 2021, S. 15).

> **Video: Dem Tod ins Gesicht sehen – Elisabeth Kübler-Ross**
>
> Ronny Lehmann (2019, 27. November): Dem Tod ins Gesicht sehen - Elisabeth Kübler-Ross [YouTube] (https://www.youtube.com/watch?app=desktop&v=36RJ2rj4oeU, Zugriff am: 24.03.2021)

> **Video: Ärztin Elisabeth Kübler-Ross im Vortrag**
>
> Elisabeth Kubler Ross Foundation (2016, 9. September): Ärztin Elisabeth Kübler Ross hält einen Vortrag an der Universität Zürich. Teil #1 [YouTube] (https://www.youtube.com/watch?app=desktop&v=EpW5r0iXDsU, Zugriff am: 24.03.2021)

6.3 Existentielle Verzweiflung am Lebensende

Sehr häufig treffen die Pflegefachkräfte erstmalig auf Menschen, die »unheilbar« erkrankt sind, in einer Phase, in der sie und deren An-/Zugehörige verzweifelt sind. Kübler-Ross hat diese Situation als Phase 4 beschrieben.

Breitbart et al. (2000: S. 2908) beschrieben »ein Syndrom von Hoffnungslosigkeit, Verlangen nach beschleunigtem Sterben und Suizidgedanken«. (vgl. auch Schnell 2016, S. 128) Breitbart et al. (2000) gingen zunächst davon aus, dass es sich um Anzeichen einer normalen Depression handeln würde, so wie auch noch heute häufig davon ausgegangen wird. Genaue Untersuchungen der Wissenschaftler*innen ergaben aber, dass nur etwa 17 % der Untersuchten tatsächlich depressiv sind. Die Wissenschaftler*innen gingen und gehen weiterhin davon aus, dass die Depression nicht erfolgreich zu behandeln ist, was Breitbart und sein Team allerdings bestreitet.

Breitbart et al. (2000; S. 2009) »diagnostizierten« bei den Betroffenen eine »Sinnleere«: »Den Betroffenen erschien ihr gesamtes Leben als sinnlos. Folglich sahen sie auch keinen Sinn darin, die wenigen verbleibenden Wochen oder Monate bewusst zu leben oder zu gestalten«, fasst Schnell die Ergebnisse zusammen. (Schnell 2016, S. 129) Breitbart et al. (2000, S. 2009) fordern daher, dass die Palliativpflege und -medizin nicht nur Symptomkontrolle und -therapie anbietet, sondern die Klient*innen darin unterstützt, ihr bisheriges Leben zu akzeptieren.

> »Viele meinen, dass ein solches Pflegeziel nicht von allen erreicht werden kann; dass es vielleicht sogar für die Mehrheit ein unangemessenes Ziel sei. Ich würde jedoch behaupten, dass die Aufgabe, das eigene Leben zu vollenden, sowohl erreichbar wie auch wesentlich für diese Lebensphase ist. Die Anerkennung des Todes, die Auseinandersetzung

6.3 Existentielle Verzweiflung am Lebensende

mit der Endlichkeit des Lebens stellt einen wichtigen Anstoß zur Veränderung dar. [...] Sie hilft uns zu erkennen, dass das letzte Kapitel im Leben auch die letzte Möglichkeit ist, das eigene Potential voll auszuschöpfen, ein glaubwürdiges Vermächtnis zu hinterlassen, sich mit dem Jenseitigen in Verbindung zu setzen und das Leben – wie wir es kennen – zu überschreiten. [...] Das Paradox der Lebensend-Dynamik ist, dass mit der Akzeptanz des Lebens, das man gelebt hat, auch die Akzeptanz des Todes einhergeht.« (Breitbart 2015, zit. nach Schnell 2016, S. 130).

Interessanterweise ist diese Erkenntnis nicht neu: In dem besagten Büchlein von Mauder (1976, S. 19f.) schreibt der Autor: »Wer ständig höher hinauswill, wer immer noch mehr begehrt, wer alles Gute immer noch besser und alles Schöne immer noch schöner verlangt, der wird auf Erden nie zufrieden sein und wird dementsprechend auch nicht in Frieden sterben können. [...] [Der Mensch] stirbt dann nicht, wie die Erzväter der Heiligen Schrift, ›alt und lebenssatt‹ (Gen. 25,8). Denn man ist das ganze Leben lang hungrig geblieben!«

Cicely Saunders (1999, S. 92f.) (vgl. auch Saunders & Baines 1989, S. 52), die Begründerin der »Hospizbewegung«, bestätigte die Untersuchungsergebnisse von Breitbart et al. (2000) schon, bevor die Untersuchungen überhaupt begonnen hatten: Sie berichtet von ihren Erfahrungen und zitiert einen Mann mit folgenden Worten: »Ich bin vollkommen glücklich. Ich habe in meinem Leben getan, was ich zu tun hatte. Und jetzt bin ich bereit zu sterben!« (Saunder 1999, S. 94).

Seul (2007, S. 17) weist darauf hin, dass es darum geht »Verantwortung für das eigene Leben zu übernehmen. Diese Verantwortung zeigt sich auch darin, welchen Raum ein Mensch dem Tod und dem Sterben in seinem Leben gibt. Nur wenn der Tod einen Platz im Leben hat, ist das Leben wirklich rund.«

In der Palliativpraxis zeigt sich nicht selten, dass die Klient*innen noch »Dinge ordnen« wollen (▶ Kap. 8.2) und manche Menschen können nur sehr schwer sterben, weil irgendetwas »sie daran noch hindert«, sie scheinen auf etwas oder auf jemanden »zu warten« oder sie sterben just in dem Augenblick, wo die betreuende Person das Zimmer verlassen hat, um z. B. vor der Tür eine Zigarette zu rauchen. Genau in diesen wenigen Minuten – vielleicht, weil sie der anwesenden Person »den letzten Atemzug« nicht zumuten wollen?

Die Gespräche mit den Klient*innen oder den An-/Zughörigen sind natürlich sehr schwierig und die von Breitbart et al. (2000, S. 2009) formulierte Zielsetzung, der*die Klient*in müsse sein*ihr Leben akzeptieren, ist häufig nur sehr schwer zu erreichen. Häufig formulieren die Klient*innen aber Gefühle der Unzufriedenheit oder das Bedürfnis nach Ordnung, Zugehörigkeit usw. Ich würde sie als Ansätze verstehen, das eigene Leben zu ordnen und zu akzeptieren:

Kommunikationsbeispiel (PFK = Pflegefachkraft, K = Klientin)

K: »*Ich bin unzufrieden, weil ich noch so viel erledigen wollte.*«
PFK: »*Es macht Sie traurig, dass Sie so unordentlich sind?*«
K: »*Ja, so hilflos, ich schaffe das ja nicht mehr und ich wollte doch alles so geregelt haben, wie es mir wichtig ist.*«
PFK: »*Ihnen ist wichtig, dass Sie alles organisiert haben?*«
K: »*Es deprimiert mich, dass ich meiner Tochter ein solches Chaos hinterlassen werde.*«

Das Beispiel zeigt, dass es im Gespräch möglich sein kann, die Bedürfnisse zumindest zu vermuten: Die Klientin äußert Unzufriedenheit und ein Bedürfnis (»viel erledigen«). Möglicherweise ist dies ein Hinweis darauf, dass die Klientin »Ordnung« schaffen will. Sie fühlt sich hilflos und deprimiert und signalisiert damit das Bedürfnis nach Authentizität und Zugehörigkeit. Es geht in dem Gespräch – um das noch einmal zu betonen – nicht darum, dass die Pflegefachkraft selbst die »richtigen« Vorschläge für Begrifflichkeiten von Gefühlen und Bedürfnisse findet; sie zeigt aber durch ihr Bemühen, dass sie sich auf die Klientin einlässt und empathisch reagiert.

6.4 Worüber reden Sterbende?

Ganz allgemein reden Palliativpatient*innen, wie Gesunde oder die An-/Zugehörigen, über Alltägliches: über das Wetter, über die Blumen, die im Garten aufgeblüht sind, über die Sorgen, die ihnen die Kinder bereiten, über Politik, Sport, vergangene Reisen, über Kochrezepte. Das tun sie auch noch, wenn sie auf dem »Sterbebett« liegen – nicht immer verläuft das Sterben dramatisch und irgendwie »sensationell«.

Wir sind gewohnt vom »Einschlafen« zu sprechen, wenn ein Mensch verstorben ist, aber diese Wortwahl sollte nie in Gegenwart von Kindern benutzt werden: Denn Kinder bekommen Angst, wenn Opa »eingeschlafen« ist und nie wieder aufwacht. Dann haben Kinder häufig auch Sorge, dass sie »einschlafen« und nicht wieder aufwachen können.

6.4.1 Vier Themenfelder

Specht-Tomann & Tropper (2002) haben vier Themenfelder benannt, über die gesprochen wird; sie sprechen über (1) Gegenwart und (2) Vergangenheit, reden über (3) Familie, Freund*innen und Bekannte und nicht selten auch über ihre (4) Spiritualität.

Diese Themenfelder zeigen die gesamte Bandbreite des Lebens und nicht jedes Thema kann und will z. B. ein*e ehrenamtliche*r Begleiter*in mit der sterbenden Person besprechen. Aber sie zeigen eben auch, dass es kein Thema gibt, über das nicht gesprochen wird und werden kann und manchmal sind ja (vermeintlich) »harmlose« Themen dazu angetan, sich langsam auch schwierigeren Diskussionen oder einem Gedankenaustausch zu nähern. Bemerkenswert an den Untersuchungen von Specht-Tomann & Tropper (2002) ist die Tatsache, dass über die »Gegenwart der Patient*innen«, d. h. über Gefühle, Wahrnehmungen, Meinungen und Empfindungen gesprochen wird – sofern die Patient*innen dafür offenbar empfänglich sind und deshalb die Gewaltfreie Kommunikation idealerweise helfen kann.

6.4.2 Patient*innenverfügung

Patient*innen haben oft auch das Bedürfnis, über ihre (möglicherweise noch gar nicht verfasste) Patient*innenverfügung zu sprechen und sich über Alternativen zur häuslichen Versorgung (z. B. Hospizversorgung) zu informieren. Sie fragen »Wie lange dauert es noch?« und nicht selten deuten sie an, dass sie selbst eine andere Entscheidung getroffen hätten als die Angehörigen, sie aber nachgegeben hätten. Z. B. berichtet eine Klientin, dass sie lieber in einem Hospiz wäre, weil sie einerseits die Angehörigen entlasten wolle und zum anderen jederzeit auch Fachkräfte vor Ort seien, die ihr bei auftretenden Schmerzen oder anderen Problemen kompetent helfen könnten. (»Bis ihr vom ambulanten Pflegedienst da seid, dass dauert oft so lange!«)

6.4.3 »Ich möchte sterben …« – Todeswunschäußerungen

Klient*innen, denen die Diagnose mitgeteilt wurde oder die ihren körperlichen Verfall bemerken, äußern nicht selten den Wunsch, nun endlich sterben zu können. Pflegende sind verunsichert, wenn sie darauf angesprochen werden und in der Stimme der sterbenden Person die Bitte nach (aktiver?) Erlösung mitschwingt.

Im Zentrum für Palliativmedizin Köln wurde ein Forschungsprojekt realisiert, das sich mit dem Umgang mit den Todeswünschen auseinandersetzte und ein Schulungskonzept entwickelte (Voltz & Kremeike 2020). Die Grundlage für diese Forschungsarbeit sind die in der S3-Leitlinie »Palliativmedizin für Patienten mit einer nicht heilbaren Krebserkrankung« (Leitlinienprogramm Onkologie 2015) konsensbasierten Empfehlungen zur Problematik des »Sterbewunsches«. (engl.: »desire to die« statement (DTDS) – Wunsch zu sterben/Todesverlangen)

Auszug aus der S3-Leitlinie:

- »Bei Vorliegen eines Todeswunsches, verbunden mit einem Erleben von (drohendem) Kontrollverlust, *sollten* mit einem Patienten mit einer nichtheilbaren Krebserkrankung Möglichkeiten erarbeitet werden, wie er die Kontrolle über seine Situation (wieder) erleben bzw. zurückgewinnen kann.«
- «Bei einem Patienten mit einer nicht-heilbaren Krebserkrankung und einem persistierenden Todeswunsch *sollten* die professionellen Begleiter diesen Wunsch aushalten und empathisch begleiten.«
- »In den Gesprächen mit dem Patienten über seine Todeswünsche *sollen* das Therapieziel und die daraus resultierenden Entscheidungen über Beginn, Fortsetzung und Beendigung medizinischer lebenserhaltender Maßnahmen thematisiert werden.«

(Leitlinienprogramm Onkologie 2020, Punkte 18.10–18.12, S. 429f.)

6.4.4 Todeswunsch vs. Suizid

Viele Angehörige befürchten, dass der unheilbar kranke Mensch quasi einen Suizid ankündigt, wenn er seinen Todeswunsch äußert: aber »Todeswünsche [...] können [...] von der Akzeptanz des baldigen Todes bis hin zu akuter (bewusst geplanter) Suizidalität mit zunehmendem Handlungsdruck reichen.« (Kremeike et al. 2019, S. 324, ▶ Abb. 43)

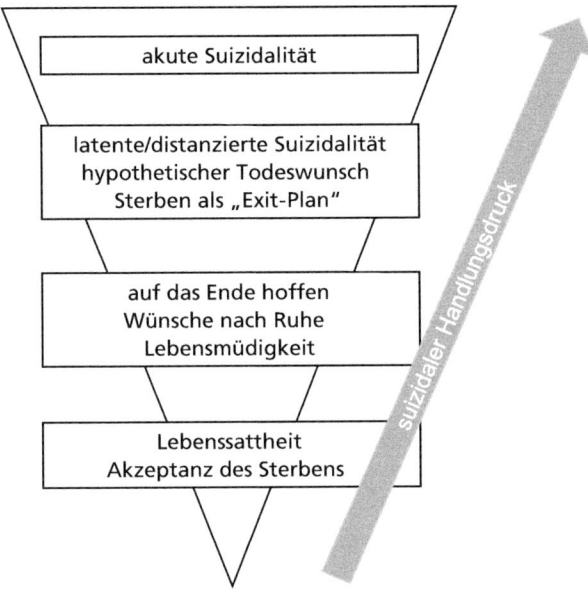

Abb. 43: Formen von Todeswünschen (nach Kremeike et al. 2019, eigene Darstellung)

Suizidalität setzt also den Todeswunsch voraus, ein Todeswunsch bedeutet aber nicht, dass der*die Patient*in sich umbringen wird. Ein gewissermaßen paradoxes Verhalten findet sich bei Klient*innen, die einerseits den Todeswunsch äußern, andererseits aber weiter auf eine Heilung bzw. auf die Wirkung der angewendeten Therapien hoffen.

Auslöser für die Todeswünsche sind sowohl die »klassischen Symptome« (Schmerzen, Fatigue, körperliche Schwäche, Übelkeit, Erbrechen) als auch Angst, Hoffnungslosigkeit und Depressionen (Letztere werden besonders durch eine hohe Symptomlast ausgelöst!). Wird eine adäquate palliative Therapie realisiert, reduziert sich die Symptomlast häufig und die Depressionen bzw. die Todeswünsche lassen nach. (Kremeike et al. 2019, S. 325)

6.4.5 Sprechen über Todeswünsche

Wie spricht man mit Menschen, die sich den Tod herbeiwünschen? Wer spricht das Thema an, das offensichtlich »im Raum« steht? Kann der*die Klient*in direkt darauf angesprochen werden oder sollte die Pflegefachkraft oder der*die Angehörige warten, bis der*die Klient*in das »Thema« anspricht?

Wissenschaft und Praxis zeigen, dass das Thema selten direkt angesprochen wird und eigentlich jede Seite darauf wartet, dass die andere Seite es anspricht. Deshalb empfehlen Kremeike et al. (2019, S. 326) das »*proaktive* Ansprechen« und die konsentierten Fragen aus der S3-Leitlinie für Patient*innen mit nicht heilbaren Krebserkrankungen (Kremeike et al. 2019, S. 326), wie sie die folgenden Beispiele verdeutlichen:

- Wie sehen Sie die kommende Woche?
- Haben Sie schon einmal daran gedacht, einfach alles hinzuschmeißen?
- Wie belastet sind Sie durch die Krankheitssituation?
- Haben Sie Angst vor dem Sterbeprozess?

Nach meiner eigenen Erfahrung sind diese Fragen eher ungeeignet oder zu direkt, sie werden möglicherweise als übergriffig oder »brutal« empfunden.

Kommunikationsbeispiel (PFK = Pflegefachkraft, K = Klientin)

PFK: »*Frau K., Sie sehen heute erschöpft und übermüdet aus.*«
K: »*Ich sehe nicht nur so aus, ich bin es auch. Ich habe saumäßig schlecht geschlafen.*«
PFK: »*Sie haben schlecht geschlafen, weil Sie Schmerzen hatten?*«
K: »*Nein, die Schmerztherapie hilft ja gut. Nein, ich grübele, meine Gedanken kreisen ...*«
PFK: »*Sie grübeln ... darüber wie es weitergeht mit Ihnen?*«
K: »*Ja, wie es weitergeht ... Nein, eigentlich grübele ich nicht, sondern ich spüre in mir nach.*«
PFK: »*Sie spüren nach ... in sich, in Ihren Körper hinein? Was spüren Sie, mögen Sie es mir beschreiben?*«
K: »*Wissen Sie, ich habe früher viele sehr, sehr anstrengende Wanderungen gemacht, zusammen mit meinem Mann, bei Wind und Wetter, manchmal 60, 70 km am Tag. Und wenn wir dann abends am Zielort ankamen, dann war ich fix und fertig, schlapp, aber glücklich ... Wir hatten es geschafft.*«
PFK: (K schweigt, beginnt an zu weinen) »*Sie sind auf einer anstrengenden Wanderung ...*«
K: »*Ja, aber ich komme irgendwie nicht an. So oft erwische ich mich, wie ich denke, oh, da, hinter der nächsten Biegung, da ist das Ziel ....*«
PFK: »*Aber Sie stellen dann fest, nein, das ist noch nicht das Ziel?*«
K: »*Ja, immer noch nicht. Und ich bin doch so erschöpft, so kaputt, so fertig, kraftlos ...*«

PFK: »*Sie wären froh, wenn das Ziel bald erreicht würde, weil Sie spüren, dass Ihre Kraft nicht mehr für eine weitere längere Wanderung reicht?*«
K: »*Die Kraft ist zu Ende ... Es wäre gut, wenn ich das Ziel noch erreichen könnte, wenn ich endlich sterben könnte ...*«
PFK: »*Was hat Ihr Mann gemacht, wenn Sie am Ende der langen Wanderung den Eindruck hatten, Sie schaffen das Ziel nicht?*«
K: »*Er war da, mehr nicht. Laufen oder hinschleppen musste ich mich ja allein, aber er war da.*«
PFK: »*Sie möchten auf diesem Weg eine Begleitung haben?*«
K: »*Ja, aber die habe ich ja. Meine Kinder sind ja rund um die Uhr hier und immer ist eines von ihnen an meinem Bett. Aber es ist so schwer, diese letzten Schritte zu gehen ... Wo ist das Ziel?*«
PFK: (K weint und schluchzt) setzt sich an das Bett und ist »da«.

Die Klientin spricht mit der Metapher und über ihre Erfahrungen bei den Wanderungen mit ihrem Mann. Das Bild der Wanderung hilft ihr, sich zu artikulieren und mehr oder weniger deutlich den Todeswunsch zu beschreiben. Sie geht auf das Angebot »Sie sehen heute erschöpft und müde aus!« sofort ein und nimmt diese »Vorlage«, um von ihrem Weg zu sprechen.

Wissenschaftliche Untersuchungen haben sich damit beschäftigt, die Ausprägung des Todeswunsches zu objektivieren. Hier ist zum einen die *nicht* validierte »Desire for Death Rating Scale (DDRS)« zu nennen und das validierte »Schedule of Attidudes toward Hastened Death (SAHD)«.

6.4.6 Bitte um Sterbehilfe

In jüngster Zeit wird in der Öffentlichkeit das Sterbefasten problematisiert oder favorisiert und rechtlich bewertet, aber nach meinen Erfahrungen wird sehr viel häufiger sehr diffus »angesprochen«, dass die betroffene Person »nicht mehr will«.

Rave (2011, S. 65) weist zu Recht darauf hin, »dass [das] Todesverlangen nicht absolut verstanden wird, es also entweder bei einem Patienten vorhanden ist oder nicht, sondern vielmehr viele Ausprägungen eines graduellen Überganges zwischen Lebenswillen und Lebensüberdruss aufweist [...]. Erste empirische Ergebnisse weisen darauf hin, dass es sich bei Todesverlangen tatsächlich um ein einheitliches Phänomen handelt.« Nach meinen Erfahrungen werden die im Konzept nach Rave (2011) bezeichneten drei Aspekte des Todesverlangens (Selbstmordgedanken, Interesse an aktiver Sterbehilfe oder an assistiertem Suizid) zumindest durch den »sozialen Aspekt« der Begleitung, des »Da-Seins« ergänzt, wenn dieser »soziale Aspekt« nicht sogar dominiert.

6.4 Worüber reden Sterbende?

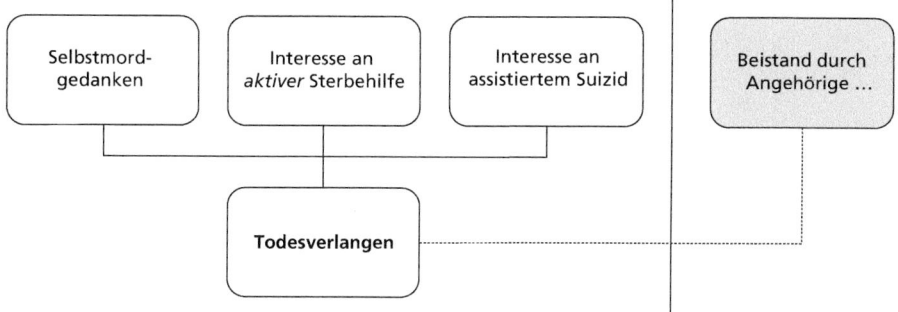

Abb. 44: Konzept des Todesverlangens (modifiziert nach Rave 2011, S. 65)

Als Beispiel mag der folgende Dialog dienen:

Kommunikationsbeispiel (PFK = Pflegefachkraft, K = Klientin)

K: »*Ich warte und warte ... Mir reicht es, ich möchte nicht mehr.*«
PFK: »*Sie fühlen sich kraftlos und ausgelaugt?*«
K: »*Oh ja, ich bin bereit zu gehen, ich hatte ein gutes Leben.*«
PFK: »*Sie sind mit Ihrem Leben im Reinen und können abschließen?*«
K: »*Genau, ich kann und möchte abschließen ... Aber ich warte und warte, Sie können mir ja dabei nicht helfen?*«
PFK: »*Sie sind empört, dass Sie noch leben, obwohl Sie das gar nicht mehr wollen, und wünschen sich, dass wir Ihnen helfen, Ihr Leben zu beenden?*«
K: »*Na ja, die Spritze können und dürfen Sie mir ja nicht geben – das ist ja auch in Ordnung. (K seufzt, fängt an zu weinen) Aber es ist so schrecklich, das Warten, ich habe solche Angst ...*«
PFK: »*Sie sind ängstlich, weil Sie nicht wissen, wie lange Sie noch leben müssen?*«
K: »*Ich will nicht mehr leben, immer nur Schmerzmedikamente und alles Mögliche gegen Schwindel, Erbrechen ... Das ist kein Leben.*«
PFK: »*Sie möchten Klarheit?*«
K: »*Ich möchte nicht allein sein, wenn Freund Hein dann endlich an die Tür klopft und sagt: ›Komm mit!‹. Wissen Sie, die Angst davor, allein zu sein, das ist das Schlimmste.*«
PFK: »*Sie wünschen sich einen Menschen, der bei Ihnen ist in den letzten Minuten, der Ihre Hand hält?*«
K: »*Ja, genau ... Dann wird das Sterben leicht.*«
PFK: »*Haben Sie eine Idee, wer Ihnen Ihre Hand halten sollte?*«
K: »*Natürlich, mein Sohn – aber der ist Amerika, der kann nicht kommen. Ich bin so froh, dass er wenigstens mehrmals am Tag anruft. Aber ich vermisse ihn jetzt und hier ...*«
PFK: »*Sie haben Angst vor dem Alleinsein und wünschen sich, Ihren Sohn hier zu haben – haben Sie ihn denn schon konkret darum gebeten? Weiß er, wie wichtig es für Sie wäre, wenn er jetzt bei Ihnen sein könnte?*«

K: »Nein, ich habe ihm das nicht gesagt – das stresst ihn nur und er muss ja seinen Job machen.«

PFK: »Sie sind bedrückt über diese Situation, das kann ich gut verstehen, aber was denken Sie, würde Ihr Sohn sagen, wenn er erfährt, dass Sie ihn hier haben möchten und nicht gefragt haben?«

K: »Ich habe Angst vor der Antwort ...«

PFK: »Davor, dass er Nein sagen könnte?«

K: »Ja, aber Angst vor der Antwort für ihn, denn wenn er Nein sagen muss, wird er sich den Rest seines Lebens Vorwürfe machen, dass er mir diesen Wunsch nicht erfüllt hat.«

PFK: »Was wäre denn mit Ihnen, wenn er Nein sagen würde?«

K: »Damit rechne ich ja, das wäre okay, denn das Leben geht weiter, ich kann nicht erwarten, dass sich alles um mich dreht.«

PFK: »Für Sie wäre es okay, aber meinen Sie nicht, dass Sie Ihrem Sohn die Chance geben sollten, die Entscheidung für oder gegen den Besuch selbst zu fällen?«

K: »Vielleicht sollte ich ihm sagen, dass ich ihm nicht böse bin, wenn er nicht kommen kann. Dann hat er nicht so einen Druck ...«

PFK: »Das klingt nach einem guten Plan.«

Die Klientin ruft noch am Abend ihren Sohn in den USA an, er verspricht so schnell wie möglich zu kommen. Am übernächsten Morgen betritt er die Wohnung. Mutter und Sohn verbringen noch drei Tage miteinander, dann stirbt die Klientin. Ihr Sohn ist unendlich dankbar, dass sie ihn angerufen hat.

 Kommunikationsbeispiel (PFK = Pflegefachkraft)

Sohn: »Was für eine Größe meine Mutter hatte ... Sie sagte mir am Telefon, dass sie nicht böse wäre, wenn ich nicht kommen könne, aber dass sie sehr froh wäre, wenn ich es einrichten könnte. Sie hat sich total zurückgenommen, nicht gefordert, gebeten und mir die Entscheidung überlassen. Großartig.«

PFK: »Ja, das war Ihrer Mutter sehr wichtig, dass Sie sich nicht unter Druck gesetzt fühlen. Sie sehnte sich nach Ihnen, aber sie wollte Sie nicht nötigen.«

Sohn: »Ach, hat sie mit Ihnen darüber gesprochen?«

PFK: »Ja, wir haben darüber gesprochen.«

Die Klientin spricht in diesem Beispiel zwar die »aktive Sterbehilfe« an (»Na ja, die Spritze können und dürfen Sie mir ja nicht geben ...«), im Grunde geht es ihr aber darum, ihren Sohn bei sich zu haben. Ich weiß nicht, wie sie reagiert hätte, wenn ich ihr eine »Spritze« angeboten hätte, aber in ihrer Verzweiflung, dass der Tod nun endlich kommen möge, schwankt sie zwischen »mach Schluss« und »ich möchte, dass einer bei mir ist, der meine Hand hält«. Hudson et al. (2006) geben folgende Empfehlungen für den Umgang mit solchen Situationen:

- *Sich selbst beobachten:* Es ist nützlich, auf die eigenen Gefühle und Bedürfnisse zu achten, denn diese haben einen direkten Einfluss auf das Gespräch. Suchen Sie Unterstützung bei Kolleg*innen.
- *Den Anderen/die Andere beobachten:* Ein sensibles Gespräch erfordert, dass der/die Gesprächspartner*in genau beobachtet wird. Wählen Sie Worte, die der emotionalen Belastung angepasst sind; lassen Sie Gesprächspausen zu, nehmen Sie sich Zeit.
- *Die Situation beurteilen:* Viele Probleme, die die Erkrankung mit sich bringt, erfordern entsprechende familiale und/oder externe professionelle Unterstützung. Prüfen Sie, ob diese Unterstützung für die erkrankte Person in ausreichendem Maße zur Verfügung steht. Entwickeln Sie ggf. einen Hilfe- und Unterstützungsplan.
- *Die Situation ausreichend dokumentieren:* Fassen Sie das Gespräch und die daraus entwickelten Unterstützungsmaßnahmen kurz und knapp, aber möglichst konkret zusammen, damit auch andere Mitarbeiter*innen jederzeit nachvollziehen können, welche Unterstützungsmaßnahmen geplant wurden.

Ähnliche Empfehlungen gibt auch das Royal College of Nursing in seiner Broschüre: »When someone asks for your assistance to die« aus dem Jahre 2016. Der Umgang mit Klient*innen, die Todeswünsche äußern, gehört sicher zu den emotional belastendsten Situationen in der palliativen Versorgung. Meine Erfahrung zeigt jedoch, dass allein die Tatsache, dass eine Pflegekraft sich dieser Thematik stellt und nicht darüber hinweggeht oder Andeutungen dieser Art überhört, die Klient*innen entlastet, denn sie wissen ja, dass Pflegefachkräfte und Mediziner*innen den Todeswunsch nicht erfüllen können. Gleichwohl entlastet es »darüber gesprochen zu haben!«

Gewaltfrei ist die Diskussion in der geschilderten Situation deshalb, weil der Gedanke an »aktive Sterbehilfe« zugelassen und nicht verdammt wird und über dem »Herausarbeiten« der Gefühle und Bedürfnisse steht – letztlich die Bitte an den Sohn.

Neuere Untersuchungen zeigen, dass alte Menschen ohne lebensbedrohliche Erkrankungen um Sterbehilfe bitten, wenn sie sich z. B. hilflos fühlen, weil sie schlecht sehen (64 %) und hören können (53 %) oder an chronischen Schmerzen (47 %) oder chronischer Müdigkeit (42 %) leiden (von der Berg 2020, Meier 2020).

6.5 Worüber reden Angehörige?

Angehörige haben in der Regel ein hohes Redebedürfnis gegenüber anderen Angehörigen, Freund*innen und Nachbar*innen, aber auch gegenüber den Pflegefachkräften. An-/Zugehörige machen sich Sorgen, häufig nicht nur »aus dem bloßen Gefühl des Verpflichtetseins, [sondern] weil [ihnen] das Handeln am

Herzen liegt« und »die Sorge des anderen zur eigenen Sorge wird.« (Maio 2019, S. 222)

An-/Zugehörige versuchen das Unfassbare zu verstehen, sich zu erklären, die Zukunft irgendwie fassen zu können, sich von der Angst und der Trauer nicht unterkriegen zu lassen. »Ich muss jetzt stark sein« wird häufig gesagt, »Mein Mann/meine Frau braucht mich jetzt doch besonders!« Nicht selten überfordern sich die nahen und weiter entfernten Menschen aus dem Umfeld des Sterbenden mit den Ansprüchen an sich selbst, häufig glauben sie auch, bestimmten gesellschaftlichen Anforderungen genügen zu müssen. Neben der ganzen existentielldramatischen Situation für die ganze Familie und für das Umfeld kommen für die Personen, die im direkten Kontakt zur sterbenden Person stehen, das Erleben und Ertragen von Schmerzen, Atemnot, Erbrechen und vielen anderen Symptomen hinzu, die sie meist noch nie gesehen haben und die sie nun erstmalig an der geliebten oder befreundeten Person kennenlernen.

An- und Zugehörige haben aber nicht selten auch Redebedarf, wenn es um die Patientenverfügung, einen Organspendeausweis oder um die Frage geht, ob ein Hospiz nicht der geeignetere Ort zur Betreuung sei als die häusliche Umgebung. Neuere Untersuchungen belegen zudem, dass viele Konflikte auch erst dann auftreten, wenn die Person verstorben ist (Francois et al. 2017).

Muriel Marondel (2017) hat aus Sicht einer Angehörigen, die ihren Vater verloren hat, ein sehr offenes, ergreifendes und authentisches Buch vorgelegt, in dem sie nicht nur versucht, den Tod ihres Vaters und ihren Umgang damit zu beschreiben, sondern – in diesem Zusammenhang viel wichtiger – sie beschreibt, wie der Umgang der Umgebung (also der Freund*innen, Arbeitskolleg*innen usw.) mit der trauernden Familie war und wie schwierig sie diesen Umgang empfand.

6.6 Reaktion von Angehörigen auf die Arbeit von Palliativfachkräften

Alle Personen, die in der Palliativversorgung (ob ambulant oder stationär) beteiligt sind, gehen mit großem Engagement zu den Klient*innen und Angehörigen und leisten neben pflegerisch-medizinischer Unterstützung vor allem emotionale Unterstützung. Sie begleiten die Klient*innen und deren Familien in den schwersten Wochen, Tagen und Stunden menschlichen Lebens und jede Fachkraft macht dies auf ihre individuelle und persönliche Art.

Zwingmann et al. (2019, S. 313) bestätigen, dass die emotionale Betreuung von den Familien wahrgenommen wird. Sie bedanken sich in ihren Dankschreiben zuallererst für Trost/Zuwendung durch die Fachkräfte, sie fühlen sich geborgen und gestärkt durch die emotionale Zuwendung, die sie erhalten. In der Dankesliste stehen Entlastung durch Pflege/Versorgung und praktische Ratschläge im Ranking hinter dem Dank für Trost und Zuwendung. Gleichzeitig bedanken sich die Angehörigen eher für »Sachverhalte [...], die nach ihrer Einschätzung dem Patienten halfen [...], als für Sachverhalte, die ihnen selbst zugutekamen.« (Zwingmann et al. 2019, S. 317).

6.7 Worüber reden Teams?

Die Teams, die sich um die Klient*innen vor Ort kümmern, bestehen nicht nur aus den Pflegefachkräften, sondern umfassen die behandelnden Palliativmediziner*innen, Apotheker*innen, Seelsorger*innen und andere Spezialist*innen. Idealerweise gibt es für alle diese Berufsgruppen »Fallbesprechungen« (▶ Kap. 6.7.1), in denen die einzelnen Klient*innen vorgestellt und die Strategien gemeinsam diskutiert werden (natürlich auch zusammen mit den Klient*innen und deren An-/Zugehörigen). In den Teams wird über die unterschiedlichen Verläufe des Prozesses gesprochen, über Nebenwirkungen von Medikamenten und anderen Therapien, über Wünsche, die die Klient*innen oder deren An-/Zugehörige geäußert haben. Gelegentlich wird über die eigene Betroffenheit und die eigenen Ängste der Mitarbeitenden diskutiert.

In der Palliativversorgung geht es vor allem um die Achtsamkeit gegenüber den Klient*innen und den An-/Zugehörigen. Conradi (2001, S. 283) betont, dass Achtsamkeit »den Grundgedanken [formuliert], dass Menschen füreinander außerordentlich bedeutsam sind. Zugleich aber geht der Begriff der Achtsamkeit über die herkömmliche Auffassung von Achtung hinaus, demzufolge ebenbürtige und unabhängige Menschen sich auf dem Wege der Gegenseitigkeit respektieren (sollen). [...] Achtsamkeit trägt der Bezogenheit von Menschen aufeinander, ja sogar der Abhängigkeit voneinander Rechnung.«

Professionelle und Laienmitarbeiter*innen in der Palliativversorgung »sorgen« sich um die Klient*innen und deren An-/Zugehörige im Sinne einer »Unmittelbarkeitsarbeit« (Maio 2019, S. 223), d. h. sie überlegen (gemeinsam), wie sie in einem bestimmten Moment, nicht »nur richtig, sondern vor allen Dingen situationsangemessen [...] reagieren« (Maio 2019, S. 223) können.

Alle Beteiligten gehen in der Regel davon aus, dass die »Probleme«, die sich mit der Betreuung der sterbenden Person ergeben, mit dem Tod ebendieser Person enden. Diese Annahme ist – wie neuere Untersuchungen ergeben – allerdings ein großer Irrtum, denn sehr häufig beginnen oder verschieben sich die Probleme, da die Erkrankung und der Tod mit großen Emotionen verbunden sind und somit Konflikte zwischen den Hinterbliebenen oder den Hinterbliebenen und den Palliativfachkräften oder -ärzt*innen dann aufbrechen können. Diese Situation wird seitens der Teams, die die Palliativversorgung organisieren und realisieren, häufig nicht bedacht und so werden die An-/Zugehörigen allein gelassen, da die durch Kostenträger finanzierte Palliativversorgung mit dem Tod der Person endet. Gerade hier aber wäre die Moderation der Konfliktsituationen mit dem Ansatz der Gewaltfreien Kommunikation besonders hilfreich. Manche Autor*innen schlagen eine »Mediation« als sinnvolle Methode vor (Voltz & Boström 2019, S. 47f.).

6.7.1 Palliative Fallbesprechungen

In der professionellen Palliativbetreuung werden regelmäßig mit allen Mitarbeitenden sog. »Fallbesprechungen« durchgeführt, die im Zuge der Etablierung des Hospiz- und Palliativgesetzes (HPG) seit 2015 etabliert sind (§ 132g SGB V). Der Gewinn einer solchen palliativen Fallbesprechung ist »in jeder Hinsicht […] gegeben, wenn in komplexen, den Mitarbeitern kraft- und zeitraubenden Situationen frühzeitig, regelgeleitet und gemeinsam nach einem Handlungsansatz gesucht wird, der nicht nur Entlastung bietet und Ruhe schafft, sondern der durch die Entwicklung eines abgestimmten Vorgehens Zeit freisetzt für andere Dinge, Aktionismus oder nicht zielorientierte Handlungen verhindert und damit auch Ressourcen schont.« (Gratz et al. 2018, S. 15f.).

Ob dieser Anspruch tatsächlich immer erreicht wird, dürfte kritisch zu hinterfragen sein, denn – so zeigt eine unveröffentlichte Umfrage des Autors – in den allermeisten »Fallbesprechungen« wird zwar über Diagnosen, Symptomkontrolle und Schmerztherapie durch die Mediziner*innen informiert, andere Aspekte der speziellen Situation der betroffenen Person und/oder der Familie werden meist, wenn überhaupt, nur sehr kurz »andiskutiert«, aber nicht in dem gewünschten und erklärten Sinne der Fallbesprechungen bearbeitet. Hinzu kommt, dass gerade Pflegende häufig Schwierigkeiten haben, pointiert und handlungsorientiert die sich ihnen aus der Betreuung darstellenden Probleme so darzustellen, dass daraus Handlungsoptionen abzuleiten wären. Die Erzählungen der Pflegenden und der sonstigen Mitarbeitenden werden, so die Klagen der Befragten, nicht ernst genommen bzw. es wird nicht genügend Zeit für die Fallbesprechungen eingeräumt.

6.8   Bewusstes Sterben?

In dem bisher Beschriebenen klingt mehr oder weniger direkt die Unterstellung mit, dass sich der*die Sterbende darüber bewusst und im Klaren ist, dass er*sie stirbt oder in absehbarer Zeit sterben wird. Dieses Bewusstsein wird quasi als »entscheidendes Kriterium […] [für ein] ›gutes Sterben‹« (Saake et al. 2019, S. 43) sowohl in der soziologischen als auch in der palliativmedizinischen Diskussion benannt. Allerdings belegen diverse Studien, dass es Klient*innen gibt, die diese »Sterberolle« nicht akzeptieren und auch nicht darüber reden wollen, dass der Tod bevorstehen könnte. Dieses »nicht wollen« wird fast als »Pathologie […] des modernen Paradigmas […] vom bewussten Sterben […] [verstanden, welches] mit professioneller Unterstützung überwunden werden soll.« (Saake et al. 2019). Wurde diese »Verweigerung« zunächst als »Verdrängung« durch die Klient*innen interpretiert, entwickelte die »moderne Gesellschaft« aber auch gleichzeitig Methoden, das Sterben an sich aus dem gesellschaftlichen Leben zu verbannen, indem einerseits das Sterben »in die Kliniken« verlegt wurde, andererseits medizinisches Personal »Taktiken« (Saake et al. 2019, S. 44) entwickelte, um Klient*innen ungenügend oder überhaupt nicht über ihre lebensbedrohende Erkrankung zu informieren, wie Glaser und Strauss (1965) in ihrer Studie »Awarenees of Dying« belegten.

Die Hospizbewegung hat sich nun aber zum Ziel gesetzt, offen und ehrlich über die Situation mit den Klient*innen zu sprechen, um denen ein »gutes Sterben« zu ermöglichen. Doch viele Klient*innen entsprechen nicht den »normativen Erwartungen« an die »offene Kommunikation«, sie wollen nicht darüber reden, sie widersetzen sich dem »Paradigma des bewussten Sterbens« und schlüpfen in die Rolle der »Unvernünftigen«. Es ist für die Personen, die sich der Palliativversorgung verschrieben haben und das Paradigma der »offenen Kommunikation« über das Leiden und Sterben der Palliativpatient*innen verinnerlicht haben, ein Angriff auf ihr berufliches, »ganzheitliches« Verständnis und führt zu Frustration.

6.9 Gutes Sterben?

So wie den Klient*innen eine »Sterberolle« zugeschrieben wird, werden auch bestimmte Kriterien, wie »gutes Sterben« sein sollte, benannt. Typischerweise wird von den An-/Zugehörigen, aber auch von den Personen, die in das palliative Geschehen eingebunden sind, sei es als Sterbebegleiter*innen, Pflegende, Mediziner*innen oder Theolog*innen, dann das Sterben oder der Sterbeprozess als »gut« empfunden, wenn er ruhig, selbstbestimmt, begleitet und gelassen abläuft (Breitsameter 2020, S. 334):

- »Ein *ruhiger* Sterbeverlauf soll vor allem durch eine gelungene Symptom- und Schmerzbehandlung über möglichst lange Zeit hinweg erreicht werden, wovon auch das soziale Umfeld profitiert;
- *selbstbestimmt* sterben bedeutet, möglichst so viel Bewusstsein zu bewahren, dass jene Bedürfnisse und Wünsche artikuliert werden können, die gestillt bzw. erfüllt werden sollen;
- *begleitet* sterben bedeutet, insbesondere in den letzten Augenblicken, jedoch auch in der Zeit davor von Familie, Angehörigen und Freunden sowie Mitarbeitern von Hospizen und Palliativstationen umgeben und umsorgt zu sein und Abschied nehmen zu können;
- *gelassen* sterben bedeutet, versöhnt mit sich bzw. dem eigenen Leben sowie insbesondere mit nahestehenden Menschen zu sein.«

Diese »Semantik des guten Sterbens« (Breitsamer 2020) stellt quasi die Matrix dar, auf der Palliativversorgung aufgebaut ist: Mediziner*innen und Pflegende sorgen sich in erster Linie um den »ruhigen Verlauf«, indem sie Schmerzmedikamente geben und versuchen, Symptome zu lindern. Gleichzeitig soll die Balance zur »Selbstbestimmtheit« der Klient*innen erhalten werden, so dass diese ihre Bedürfnisse und Wünsche auch wirklich artikulieren können. Auch das hier vorgestellte Konzept der Gewaltfreien Kommunikation kann ja nur dann in beide Richtungen gelingen, wenn der sterbende Mensch noch ein »Bewusstsein« hat. Und die Palliativversorgung bezieht ja gerade ihre Daseinsberechtigung aus der Vorstellung, dass Menschen auf »dem letzten Weg« begleitet werden wollen und ihnen dabei geholfen wird, dass sie »gelassen« sterben können.

Die gesellschaftlichen, traditionellen Vorstellungen von »bewusstem« und »gutem« Sterben sind gerade angesichts der zunehmenden Einflüsse, die uns Menschen aus anderen Kulturen schenken, im Schwinden begriffen. Religiöse Grundverständnisse sind in den modernen westlichen Kulturen immer weniger bedeutsam für den einzelnen Menschen, während andere Kulturen die Kraft ihrer Religionen gerade in existentiellen Fragen betonen.

7 Die religiöse Dimension

In unserer zunehmend säkularisierten, individualisierten Welt und in einer multikulturellen Gesellschaft wird wenig über die religiöse Situation der sterbenden Person gesprochen (vgl. Klöcker & Tworuschka 2005). Doch die Erfahrung zeigt, dass angesichts des Todes häufig die religiöse Dimension eine zunehmende Rolle für Klient*innen und deren An-/Zugehörige einnimmt (vgl. auch Berthold 2014) und es ist für eine gute Betreuung durch die Pflegefachkraft sicher nützlich, die wichtigsten Überzeugungen der Religionen zu Sterben, Tod und dem »Danach« zu kennen.

> Kultur- und Religionswissen und -sensibilität gehören zur professionellen Ausübung derer, die in der Palliativbetreuung tätig sind.

Spiritualität/Religiosität wird von den Klient*innen als wichtigste Ressource verstanden, um mit ihren Erkrankungen umgehen zu können (z. B. Büssing 2011). Dabei zeigt sich, dass »das Bedürfnis nach innerem Frieden und Weitergabe von Lebenserfahrung, Trost etc. von größerer Relevanz waren als religiöse oder existenzielle Bedürfnisse« (Büssing et al. 2012, S. 57). Grundlage dieser Spezifizierung ist die Überlegung, dass spirituelle Bedürfnisse aus vier Kerndimensionen bestehen:

- Verbundenheit (Liebe, Zugehörigkeit, Partnerkommunikation, Entfremdung etc.)
- Friede (innerer Friede, Hoffnung, Ausgeglichenheit, Vergebung, Distress etc.)
- Sinn/Bedeutung (Lebenssinn, Selbstverwirklichung etc.)
- Transzendenz (spirituelle Ressourcen, Beziehung zu Gott/dem Heiligen, Beten etc.)

Spiritualität »kann sowohl Formen kirchlich gebundener Religiosität als auch Formen säkularer Sinnsuche umfassen«, sie zeigt sich weniger in der sprachlichen Klarheit des Wortes, als in der Stärke »im Umgang der Mitarbeiter mit [...] [Klient*innen] [...] dann, wenn es um kleine Gesten, Zeichen oder Berührung geht.« (Walker & Breitsameter 2015, S. 19f.).

7 Die religiöse Dimension

7.1 Der hochreligiöse Mensch

Pfeifer (2017, S. 25) beschreibt die hochreligiösen Menschen (aus der Sicht eines Psychotherapeuten) eher negativ: So sei der hochreligiöse Mensch

- ein leidender Mensch (oftmals mit religiös geprägten »idioms of distress«, d. h. besonderen Begrifflichkeiten, die in spiritueller Sprache seelisches Leiden umschreiben),
- ein kulturell geprägter Mensch,
- ein Mensch im Konflikt (mit sich selbst, seinen religiösen Werten und seinem Umfeld),
- ein Mensch, der seine Schwachheiten erlebt, in denen sich die Versprechungen und die Bewältigungsstrategien der Religion als uneinlösbar erweisen,
- ein Mensch mit seinen Strebungen nach Liebe und Glück (evtl. im Widerspruch zu religiösen Regeln) und
- ein Mensch mit seinem »Schatten«, destruktiven Anteilen, Regungen und Strebungen, die sich nicht mit seiner religiösen Ethik in Einklang bringen lassen.

Diese psychotherapeutische Sichtweise ist extrem einseitig und meines Erachtens in dieser Absolutheit falsch: Seelsorgende aller Konfessionen und Glaubensrichtungen werden diese Darstellung ablehnen und berichten, dass viele der Gläubigen Kraft und Zuversicht aus ihrem Glauben erfahren und sich geborgen fühlen. Diese Spannung in der Bewertung religiöser Werte und Bedarfe sind Bestandteil unserer Gesellschaft und für die Mitarbeitenden in der Palliativbetreuung – besonders in der Bewertung der eigenen Religiosität – von Bedeutung. Pfeifer weist darauf hin, dass unterschiedliche Werte von Klient*innen und Palliativkräften »ein sorgfältiges Abwägen von Begrifflichkeiten und [...] [palliativmedizinischen, palliativpflegerischen] Zielsetzungen erfordern. [...] *Integrität* [der Palliativkraft] bedeutet dabei auch, dass [die Fachkraft] dazu stehen darf, dass sie zwar nicht alle Glaubenssätze teilen kann, aber versucht, sich in die Welt des Patienten einzufühlen.« (Pfeifer 2017, S. 28).

In der Palliativpraxis ist auch dieser Anspruch nur schwer zu realisieren. Pflegende, die – aus welchem Grunde auch immer – keinen oder einen anderen Zugang zur Spiritualität haben, sollen sich auf die Sichtweise der Klient*innen soweit wie möglich einlassen, d. h. ggf. auch bestimmte Rituale und »Vorschriften« beachten, die ihnen fremd sind. Ich erinnere mich, dass wir einen Muslim zu betreuen hatten, der in einem Bett lag, das nahezu das gesamte Zimmer ausfüllte. Als absehbar war, dass er sterben würde, fingen die Angehörigen plötzlich – und für mich als Pflegefachkraft – völlig unvermittelt damit an, den Mann mitsamt Bett im Raum hin und herzuschieben, sie mussten das Fußende des Bettes über Kopfhöhe der erwachsenen Söhne stemmen, um das Bett drehen zu können. In dem Bett lag der Klient mit einem Körpergewicht von nahezu 140 kg. Als sie das Bett ächzend und stöhnend und unter Protest des Klienten umgestellt hatten, erfuhr ich den Grund: Das Gesicht des Sterbenden musste nach Mekka gerichtet sein.

Dieses Beispiel zeigt, wie wichtig das Kultur- und Religionswissen einerseits, aber auch die »Sensibilität« für diese Fragen sind: In einer guten Biographiearbeit wäre vorab möglicherweise herauszuarbeiten gewesen, wie wichtig dieses wirkmächtige Symbol der Ausrichtung nach Mekka für die Familie ist und man hätte – bevor der Klient aus der Klinik entlassen wurde – bereits das Zimmer entsprechend einrichten können.

7.2 Die spirituelle Anamnese

Seit einiger Zeit wird über die *spirituelle Anamnese* diskutiert. (Hauf 2009, Zwingmann & Klein 2012, Klein et al. 2012, Büssing 2012, Xavier 2014, Mayr 2016) Mit dem erprobten »Halbstrukturierten klinischen Interview zur Erhebung einer spirituellen Anamnese« (SPIR) wird der Versuch unternommen »eine qualitative Einschätzung von Spiritualität bei Palliativpatienten« (Xavier 2014, S. 27) zu erhalten. Der »Fragebogen« ist kurz und mit geringem Zeitaufwand (für Pflegekräfte) verbunden. Die Anwendung des Interviewleitfadens stößt allerdings sowohl bei Klient*innen als auch bei den Anwender*innen auf Widerstand, v. a. im klinischen Setting, weil die Integration der spirituell-religiösen Dimension in ein medizinisches Assessment nicht möglich sei oder die spirituelle Dimension mögliche psychische Aspekte verdränge (Mayr et al. 2016, S. 13f.). Diese Diskussion zeigt – das sei hier am Rande angemerkt –, dass häufig der naturwissenschaftliche Blick der Medizin die Auseinandersetzung mit den emotional-religiösen Themen verdrängt bzw. die Durchführung notwendiger pflegerisch-medizinischer Maßnahmen als Grund dafür angesehen werden, bestimmte Bedürfnisse nicht zu berücksichtigen: Im obigen Beispiel war die Orientierung des Klienten nach Mekka für die Pflegekräfte ein besonderes »Hindernis«, weil der Zugang für die regelmäße Gabe von Schmerzmedikamenten nun nur schwer erreichbar war und nahezu akrobatische Verrenkungen der Pflegenden erforderte. Ob und inwieweit in der Palliativversorgung das Thema »Spiritualität« angesprochen wird, hängt sicher sowohl von der Offenheit der Klient*innen als auch von den Pflegefachkräften ab.

In der ambulanten Versorgung lässt sich aber häufig schon bei den Hausbesuchen ohne großen Aufwand herausfinden, ob eine gewisse Religiosität vermutet werden kann: Symbole der jeweiligen Religion, der berichtete Besuch von Geistlichen, bestimmte Zeremonien der An-/Zugehörigen – diese und ähnliche Indizien könnten zum Anlass genommen werden, herauszufinden, wie bedeutsam die Spiritualität für Klient*innen ist. Ganz generell sollten die Mitarbeitenden in der Palliativbetreuung den Aspekt der Religiosität berücksichtigen, d. h. sie sollten An- und Zugehörige bzw. Klient*innen direkt fragen, ob sie den Besuch von Würdenträgern ihrer Konfession oder Glaubensgruppe wünschen.

Unterstützung finden die Mitarbeitenden durch die Träger der Hospizdienste: Diese sollten deutlich machen, dass ihnen die religiöse Betreuung der Klient*innen wichtig ist und den Mitarbeitenden auch die Möglichkeit geben, sich das Kultur- und Religionswissen anzueignen, damit sie professionell – unabhängig von der eigenen Einstellung – die Betreuung organisieren und realisieren können.

7.3 Leiblichkeit und Spiritualität

Pflegende müssen ein »Gespür für nicht exakt definierbare Nuancen und Zwischentöne [entwickeln], die Interaktionspartner nonverbal miteinander austauschen. Angestellte in sozialen Berufen müssen sich auf die Klienten und ihre atmosphärische Gestimmtheit einstellen. So zeigen Untersuchungen zur Pflegearbeit, dass die unmittelbar körperlich vermittelte Kommunikation und Interaktion verbunden mit einer spürenden Wahrnehmung eine zentrale Voraussetzung ist, um die Bedürfnisse und Befindlichkeiten der Klient*innen zu erkennen.« (Wolf 2016, S. 168)

»Körperlich vermittelte Kommunikation und Interaktion« meint z. B., dass eine Pflegefachkraft die Hand auf die Schulter der Person legt oder sie gar in den Arm nimmt oder es zulassen kann, wenn die Initiative von den Klient*innen ausgeht. Nach Merleau-Ponty (1966) verhält sich der Leib als »Knotenpunkt lebendiger Bedeutung« (Merleau-Ponty 1966, S. 292), findet »Anhalt« (Merleau-Ponty 1966, S. 292) an der Welt und fungiert als »Verankerung in der Welt« (Merleau-Ponty 1966, S. 174).

> »Indem ich meine Hand an mein Knie führe, erfahre ich in jedem Moment der Bewegung die Realisierung einer Intention, die nicht auf mein Knie als Idee oder auch nur als Gegenstand abzielt, sondern als gegenwärtigen und wirklichen Teil meines lebendigen Leibes, und d. h. letztlich als Durchgangspunkt meiner beständigen Bewegung auf die Welt zu.« (Merleau-Ponty 1966, S. 174f.)

Etwas vereinfachter ausgedrückt: Die Umsetzung meiner Absicht, mich zu bewegen, erfahre ich als wirklichen Teil meines Körpers, was wiederum bedeutet, dass mein Körper letztlich die Durchgangsstation meines Willens zur Welt hin darstellt.

Bevor ich erläutern kann, was diese Gedanken mit Kommunikation und Palliativversorgung zu tun haben, muss noch ein weiterer Gedanke ausgebreitet werden, den Schmitz (2011) formuliert hat (vgl. auch Wolf 2016): Das leibliche Spüren verläuft zwischen den Polen »Engung« und »Weitung«. *Engung* umschreibt Angst, Schmerz, Überraschung oder Konzentration, während *Weitung* das Nachlassen von Angst, Schmerz etc. bezeichnet (Schmitz 2014).

Die Mitteilung, z. B. unheilbar an Krebs erkrankt zu sein, führt zur »Engung«, wobei Schmitz Spiritualität allgemein als »übersinnliche Erfahrungen« versteht. Die Mitteilung einer solchen Diagnose bewirkt das Gefühl »der Autorität des unbedingten Ernstes« (»Es geht mit mir zu Ende«, »Ich habe nicht mehr lange« etc.) und führt häufig dazu, dass die betroffene Person sich Gedanken über ihr bisheriges Leben und über die verbleibende Zukunft macht. Die »Weitung« folgt nicht zwingend nur durch theologisch-philosophische Diskussionen, die sicher hilfreich sein können; sie kann auch durch »einen kleinen Text, das Gesicht eines lange vermissten Menschen, eine besondere Naturerfahrung, eine Melodie« (Wolf 2016, S. 171) erfolgen, welche in der betroffenen Person Erfahrungen auslösen, die sie über sich selbst und ihre Situation hinausführen.

Merkmale spiritueller Erfahrungen können sein (Lauterbach 2014):

- Die Person ist vom Göttlichen affektiv-leiblich betroffen im Sinne eines wohligen Schrecks, eines Schauderns, einer Gewissheit, die aufgrund der Autorität unbedingten Ernstes sich spürend auferlegt und ihr Verhalten normativ beeinflusst.
- Daraus entspringt ein rituelles Verhalten, wie etwa beten, meditieren oder schweigen.
- Dieses rituelle Verhalten erinnert die Betroffenen an die gespürte Transzendenz, macht das Erlebnis wiederholbar und stiftet dadurch Sinn, Bedeutung und Gemeinschaft.

In meiner Ausbildung musste ich eine Zeit lang in einem sog. »Schwesternwohnheim« wohnen. Ein Ausbildungskollege wohnte im Nachbarzimmer. Ich hatte mir für diese Zeit eine Schallplatte von Reinhard Mey gekauft, die wir jeden Abend »ableierten«, dabei einen bestimmten Rotwein schlürften und »Knack-und-Back-Brötchen« verzehrten. Sobald ich auch nur den ersten Takt des Liedes »Wie vor Jahr und Tag lieb ich dich doch …« höre, zieht in meinen Gedanken das Zimmer auf, schmecke ich den Rotwein und die Brötchen – so, als würde ich in diesem Augenblick genau die Musik hören und Wein und warme Brötchen vor mir stehen haben (das passiert sogar jetzt, wo ich diesen Text schreibe!). *Das* ist ein Beispiel für *Weitung*!

In der Palliativversorgung ist es wichtig herauszufinden, ob es irgendetwas gibt, was die Klient*innen »weiten« kann – die nahen An- und Zugehörigen wissen dies vielleicht oder bestimmte Fotos an den Wänden oder Einrichtungsgegenstände der Wohnung lassen vermuten, dass sie dazu dienen könnten, »Weitung« herbeizuführen.

7.4 Ein kurzer Überblick über die monotheistischen Religionen

Der folgende kurze Abschnitt zu monotheistischen Religionen kann nur unvollständig sein. Das bereits erwähnte Beispiel zeigt aber, wie wichtig es für die Palliativpflegefachkraft ist, sich bei der Betreuung von Klient*innen anderer Kulturen, auch mit deren Religionen und den praktischen Auswirkungen für die Pflegetätigkeit auseinanderzusetzen. Urban (2019) hat eine ausführliche Monographie dazu vorgelegt, die ausgezeichnet geeignet ist, um sich mit der Problematik zu beschäftigen. Sie gibt sehr gute und praxisorientierte Tipps und Anregungen für den Umgang mit Sterbenden und Verstorbenen.

Gewaltfreie Kommunikation umfasst nicht nur die »richtige« Wortwahl, die Berücksichtigung von Gefühlen und Bedürfnissen, sondern in ganz besonderer Weise die Akzeptanz der religiösen Vorstellungen der Klient*innen. Sie äußert sich allerdings nicht nur darin, dass Pflegefachkräfte die Religionsausübung »zulassen«, sondern insbesondere darin, dass sie um die verschiedenen Riten und Gebräuche Bescheid wissen und diese in ihrer Betreuung berücksichtigen.

7.4.1 Christentum

Der deutsche Kulturraum ist nach wie vor abendländisch-christlich geprägt. Die beiden großen Konfessionen (Protestantismus und Katholizismus) verlieren zwar ständig an Mitgliedern in den »organisierten« Kirchen, dennoch sind viele der Gebräuche und Sitten der Glaubensgemeinschaften tief in der Gesellschaft verwurzelt. Ich habe z. B. häufig erlebt, dass Angehörige erstaunt waren, dass der Leichnam in der Wohnung aufgebahrt werden darf und nicht unmittelbar nach Feststellung des Todes vom Bestatter abgeholt werden muss. Die Trauer-, Beerdigungs- und Abschiedsrituale sind in unserer Gesellschaft mehr oder weniger bekannt, sie sind quasi »Kulturerbe« und selbst häufig von der zunehmenden Zahl der Menschen noch »gewusst«, die nicht mehr Mitglied einer Kirche sind (in Hamburg sind nur noch etwa 25 % Mitglieder einer Kirche). Die Rituale werden übernommen, der Sinn derselben ist vielen allerdings unbekannt. Für viele gläubige Christ*innen ist der Psalm 23 (Der Herr ist mein Hirte) eine wichtige Kraftquelle und Inspiration, gerade auch für die Stunden des Abschieds und der Trauer.

Zur Kommunikation

Ältere Menschen zeigen ihre Religiosität offener als viele junge Menschen. Zudem gilt als Expert*in für die religiöse Kommunikation natürlich der*die Geistliche. Pflegende und andere Palliativmitarbeitende werden eher selten auf dieses »Thema« angesprochen. Gleichwohl ist es für die Menschen wichtig, dass die betreuenden Personen Signale aufnehmen: Das kann die aufgeschlagene Bibel auf dem Nachttisch sein, die brennende Kerze vor der »Mutter-Gottes-Statue« oder der Rosenkranz, den die Person in den Fingern hält. Die betreuende Person muss nicht selbst die religiösen Bedürfnisse der Klient*innen befriedigen, wenn sie selbst die religiöse Bindung nicht hat (was auch bei konfessionellen Trägern überproportional häufig ist!), sie muss aber dafür Sorge tragen, dass sie von anderen, kompetenten und gleichermaßen gläubigen Menschen angesprochen werden.

7.4.2 Islam

Sehr gläubige Muslime glauben an ein Leben nach dem Tod. Im Sterbeprozess rezitieren die An-/Zugehörigen aus dem Koran und der Kopf des Sterbenden muss gen Mekka ausgerichtet sein (das beinhaltet gelegentlich ziemlich aufwändige Umräumarbeiten im Raum!). Das muslimische Glaubensbekenntnis sollten die letzten Worte sein, die der*die Sterbende hört.

Zuerst wird der Leichnam gewaschen. Die rituelle Waschung gleicht den Waschungen vor dem täglichen Gebet. Sie soll schnellstmöglich vollzogen werden, genauso wie die Beerdigung, am besten noch am gleichen Tag. Der*die Tote wird nach der Waschung in ein Leinentuch gewickelt. Wie im Judentum ist eine Verbrennung des Leichnams generell nicht gestattet, der*die Verstorbene muss mit Leib und Seele vor dem jüngsten Gericht erscheinen.

Zur Kommunikation

Muslimische Klient*innen und deren An-/Zugehörige stellen selten Fragen, weil sie sehr respektvoll (manchmal auch fast devot wirkend) die Zeit der Pflegekräfte und Mediziner*innen nicht in Anspruch nehmen wollen. Häufig nicken sie, wenn man fragt, ob sie alles verstanden haben, sie wollen sich selbst (was verständlich ist!) ob ihrer Unwissenheit keine Blöße geben.

Vor diesem Hintergrund sollte es selbstverständlich sein, dass die Pflegefachkraft den Klient*innen deutlich signalisiert, dass sie Zeit für ein Gespräch haben. Informationen zur Krankheit, zur Pflege oder zur Sterbesituation sollten auf keinen Fall belehrend oder »von oben herab« abgegeben werden (Urban 2019, S. 54). Es gilt bei den muslimischen Klient*innen als »unschicklich«, der Autoritätsperson (als solche werden Ärzt*innen, aber auch Pflegefachkräfte akzeptiert) ins Gesicht zu schauen oder gar in die Augen. Die nonverbale Kommunikation, die Beobachtung von Körperhaltung, Gesichtszügen etc. ist hier von herausragender Bedeutung.

Nicht selten erwarten eher konservativ geprägte muslimische Klient*innen eindeutige Vorgaben. Überlässt man ihnen die Entscheidung (z. B. »Bei Bedarf können Sie noch Abstral-Tabletten geben«), wird diese »Entscheidungsfreiheit« häufig dahingehend interpretiert, dass die Person, die diese Entscheidung freigibt (also die Pflegefachkraft oder der*die Mediziner*in), inkompetent sei (Urban 2019, S. 55).

7.4.3 Judentum[12]

Nach wie vor ist die Geschichte der in Deutschland lebenden Juden eng mit den Erinnerungen an die Zeit des Nationalsozialismus verknüpft. Die derzeitigen po-

---

12 Für nähere Erläuterung und Hinweise zu diesem kurzen Text bin ich Rabbi Dr. Walter Rothschild (https://de.wikipedia.org/wiki/Walter_Rothschild) sehr dankbar.

litischen Entwicklungen der Erstarkung der rechtskonservativen-rechtsnationalen Parteien und Gruppierungen in Deutschland verstärkt die Erinnerungskultur der jüdischen Mitbürger*innen. Diese historische Tatsache darf nicht verkannt werden und beeinflusst in hohem Maße die Arbeit der Palliativfachleute (Probst 2019a). Auch jüngere jüdische Mitbürger*innen haben diese Erinnerungen (»ererbte Wunden« nennt Drexler dieses Phänomen, Drexler 2019), auch wenn sie selbst die Zeit des Nationalsozialismus nicht miterlebt haben: Neuere Forschungsergebnisse belegen, dass Traumata »vererbt« werden können (transgenerationale Vererbung, Moré 2013), die sich auch organisch manifestieren können (Waller 2017).

Häufig wünschen jüdische Klient*innen von den Mediziner*innen und den Pflegefachkräften, dass sie die sterbenskranke Person möglichst spät bzw. gar nicht aufklären bzw. bestehen auf lebenserhaltende Maßnahmen, selbst dann, »wenn der Sterbeprozess ganz offensichtlich bereits eingesetzt hat.« (Probst 2019b, S. 29). Aufgrund der Erfahrungen während der NS-Zeit ruft die Einstellung der Nahrungs- und Flüssigkeitszufuhr Assoziationen an eben diese Zeit hervor und stellt für die jüdischen Familien eine unerträgliche Situation dar (Probst 2019a, S. 29, Probst 2019b).

Zu den historischen Erfahrungen gesellt sich – zumindest bei orthodoxen Juden – das Gebot aus der Halacha (Jore Dea, 399,1), nach der auch der »Moribunde als ein Lebender in jeder Hinsicht [gilt].« (Klöcker & Tworuschka 2005, S. 135) Dieses Gebot ist – bei orthodoxen Juden – die Grundlage dafür, der Palliativ- und Hospizarbeit zu misstrauen, da die jüdischen Klient*innen davon ausgehen, dass nicht alles getan wird, um das Leben zu erhalten (vgl. auch Klöcker & Tworuschka 2005, S. 133).

Unterstützung im interkulturellen Dialog zwischen deutschen Palliativfachkräften und jüdischen Klient*innen bieten die Bikkur-Cholim-Gruppen (Probst 2017) (Bikkur Cholim = hebr.: Krankenbesuch). Ob es eine Gruppe in der Nähe gibt, kann unter der Homepage der »Zentralwohlfahrtsstelle der Juden in Deutschland e. V.« (https://www.zwst.org) in Erfahrung gebracht werden.

Manche Juden glauben an eine Zukunft im Jenseits. Ist der Tod festgestellt (orthodoxe Juden nutzen dazu eine Feder, die sie auf die Oberlippe des Toten legen), wird durch den Spruch: »Gepriesen sei, der richtet in Wahrheit.« oder »Höre Israel, Adonai ist unser Gott, Adonai ist Eins!« (Deuteronomium 6:4) dieser mitgeteilt. Die Augen werden zugedrückt, der Unterkiefer hochgebunden. Die Füße liegen in Richtung der Tür, aus der der Leichnam später herausgetragen wird. Im Zimmer befindliche Spiegel werden verhängt und am Kopf der verstorbenen Person wird eine Kerze entzündet. Manche dieser Riten werden übrigens auch im christlichen Kontext zelebriert. Bis zur Beerdigung bleibt eine Person bei dem Leichnam, dass können Mitglieder der Familie oder Personen aus der Nachbarschaft sein (»Chewra Kadischa« = »Heilige Bruder-/Schwesterschaft«). Die jüdische Gemeinde unterstützt die Familie in allen Belangen. Die Reinigung des*der Verstorbenen erfolgt mit lauwarmem Wasser, dabei werden Zeilen aus der Bibel (Thora) gesprochen, anschließend wird der verstorbenen Person das Grabkleid (»Tachrichim«) angezogen.

Es ist grundsätzlich nur eine Erdbestattung erlaubt. Eine Verbrennung wird als »unnatürliches Entledigen« des Menschen verstanden, gleichwohl wünschen sich heute immer mehr gläubige Juden eine Verbrennung. Für Juden geben Verse aus der Thora und aus Psalm 23 tröstende Unterstützung im Abschiedsritual.

Wie in anderen Religionen auch, gibt es im Judentum unterschiedliche »Strömungen« (z. B. orthodoxes, liberales und konservatives Judentum), natürlich gibt es auch eine Vielzahl »atheistischer« Juden, die ihr »Jude-Sein« ethnologisch verstehen, d. h. von der Abstammung ihrer Eltern her definieren. In Deutschland sind vorwiegend russischstämmige Juden beheimatet.

Zur Kommunikation

Gerade bei älteren jüdischen Mitbürger*innen ist alles zu vermeiden, was Erinnerungen an die Zeit des Nationalsozialismus wachrufen könnte: Fixierungen, Geruch von Urin oder Kot (im stationären Setting), weinen oder schreien anderer Mitbewohner*innen (Urban 2019, S. 78).

7.4.4 Buddhismus

Zentrale Aussage des Buddhismus ist nicht der Glaube an einen Gott, sondern es wird v. a. die Eigenverantwortung des Menschen in den Fokus der Lehre gestellt. In den buddhistisch-historischen Texten wird Buddha als unübertroffener Arzt und Chirurg beschrieben, der seinen Anhänger*innen (Mönchen und Nonnen) aufgab, sich um umfassende medizinische Kenntnisse zu bemühen, um »bei Bedarf für sich selbst und andere zu sorgen.« (Klöcker & Tworuschka 2005, S. 124). Buddhisten glauben an die Widergeburt und möchten frühzeitig über den bevorstehenden Tod informiert werden (Urban 2019, S. 19).

Zur Kommunikation

Buddhisten wünschen die frühestmögliche Information über die palliative Situation und wünschen sich in der Regel den Besuch eines buddhistischen Lehrers, der bestimmte Riten mit der betreffenden Person durchführt. Pflegefachkräften fällt im Kontakt mit überzeugten Buddhisten häufig die Gelassenheit auf, mit denen die Klient*innen und deren Familien mit der Todesnachricht und dem Sterben umgehen. Buddhisten nehmen diese »Gefasstheit« aus ihrer Gewissheit, in einem anderen Leben weiterexistieren zu können.

Der Legende nach hat Buddha die Parabel von den zwei Pfeilen geschaffen: Die körperlichen und seelischen Schmerzen sind wie ein Pfeil, der uns trifft. Es ist der erste Pfeil, mit dem wir Schmerzen einfach wahrnehmen. Es kann aber sein, dass uns ein zweiter Pfeil trifft und dieser Pfeil bringt uns zusätzliche Schmerzen. Der zweite Pfeil (oder weitere dritte oder vierte Pfeile) sind unsere Bewertungen: unsere Ablehnung, Zurückweichen, Nichthabenwollen, Bekämpfen, Ignorieren, Verdrängen, Abspalten – unser innerer Kampf gegen den Schmerz des ersten

Pfeils. Das ist selbstgeschaffenes, im Prinzip künstliches Leiden. Der zweite Pfeil lässt uns anspannen, verhärten, kontrahieren, einfrieren und verkrampfen. Er erhöht und verlängert letztendlich die Schmerzempfindung. Im Sinne dieser Parabel[13] dient die Gewaltfreie Kommunikation der Prophylaxe des Abfeuerns des zweiten Pfeils – weder direkte noch indirekte Bewertungen abzugeben in einer konflikthaften Situation.

Mir wird die Klientin unvergessen bleiben, die in einer unfassbaren Gelassenheit und Freundlichkeit mit ihren Angehörigen und mit uns Pflegekräften umging. Sie litt unglaublich unter den Schmerzen, kämpfte ständig mit Übelkeit und Erbrechen, die medikamentös nicht in den Griff zu bekommen waren; sie hatte den unbändigen Wunsch, ein bestimmtes buddhistisches Kloster zu besuchen, um dort zur inneren Ruhe kommen zu können. Tatsächlich schaffte sie es, diesen Besuch zu organisieren und durchzuführen. Sie bliebt dort vier Wochen. Als sie wiederkam, freute sie sich, uns zu sehen, und formulierte die letzten drei Tage ihres Lebens: »Ich hatte das Bedürfnis nach innerem Frieden, und nun wünsche ich mir einen gnädigen Übergang.« Sie starb, nachdem ihr buddhistischer Lehrer mit ihr eine Mediation durchgeführt hatte – angst- und schmerzfrei (ohne dass sie noch irgendwelche Schmerzmedikamente von uns angenommen hätte!).

7.5 Zusammenfassung

Nicht alle Ausführungen zur religiösen Dimension der Betreuung Sterbender oder deren An-/Zugehörigen treffen auf alle Personen der hier beschriebenen Kulturen zu. Es gibt in allen diesen Kulturen sehr streng gläubige Menschen und sehr liberale, die an den Riten ihrer »Religion« wenig hängen. Es ist die Professionalität der Palliativbetreuenden, herauszufinden, welches Bedürfnis die Klient*innen und die An-/Zugehörigen haben und dafür Sorge zu tragen, dass diese Bedürfnisse erfüllt werden können.

Viele Riten, die in den verschiedenen Kontexten zelebriert oder angewendet werden, ähneln einander: z. B. jene Ideen, die im Abschnitt »Leiblichkeit und Spiritualität« beschrieben wurden (▶ Kap. 7.3) oder Meditationsübungen und -erfahrungen, wie sie vom Buddhismus geprägt sind. Es gibt also nicht ein Konzept oder eine Art »Gebrauchsanweisung« für den Umgang mit Gläubigen einer bestimmten Konfession oder Glaubensrichtung, sondern es muss in jedem Einzelfall ergründet werden, welche Bedürfnisse die Klient*innen oder deren An-/Zugehörige in dieser für sie extrem belastenden Situation haben.

---

13 Diese Parabel entnahm ich einer Seminarausschreibung von Matthias Albers (2020): Gewaltfreie Kommunikation & Buddhismus (https://www.meditationszentrum-ttc.de/programm/veranstaltungen/veranstaltung/wertschaetzende-kommunikation-buddhismus-die-zwei-pfeile-des-buddha/, Zugriff am: 15.03.2021)

7.6 Signalsprache

Besonders hingewiesen sei auf die *Signalsprache*, die benutzt wird, um auf etwas hinzuweisen, z. B. »Ich glaube, ich habe es geschafft!«

> **Kommunikationsbeispiel (PFK = Pflegefachkraft, K = Klient*in)**
>
> K: *»Ich glaube, ich habe es geschafft!«*
> PFK: *»Wenn ich Ihre Worte höre, fühle ich, dass Sie einen schweren und langen Weg bewältigen.«*
> K: *»Ja, ich bin erschöpft, weil ich mich so anstrengen muss und das Ziel erreichen möchte.«*
> PFK: *»Sie sind müde, weil der Weg so schwer ist?«*
> K: *»Ich bin matt, kraftlos … aber es ist gut so …«*

Wie soll ein*eine Begleiter*in auf ein solches »Signal« reagieren? Specht-Tomann & Tropper (2002) empfehlen, die Person direkt zu fragen: »Wie soll ich das verstehen?« oder »Was wollen Sie damit sagen?« Ich bin überzeugt davon, dass die Person, wenn sie eine »direkte« Aussage hätte treffen wollen, dies auch getan hätte. Die »Signalsprache« will den Gegenüber zwar auffordern, auf das Signal zu reagieren, aber die gewählten, sehr allgemeinen Formulierungen (die doch das »Offensichtliche« benennen) zielen darauf ab, dass die Person versucht, das Thema hinter dem Thema zu hören (▶ Kap. 11.1 »Doppeltes Zuhören«).

Die Pflegefachkraft »animiert« die Person, sich mit ihren Gefühlen und Bedürfnissen zu verbinden.

Tab. 2: Ein Gefühl verweist immer auf ein Bedürfnis (eigene Darstellung)

Gefühl	Bedürfnis
»erschöpft«	»… das Ziel erreichen möchte.« (Bedürfnis nach Autonomie?)
»kraftlos«	»… aber es ist gut so …« (Bedürfnis nach Frieden?)

Über das Sterben oder vom Sterben zu reden ist schwer – für alle Beteiligten. Für jene, die erkrankt sind und wissen, dass die Krankheit wohl nicht zu besiegen ist und für die An- und Zugehörigen, die sich nicht nur mit der schweren Krankheit und den Veränderungen auseinandersetzen müssen, die diese Krankheit und deren Therapie für die erkrankte Person und sie selbst bedeuten. Auch für die in der Palliativversorgung Tätigen ist es schwer – denn jede Palliativversorgung ist nicht nur anders, sondern auch immer ein Hinweis auf die eigene Vergänglichkeit.

Für die in der Palliativbetreuung tätigen Menschen kommt – gerade wenn sie mit den Betroffenen und deren Familien und Freunden sprechen wollen – hinzu, dass sie nur wenig über die Menschen wissen – ihre Biographie, ihre Sorgen, ihre positiven und negativen Erfahrungen, die sie geprägt haben. Wir neigen dazu, sehr schnell zu (ver-)urteilen, mit küchenpsychologischen Erklärungen zu hantieren und parteiisch zu sein. Das Leben hinterlässt Spuren in jedem Menschen, in seinem Verhalten, in seinen Gefühlen, seinen Gedanken, seinen Bedürfnissen – niemand hat das besser formuliert als Reinhard Mey in seinem 1975 veröffentlichten Lied »...Es bleibt eine Narbe zurück«.

7.7 Es bleibt eine Narbe zurück

Diese Gedanken sind die Matrix, auf der gerade die Kommunikation zwischen den Familienangehörigen stattfindet – und die »Narben« sind nicht immer klar und deutlich erkennbar, im Laufe der Jahre verblasst, kosmetisch verschönert, mit Stoff bedeckt. Aber Narben können eben auch nach langer Zeit wieder aufbrechen! »Die Zeit heilt alle Wunden ...«, aber wir wissen aus der Medizin, dass der Umbau »vernarbten Gewebes« in normales, gesundes, ursprüngliches Gewebe unendlich lange dauert und sich nie ein Gewebe nach der Verletzung bildet, das dem ursprünglichen, gesunden Gewebe 100%ig gleicht.

8 Über den Tod reden ... »gewaltfrei«?

Rosenberg scheint das Thema so wichtig zu sein, dass er in seinem Grundlagenwerk GFK in einem palliativen Kontext beschreibt (M. B. Rosenberg 2013, S. 126ff.). Aber wieso eigentlich »gewaltfrei«? Nimmt man den Begriff ernst, würde das ja bedeuten, dass in den Gesprächen mit den Klient*innen und deren An- und Zugehörigen »Gewalt« im Spiel sei. Man kann sich das gar nicht vorstellen: Da geht ein Mensch die letzten Meter und dann spricht der Autor dieses Buches von »Gewalt?« Gewalt bezieht sich nicht nur auf körperliche Auseinandersetzungen und auch nicht nur darauf, dass sich Menschen – vor Aufregung, vor Verzweiflung, aus Zorn – anschreien. Natürlich kommt das auch in den Familien vor, die nervlich und körperlich völlig am Ende sind, weil die Pflege und Betreuung der todkranken Person aufwändiger und anstrengender ist, als sich die Angehörigen das vorgestellt haben: Die Klient*innen klagen über Schmerzen, müssen sich häufig übergeben, kämpfen um Luft und die Beine schwellen wegen der Medikamente an und der Bauch auch ... die Kraft lässt nach, sie können das Bett nicht mehr verlassen und so müssen alle die Dinge, die normalerweise im Badezimmer erledigt werden, im Bett stattfinden. Die Patient*innen durchleben die o. g. Phasen – und die An- und Zugehörigen erleben dies alles in der Regel zum ersten Mal. Sie geben sich Mühe, sie organisieren ihr ganzes Leben um, sie wollen der kranken Person beistehen auf den »letzten Metern«. Aber auch sie spüren, dass die Kraft nicht reicht – und dann fallen auch verletzende, schmerzende, hässliche Worte. Der Frust, die Enttäuschung, die Wut bricht sich Bahn: bei der kranken Person und bei den An-/Zugehörigen.

Aber es gibt auch die »*stille* Gewalt«, jene, die sich durch Sprachlosigkeit auszeichnet, durch scheinbare Gleichgültigkeit, weil alle Beteiligten nicht wissen, was sie wie sagen sollen. Ich erlebte eine Situation, wo ich durch die Ehefrau in ein Haus gerufen wurde, weil es dem Mann sehr schlecht ging. Nicht die Ehefrau rief mich, sondern ein Hausangestellter, der mich dann auch zu dem Sterbenden führte. Die Ehefrau stand mit an der weitläufigen Terrassentür und schaute auf das riesige, mit Bäumen bewachsene Grundstück in Richtung eines Teiches mit Springbrunnen. Im Raum stand das Bett und ich sah, dass der Ehemann seine letzten Atemzüge machte. Ich ging zur Frau und sagte ihr: »Kommen Sie, Ihr Mann stirbt ... Sie sollten dabei sein!« Sie rührte sich nicht, »würdigte« mich keines Blickes oder einer Antwort. Ich ließ sie und ging zu ihm, er sagte: »Lassen Sie sie, es hat keinen Zweck!« Er sagte das voller Bitternis und mit liebender Stimme zugleich. Ich blieb bei ihm, bis er gegangen war. War das »stille Gewalt?«

Kommunikationsbeispiel (N = Neander, E = Ehefrau)

N: »Sie haben aus dem Fenster gesehen in die Ferne ...«

E: »Ja, das habe ich ... ich wusste, nein besser: Ich ahnte, spürte, dass er mich sitzen lässt ...«

N: »Sie fühlen sich von ihm verlassen?«

E: »Ja, wie würden Sie das nennen, er ist weg ... und ich bin hier, allein, ohne ihn ... mit all dem, was jetzt auf mich zukommt ...«

N: »Sie sind stinksauer, weil jetzt alles an Ihnen hängen bleibt?«

E: »Im Grunde ja, genau, stinksauer ... Er hatte, nein, wir hatten noch so viel vor. Aber er hat sich immer vor Verantwortung gedrückt, wenn es hart auf hart kam, dann hat er sich aus dem Staub gemacht. Seine erste Frau hat er versetzt, um seinen Sohn hat er sich nicht gekümmert und jetzt verpisst sich dieses Arschloch und lässt mich auch im Stich.«

N: (E beginnt zu weinen) »Sie sind nicht nur stinksauer, Sie sind verletzt und traurig, weil Sie gehofft hatten, dass er mit Ihnen anders umgeht als mit seiner ersten Frau?«

E: »Ja, er hatte mir versprochen, bei unserer Hochzeit, dass er mich nie verlassen wird, dass ICH die Frau sei, die er liebt, und dass für ihn gilt ›bis dass der Tod uns scheide‹ ...«

N: (E unterbricht sich, hängt ihren Gedanken nach, ich unterbreche sie nicht)

E: »Als ich merkte, dass es zu Ende geht, da war ich so wütend, ich dachte: Bist du doch auf diesen Kerl reingefallen, jetzt geht er und ich bleibe hier! Ich wollte meine Wut nicht rauslassen, aber ich konnte nicht auch noch am Bett sitzen und ihm die Hand halten, ihm Vorwürfe machen ... So etwas tut man nicht in einer solchen Situation ...«

N: »Sie wollten ihn mit Ihrer Wut nicht belasten?«

E: »Was hätte es gebracht?« (E schweigt) »Ich habe gehört, wie er gesagt hat: ›Lassen Sie sie, es hat keinen Zweck!‹ Was hat keinen Zweck?«

N: »Was meinen Sie, hat er damit gemeint?«

E: »Da war so viel Wut in seiner Stimme ... Die gleiche Wut, wie sie in mir war und ist ... Aber da war auch, da schwang auch ein lieber Ton mit, der Ton, der mich an ihm so fasziniert hat.«

N: »Sie vermuten, dass er auch ›wütend‹ war? Worauf?«

E: »Er war die ganze Zeit wütend, dass er eine Krankheit hat, die ihn hinraffen wird. So sagte er das: hinraffen! Eine Krankheit, die er nicht besiegen kann.«

N: »Und die es ihm unmöglich macht, bei Ihnen zu bleiben, so wie er es versprochen hat?«

E: »Ja, ja ... Das kann sein ... Er war wütend, dass er gehen musste, und ich war wütend, dass er »einfach so abhaut«. In den letzten Sekunden seines Lebens haben wir uns verloren.« (E beginnt erneut zu weinen)

N: (Ich halte das Weinen aus) »Sie sagten vorhin, dass in seiner Stimme Wut war, aber auch der liebende Ton, der Sie so an ihm fasziniert hat ...«

E: »Ja, der Ton war da, ganz leise, aber er war da ...«

N: »Sie haben sich verloren, haben Sie gesagt – obwohl da dieser ›liebende Ton‹ war?«
E: (stutzt merklich) »Da haben Sie recht ... Er hat mir gezeigt, gesagt, mit diesem Ton, ich liebe dich – auch wenn ich jetzt gehen muss.«
N: »Ich sehe ein Lächeln in Ihrem Gesicht, eine gewisse Erleichterung. Sind Sie erleichtert, weil Sie–«
E: (fällt mir ins Wort) »Ich bin erleichtert, weil ich mir gewünscht habe, dass unser Wort von ›bis dass der Tod uns scheide‹ irgendwann mal wahr wird ... und es ist wahr geworden. In seinem liebenden Ton ist es wahr geworden.«

Meines Erachtens liegt die »*stille* Gewalt« in der Unaussprechlichkeit dessen, was man in diesem Moment fühlt, sich aber nicht traut, zu sagen (»So etwas tut man nicht in einer solchen Situation«) oder in der Benennung eines Bedürfnisses, das anzusprechen als »unpassend« empfunden wird. Beide – in dem obigen Beispiel – merken diese »stille« (machtvolle) Gewalt.

8.1 Kommunikationsbedürfnis

Während Kübler-Ross (1975) beschreibt, wie sich die Situation des Sterbenden (und damit letztlich auch die der An-/Zugehörigen) verändert, beschreibt Kulbe (2010) (vgl. Achan 2015) drei Stufen des Kommunikationsbedürfnisses:

- Erste Stufe: Erhöhtes Kommunikationsbedürfnis
- Zweite Stufe: Verringertes Kommunikationsbedürfnis
- Dritte Stufe: Symbolsprache

Nach meiner eigenen praktischen Erfahrung kann ich die ersten zwei Stufen nicht als »Stufen« bestätigen, ich würde sie eher als kreisförmigen Wechsel zwischen hohem und verringertem Kommunikationsbedürfnis beschreiben. Abwechselnd und in verschieden langen Phasen möchten die Menschen mal mehr, mal weniger »reden« und manchmal signalisieren sie diesen Wunsch durch ein »Symbol« – etwa durch »tiefes Seufzen«, das so deutlich ist, dass es die Pflegefachkraft gar nicht überhören kann:

»Hören Sie, wie die Amseln quatschen ... die haben sich viel zu erzählen!«

Manchmal hält die Person ein Bild fest in der Hand, sagt nichts, aber schaut es ständig an, streichelt vielleicht das Gesicht, das aus dem Bilderrahmen schaut ...

8.2 Symbolsprache

Sterbende reden oft in »Metaphern« (Feichtner 2018). Sie sprechen von »Meine Uhr geht nicht mehr richtig!« oder »Ich gehe nach Hause …« und bieten damit eine Möglichkeit, auf die dahinter verborgenen Mitteilungen einzugehen (▶ Kap. 11.1). Häufig sind die Sterbenden in der Situation, in der sie in Metaphern oder in Symbolen sprechen, unruhig, nesteln an der Bettdecke oder ihre Blicke sind gehetzt und suchend. Leider wird diese Situation häufig dahingehend interpretiert, dass Beruhigungsmittel gegeben bzw. von den An-/Zugehörigen gefordert werden. Beispiele für Symbole, die häufig genutzt werden: »Meine Uhr geht falsch«, »Wir müssen aufbrechen, der Zug wartet nicht«, »Der Architekt wollte doch noch kommen«, »Ich habe mir Geld geholt, das ich für die Reise gespart habe«, »Ich gehe jetzt nach Hause«.

8.3 Nonverbale Kommunikation

Wehner & Gygax (2014, S. 22) bezeichnen die nonverbale Kommunikation als eine der »vier Säulen der Begegnung«. Mimik, Gestik, Körperhaltung und der Tonfall des gesprochenen Wortes verstärken die verbale Kommunikation in erheblichem Maße (▶ Kap. 11.2). Diese nonverbalen Möglichkeiten der Kommunikation vermitteln zudem häufig Vorstellungen darüber, wie sich die Person, mit der ich mich unterhalte, gerade fühlt, welche Emotionen sie bestimmen usw.

Häufig wird behauptet, dass nur 7 % der Kommunikation verbal, 38 % paraverbal (d. h. durch Pausen, Lautstärke, Sprechgeschwindigkeit und Tonfall) und etwa 55 % nonverbal abläuft (Feichter 2020, S. 57). Diese Aussagen beziehen sich auf Untersuchungen von Mehrabian & Ferris (1967), allerdings beschäftigt sich die Untersuchung mit der Frage, inwieweit *Sympathie* eines Menschen die Kommunikation beeinflusst: Demnach setzt sich die »Gesamtsympathie« für einen Menschen aus den o. g. Prozentsätzen zusammen, worauf auch die Autoren der Studie hingewiesen haben. Mithin ist die 7-38-55-Regel zumindest dann missverständlich beschrieben, wenn nicht auf den Zusammenhang zwischen Sprache und Sympathie hingewiesen wird. Unbestritten aber bewirkt die Sympathie zu einem anderen Menschen eine Veränderung der eigenen Kommunikation. Wesentliche Elemente der nonverbalen Kommunikation sind der Blick-, der Haut- und der Körperkontakt zwischen zwei Menschen (Feichtner 2018, Klimsch 2019). Nicht umsonst spricht der Volksmund davon, dass man einer geliebten Person »den Wunsch von den Augen« ablesen könne.

8.4 Mimik

Mimik (von griech. mimikos = schauspielerisch) ist das Ausdrucksverhalten v. a. der Gesichtsmuskulatur und der Augen. Schon zu Zeiten Ludwig des XIV. gab man sich viel Mühe, die Mimik der Menschen zu identifizieren und zu beschreiben, was so weit ging, dass Charles LeBrun (1619–1690) posthum 1698 ein Musterbuch – heute würde man Lehrbuch dazu sagen – vorlegte, das den Maler*innen zeigen sollte, wie Emotionen im Gesicht des Menschen dargestellt werden können.[14]

Abb. 45: Mimik (© Jai Wanigesinghe)

Ekmann (2017) hat sich sehr ausführlich mit der Frage beschäftigt, wie es dazu kommt, dass Menschen an der Mimik des Anderen Rückschlüsse auf dessen Emotionen ziehen können. In seinen Untersuchungen stellte er zunächst fest, dass Mimik universell ist, d. h., dass mimische Gesichtsveränderungen unabhängig vom Kulturkreis identisch und von daher »lesbar« sind. Diese Aussage konnte er machen, nachdem er in zwei Kulturen, die keinerlei Kontakt zur sog. »westlichen Zivilisation« hatten, sehr wohl Bilder mit Gesichtsausdrücken genauso interpretierten, wie jene Menschen, die aus ebendieser stammen. Besonders die Mi-

---

14 Heinrich Heine Universität Düsseldorf (2010): Digitale Sammlungen/Handwörterbuch der Seelenmahlerei (http://digital.ub.uni-duesseldorf.de/urn/urn:nbn:de:hbz:061: 1-79211, Zugriff am: 20.03.2021)

mik, die Ärger, Ekel, Trauer und Freude zeigt, war universell, erstaunlicherweise konnte die für Angst und Überraschung nicht einwandfrei erkannt werden. (Ekmann 2017, S. 14). Aus all seinen Forschungen, die er in über 20 unterschiedlichen Kulturen durchführte (Ekmann 2017, S. 20), schloss Ekmann, dass Mimik angeboren und nicht erworben ist.

Nimmt man diese Forschungsergebnisse, die mittlerweile vielfach bestätigt wurden, als Grundlage, kann die Pflegefachkraft ganz sicher sein, dass sie auch mit Menschen anderer Kulturen und »Sprachlosen« über die Mimik kommunizieren kann.

Neuere Untersuchungen lassen allerdings den Schluss zu, dass die Interpretation der Mimik und die daraus abgeleiteten Folgerungen deutlich überschätzt werden. Hassin et al. (2013) zeigen in ihrer Studie u. a., dass der Gesichtsausdruck einer Person keinerlei Rückschlüsse darüber zulässt, ob das starke Gefühl als angenehm oder unangenehm wahrgenommen wird. Die Forschenden fanden zudem heraus, dass der Körperhaltung bei der Interpretation von Emotionen eine viel höhere Bedeutung zukommt, als bisher angenommen wurde.

8.5 Körperhaltung

»Die an Gesprächen beteiligten Personen sind auf die verschiedenen verbalen und nonverbalen Kommunikationsmöglichkeiten besonders angewiesen. Dazu gehören auch Signale des Körpers, sowohl ausgesandte als auch empfangene. Körpersignale sind Ausdruck von inneren Bedürfnissen oder Zuständen sowie von Reaktionen auf äußere Reize. Sie sind ein momentaner Zustandsbericht über die betreffende Person. Werden Körpersignale wahrgenommen und erfolgt darauf eine unwillkürliche oder willkürliche Reaktion, so entsteht eine besondere Form der nonverbalen Kommunikation, die Körpersprache.« (Hempel 2006, S. 7, V2_5)

Körperhaltung (und die Mimik) »lassen Gefühle und Stimmungen nach außen dringen, die in der gesprochenen Sprache mit Floskeln und Konventionen überdeckt werden. Scham oder falsche Rücksichtnahme sind hier nur zwei der Gründe, die uns hindern auszusprechen, was uns im Inneren bewegt. Dann reden Trauernde davon, dass ›es schon gehe‹ und man ›klarkomme‹ – wo in der Realität nichts mehr geht.« (Grützner 2013, S. 22)

Ein Kritikpunkt an dem Konzept der Gewaltfreien Kommunikation ergibt sich aus der Tatsache, dass die Gestik und Mimik nicht explizit eingebunden sind. Es konzentriert sich auf Sprache, auf Gefühle und Bedürfnisse, vernachlässigt aber, dass sehr viel über den »Körper« gesprochen wird.

Theater, Kino und Oper leben davon, dass die Darstellenden nicht nur mit den Worten, der Stimmmodulation, der Lautstärke und der Betonung arbeiten, sondern eben auch den Körper einsetzen. Einer der bekanntesten Experten zum Thema Körpersprache ist Samy Molcho (2013), der in unzähligen Seminaren und in seinen Büchern verdeutlicht hat, wie viel der Mensch »sagen« kann, wenn er seinen Körper einsetzt. Alle kennen Charly Chaplin oder Marcel Marceaus, deren Kunst verdeutlicht, wie wichtig der Körper für die Kommunikation ist.

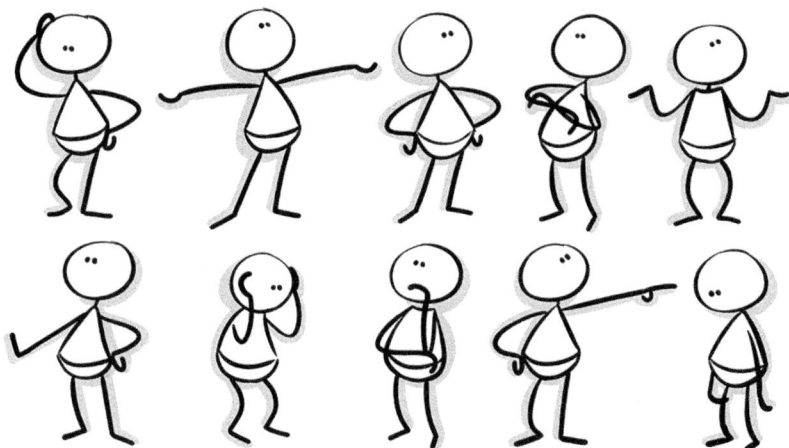

Abb. 46: Beispiele für Körpersprache (© Jai Wanigesinghe)

Schon die einfachen Strichzeichnungen der ▶ Abb. 45 zeigen, was »wortlos« ausgedrückt werden kann. Mit der Körperhaltung als solcher kann »Macht« demonstriert werden (*Power Posing*) (Körner & Schütz 2019) und wer »Macht« hat, bekommt höhere Aufmerksamkeit und hat positive Emotionen (*High Power Posing*). Die Körperhaltung ist raumeinnehmend, offen. Solche machtvollen Körperhaltungen erlebt man nicht selten bei Visiten der Mediziner*innen (auch bei Hausbesuchen), die – ohne diese Machtdemonstrationen bewusst einzusetzen – den Klient*innen und häufig auch den Pflegefachkräften Machtlosigkeit signalisieren. Diese verhalten sich submissiv und erleben negative (frustvolle) Emotionen. Das *Low Power Posing* zeigt sich durch eine »kontrahierte, zusammengesunkene Körperhaltung« (König & Schütz 2019, S. 15). Während man früher davon ausging, dass das Power Posing hormonell bedingt sei, ließ sich diese Annahme allerdings nicht bestätigen.

8.6 Basale Stimulation®

Bei Pflegepraktikern ist das Konzept der Basalen Stimulation® zumindest in Ansätzen bekannt. Das von Andreas Fröhlich (1993) zunächst in und für die Behindertenpädagogik entwickelte Konzept soll helfen, »Menschen ernst zu nehmen, unabhängig von ihrer aktuellen körperlichen, seelischen oder geistigen Verfassung.« (Fröhlich 2001, S. 297) Nach Fröhlich stellt die Basale Stimulation® die »unmittelbare körperliche Begegnung zweier Menschen [dar und akzeptiert] in dieser Welt die Einheit von Körper, Geist und Seele und [sieht] sie als untrennbar an.« (Fröhlich 2001, S. 297). Fröhlich spricht vom »somatischen Dialog« (Fröhlich 2001, zit. nach Bürli 2006, S. 24). Das Konzept wurde, zusammen mit Fröhlich, von Bienstein in die Praxis der Krankenpflege übertragen[15] und seitdem erschienen zahllose Publikationen mit »Fallbeispielen« (z. B. Buchholz et al. 2001, Laubenstein et al. 2006, Kostrezwa & Kutzner 2002, Schnell 2004).

Wissenschaftlich ist das Konzept bisher nicht belegt, da der methodische Ansatz einer entsprechenden Konzeptüberprüfung äußerst aufwändig wäre, weil bei der Anwendung dieses Konzeptes nie eindeutig zu belegen sei, ob die Basale Stimulation® als Anwendung oder die Interaktion zwischen den Beteiligten eine (gewünschte oder unerwünschte) Wirkung bei der betroffenen Person bewirken würde. Pickenhain (1998) gibt allgemeine anatomisch-physiologische Erklärungen für die »Wirksamkeit« der Beeinflussung der somatischen, taktik-haptischen, vestibulären, vibratorischen, oralen, auditiven und visuellen Wahrnehmungen eines Menschen (▶ Abb. 47).

Ohne Zweifel, wenn auch nur selten direkt erwähnt, werden in diesem Konzept Überlegungen von anderen Therapiekonzepten übernommen: das Wahrnehmungskonzept nach Affolter (2006), Montagues Untersuchungen zum Körperkontakt (2015) und die grundlegenden phänomenologischen Arbeiten von Merleau-Ponty (1966) sowie den Arbeiten, die den Zusammenhang von Haut und Psyche zu erklären versuchen (Anzieu 1991).

Die Beeinflussung der Wahrnehmung ist uns aus Kindertagen bekannt: Das schreiende Kind wird von der erwachsenen Person auf den Arm genommen, eng an den Körper gepresst und ein bisschen »geschaukelt« oder es wird ein Lied gesummt. Das Kind wird ruhig, es wird »beruhigt«.

Im Säuglings- und Kindesalter (aber auch bis ins hohe Alter) werden die verschiedenen Sinnesreize aufeinander abgestimmt, teilweise auch trainiert und vor allem koordiniert. Gesunde Kinder erbringen diese physiologisch-anatomisch-funktionelle Leistung durch die unterschiedlichen Aktivitäten: springen, hüpfen, schaukeln, singen sowie durch Körperkontakte jeder Art. Fehlentwicklungen können durch die Methoden der »sensorischen Integration« (SI)[16] behandelt werden.

In der Basalen Stimulation® sollen unterschiedliche »Stimulationsangebote«, die in verschiedenen Kursen gelehrt werden, helfen, den »somatischen Dialog« mit schwerst mehrfach behinderten Menschen zu ermöglichen; das Konzept wird als »ganzheitlich« bezeichnet, weil Störungen jedweder Art immer »systemisch« verstanden werden müssten (Bienstein & Fröhlich 2003, S. 9).

---

15 Bienstein ist nicht – wie in manchen Publikationen behauptet – »Entwicklerin« des Konzeptes, sondern Andreas Fröhlich. (vgl. Bienstein, C. (2017): Basale Stimulation: Was sagt die Wissenschaft? Die Schwester | Der Pfleger, 56(1), S. 22–23)

16 https://gsid.de

8.6 Basale Stimulation®

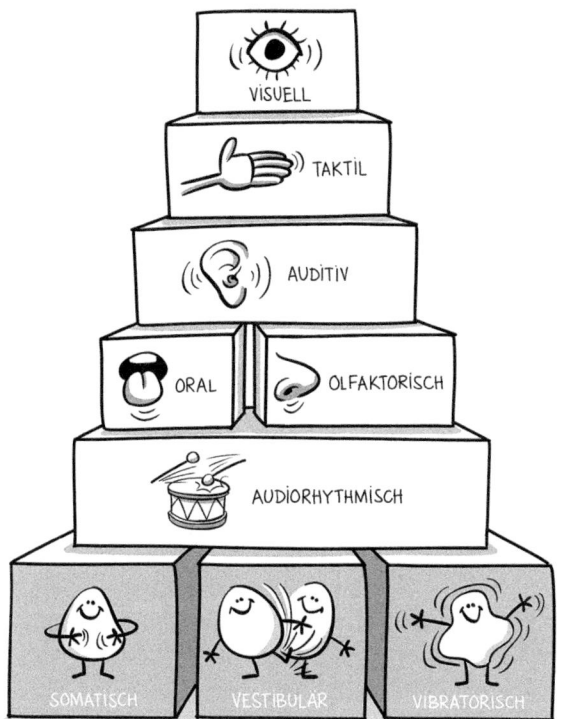

Abb. 47: Grundelemente der Basalen Stimulation® (nach Fischer 2006, © Jai Wanigesinghe)

»In der Wechselbeziehung mit dem Gegenüber, hier also mit dem Patienten, verwandte Bestrebungen zu entdecken, schafft Gemeinsamkeit und ermöglicht auf der Basis respektvoller Begegnung ein gemeinsames Handeln. Es geht uns nicht um die fremdbestimmte, von vornherein zum Scheitern verurteilte Einflussnahme auf Individuen, sondern um die Entwicklung gemeinsamer Interessen, vereinter Zeile und, daraus abgeleitet, die Ermöglichung gemeinsamer pflegerischer und selbstpflegerischer Aktivitäten. Wir respektieren Patientinnen und Patienten als Subjekt, als, auf ihre individuelle Weise gleichberechtigte Gegenüber, mit einer einzigartigen Biografie.« (Bienstein & Fröhlich 2003, S. 10).

Die zentralen Ziele der Basalen Stimulation® in der Palliativpflege gibt Walper (2016, S. 57) wie folgt an:

Zentrale Ziele der Basalen Stimulation®

1. Den eigenen Körper und das eigene Leben spüren
2. Vertrauen zum*zur Therapeuten*in aufbauen und sich sicher fühlen
3. Herz-, Atem- und Wachheitsrhythmus entwickeln
4. Das Leben selbständig gestalten
5. Die Einflüsse der Außenwelt wahrnehmen
6. Mit anderen aktiv kommunizieren und Begegnung gestalten

7. Sinn und Bedeutung geben und erfahren
8. Verantwortung übernehmen und selbstbestimmt leben
9. Leben erhalten und die Entwicklung wahrnehmen

An den Zielformulierungen der Autorin wird deutlich, welch hoher Anspruch an die Basale Stimulation® und – mehr noch – an die Pflegefachkraft gestellt wird: Was bedeutet es, »das Leben selbst (zu) gestalten«, angesichts der Situation, in der sich der*die Klient*in befindet? Einige der Zielformulierungen sind zumindest schwierig zu interpretieren:

- »Leben erhalten« als ein Ziel in der palliativen Versorgung kann nicht das eigentliche Ziel sein – wohl aber, das Leben erträglicher und vielleicht auch ein Stück lebenswerter zu machen. Insofern sind pflegerische (und natürlich auch medizinische, physiotherapeutische) Maßnahmen zur Linderung von z. B. Schmerzen und Atemnot »Standardangebot« der palliativen Versorgung und auch die Maßnahmen der Basalen Stimulation® helfen hier sicher enorm (Walper 2016, S. 61 ff.).
- »Das Leben selbst gestalten« lautet eines der zentralen Ziele und irritiert vielleicht die Lesenden etwas. Mit diesem Anspruch wird deutlich gemacht, dass es für Palliativklient*innen einerseits von erheblicher Bedeutung sein kann, das Zimmer (z. B. im Hospiz) individuell zu gestalten oder eben auch »letzte Dinge« zu organisieren: Patientenverfügung, Testament, vielleicht bestimmte Freunde besuchen, noch »einmal in die Oper« gehen – was auch immer! Auch wenn nur noch »begrenzte Zeit« vorhanden ist – diese kann und will geplant werden. (Walper 2016, S. 115 ff.)
- Je nach Zustand der betroffenen Person übernehmen An-/Zugehörige und Pflegefachkräfte die Verantwortung für sie. Der*die Klient*in kann die Selbstbestimmung möglicherweise nicht mehr aktiv wahrnehmen, so dass das Ziel besser lauten müsste: Verantwortung für Klient*innen übernehmen. (Walper 2013, S. 151 ff.).

Im Bereich der palliativ zu betreuenden Patient*innen berichten Kostrzewa & Kutzner (2002, S. 87 f.) u. a. über verschiedene Waschungen (beruhigende, belebende, entfaltende Ganzkörperwaschungen) und andere Stimulationsangebote. Diese können aber nur gemacht werden, wenn z. B. über einen außerordentlich gründlich erarbeiteten Biographiebogen Informationen darüber vorliegen, welche Berührung der*die Klient*in mag oder nicht mag, wo er*sie Berührung mag oder nicht mag usw.

Es muss v. a. geklärt werden, ob diese körpernahen Interaktionen durch und mit einer Pflegefachkraft überhaupt gewünscht sind. Aus meiner Sicht ist die Basale Stimulation® im Kontext der Palliativversorgung die Möglichkeit, die Angehörige sich häufig wünschen, aber nicht trauen:

- den*die Sterbende streicheln,
- ihr*ihm ein Lied zu singen,

- sie*ihn mit einer wohltuenden Creme einzureiben,
- sie*ihn einfach anzufassen,
- sie*ihn zu küssen,
- ihr*ihm etwas ins Ohr zu flüstern,
- ihr*ihm das geliebte Stofftier ins Bett zu legen
- usw.

Nach meinen Erfahrungen trauen sich An- und Zugehörige häufig nicht, die ihnen vertrauten »Stimulationsangebote« zu machen, aus Angst, »etwas falsch« zu machen. An- und Zugehörige wissen am besten, welche Stimulationsangebote die betroffenen Personen von wem besonders mögen – Pflegefachkräfte können diese »Intimität« nicht bieten und nicht leisten.

Ist der*die Sterbende gar nicht mehr in der Lage, aktiv zu kommunizieren, d. h. der Pflegefachkraft zu signalisieren, dass die »Massage« oder die »Wärmeanwendung« wirklich als gewünscht und als angenehm empfunden wird, sollte die Pflegefachkraft diese Art der Stimulationsangebote auch nicht mehr anbieten, aus folgenden Gründen:

Gut gemeint ist schlecht gekonnt

Eine Pflegefachkraft kann nur extrem schlecht einschätzen, ob eine bestimmte Stimulation möglicherweise negative Emotionen auslöst, weil die gut gemeinten pflegerischen Maßnahmen bei der betroffenen Person an Erfahrungen anknüpfen, die selbst enge Partner*innen nicht wissen und nicht erahnen können.

Loslassen können

In der Literatur zur Basalen Stimulation® wird viel darüber geschrieben, dass die Autonomie der Patient*innen auf jeden Fall zu berücksichtigen sei. Wenn es nicht möglich ist herauszufinden, was genau der*die Klient*in selbst will, kann jede Form der Basalen Stimulation® im Zweifel eine Begrenzung der oder ein Eingriff in die Autonomie darstellen.

In meiner eigenen Trainerausbildung für Basale Stimulation®, in der die »Auszubildenden« an- und miteinander die verschiedenen Stimulationsmöglichkeiten probieren und erfahrbar machen, ist es mir wiederholt passiert, dass – obwohl ich ja zugestimmt hatte – bestimmte Anwendungen genau das Gegenteil von dem erreichten, was sie erreichen sollten: Sie beruhigten mich nicht, sondern mobilisierten Abwehrkräfte, Unruhe, Angst oder Panik. Ich konnte darauf reagieren, indem ich mich aus dem Setting »entfernte«, die Übung abbrach. Das können aber Klient*innen, die möglicherweise präfinal sind und mit besten Absichten stimuliert werden, nicht. Deshalb ist die Basale Stimulation® ein zweischneidiges Schwert und die Person, die es schwingen will, muss sich sehr genau darüber im Klaren sein, das der betroffenen Person möglicherweise kein Gefallen getan wird. Auch die Anwendung von Musik (Decker-Vogt 2016) als »Basales Stimulationsangebot« hält vermehrt Einzug in die Palliativversorgung.

8.7 Kommunikation mit Musik

Eine wichtige Form der Kommunikation gelingt über Musik (Neander 1999). Mit den unterschiedlichen theoretischen Überlegungen haben sich Baumann & Bünemann (2009) auseinandergesetzt, ebenso Aldrige (1999). Über die Wirkung von Musik bei komatösen Patient*innen auf der Intensivstation haben Gustorff & Hannich (2000) eine beeindruckende Monographie publiziert. All diesen Untersuchungen ist gemein, dass sie Musik als hilfreich, entspannend, beruhigend, angst- und schmerzlindernd beschreiben. Die Untersuchungen gehen in der Regel davon aus, dass ausgebildete Musiktherapeut*innen diese Unterstützung mit unterschiedlichen Instrumenten anbieten. Zumindest die Praxis in der ambulanten Pflege ist aber weit davon entfernt, Musiktherapeut*innen im Team zu haben.

Häufig wird den An-/Zugehörigen geraten, dem Menschen, der sich auf dem Endstück seines Weges befindet, Lieblingsmusik vorzuspielen. Weiller (2017) hat viele Menschen in Hospizen besucht und sie nach »ihrer« Musik befragt. Herausgekommen ist eine lesenswerte Biographie und ein Verzeichnis von Musikstücken, die unterschiedlicher kaum sein können. Menschen – das klingt banal – lieben Musik, unterschiedliche Musik: Es ist daher von äußerster Wichtigkeit herauszufinden, welche Musik der Mensch liebt und ihn in seinem Leben begleitet hat, um sie ihm dann (aus der Konserve) vorzuspielen. Wichtig erscheint mir in diesem Zusammenhang, dass das gemeinsame Hören der Musik, der Körperkontakt, Streicheln und das »Dabei sein« für den Menschen von immenser Bedeutung ist. Aber Musik »vorzuspielen« ist – strenggenommen – natürlich keine Musiktherapie[17].

Vereinzelt taucht in der Literatur der Hinweis auf den Einsatz von Klangschalen auf (z. B. Grewe-Heitfeld 2008, Happe 2000). Happe beschreibt die Wirkung der Musik als Beeinflussung von »Kontakt und Beziehung, Emotionen, Ausdruck, Selbstbezug, Selbstbestimmung/Mitgestaltung, Auseinandersetzung/Verarbeitung, Erinnerungen, Quantitative Bewusstseinsveränderung/ Vigilanzminderung, Desorientierung, Körperspannung, Abbau/Übergang […] [der Patient*innen].« (Happe 2000, S. 98) Warth et al. (2014) beschreiben zudem Schmerz- und Stressreduktion sowie Kommunikationsförderung als Ergebnis guter musiktherapeutischer Unterstützung (▶ Tab. 3).

---

17 Eine Definition von Musiktherapie lautet: »Musiktherapie ist eine praxisorientierte Disziplin, deren wissenschaftliche Grundlagen in enger Wechselbeziehung zu verschiedenen Wissenschaftsbereichen stehen, insbesondere der Medizin, den Gesellschaftswissenschaften, der Psychologie, der Musikwissenschaft und der Pädagogik. […] Der Begriff ›Musiktherapie‹ ist eine summarische Bezeichnung für unterschiedliche musiktherapeutische Konzeptionen, die ihrem Wesen nach als psychotherapeutisch zu charakterisieren sind, in Abgrenzung zu pharmakologischer und physikalischer Therapie« (Korczak, D., Schneider, M., Wastian, M. (2013): Musiktherapie im palliativen Setting. HTA-Bericht 128. Köln: DIMDI, S. 8)

Tab. 3: Wirkung von Musik (eigene Darstellung)

Zielkriterium	Beschreibung
Schmerz- und Stressreduktion	Durch Schmerzen, Stress oder Ängste verursachte körperliche und psychische Spannungszustände sind ein häufig zu beobachtender Teil der Symptomatik von Palliativpatient*innen. Durch Ablenkung und dem Aufbau von Wohlbefinden können musikalisch gestützte Entspannungstechniken eingesetzt werden, um zur Schmerz- und Stressreduktion beizutragen.
Emotionsregulation	Mit der schweren Erkrankung und der akuten Konfrontation mit der eigenen Sterblichkeit gehen emotionale Belastungen wie Ängste oder Niedergeschlagenheit einher. Musik hat das Potential, die psychische Befindlichkeit und Stimmungslage der Patient*innen zu beeinflussen.
Kommunikationsförderung	Vielen Patient*innen fällt es schwer, am Lebensende über die eigenen Sorgen und Belastungen zu sprechen. Musiktherapie erweitert die Kommunikationsmöglichkeiten und kann Patient*innen, die sich verbal nur schwer oder gar nicht öffnen können, helfen, sich auszudrücken.
Unterstützung spirituellen Ausdrucks und Erlebens	Die Bedeutung von Spiritualität nimmt am Lebensende zu. Musikalische Angebote – wie das Singen oder Hören geistlicher Lieder und das Spielen von meditativer Musik – können genutzt werden, um spirituelles Erleben zu erleichtern.

Der Ton der Klangschalen (Klangarbeit, Klangmassagen) beeinflusst physiologische und psychologische Faktoren im Sinne einer tiefen Entspannung und Beruhigung (Hell 2013, Imbery 2012, Thies 2016, Breidenstein et al. 2020) durch Vibrationen der Klangschale, durch den gewählten Rhythmus und natürlich durch den obertonreichen Klang selbst.

Eigene Erfahrungen in der Anwendung von Musik bei dementen Klient*innen (Neander 2012) zeigten überraschende Ergebnisse, so dass ich im Rahmen meiner Arbeit in der palliativen Versorgung anfing, mit Klangschalen zu experimentieren. Klangschalen verband ich bis zu diesem Zeitpunkt mit dem Begriff »Esoterik« und assoziierte alte Männer mit langem weißem Bart, die unverständliche Formeln vor sich hinsprachen und die Klangschale einsetzten (natürlich ein Vorurteil, leider!). Aber die »Erfolge« verblüfften sowohl An-/Zugehörige als auch mich gleichermaßen: Wurde eine tiefklingende Klangschale mit einem weichen »Schlägel« leicht berührt, z. B. im Rhythmus der Atmung oder mit einem sehr weichen »Besen« innerhalb der Klangschale kreisend – dabei die Klangschale i. d. R. auf den Brustkorb oder die Bauchdecke gestellt, führte dies in jedem Fall zu einer Entspannung der Gesichtsmuskulatur, die Hände der kranken Person öffneten sich, häufig wurde der Blick klarer und eine Beruhigung der Situation für Patient*in *und* Angehörige trat ein. Diese Art der »Musiktherapie« können nicht nur Pflegende, sondern v. a. auch An-/Zugehörige anwenden.

8.8 Unterschiedliche Wege zum Menschen – Kommunikation

Die unterschiedlichen Kommunikationsformen, die hier vorgestellt wurden, haben zunächst nur wenig miteinander zu tun – allerdings geht es in allen Konzepten darum, die Menschen auf unterschiedlichen Wegen »emotional zu berühren«: Gewaltfreie Kommunikation zeigt einen Weg auf, Gefühle und Bedürfnisse zu erforschen und zu erkennen – die wichtigste Voraussetzung, um einander in Offenheit und Ehrlichkeit zu begegnen und – auch das gehört zu Wahrheit – sich möglicherweise verletzlich und angreifbar zu machen. Denn das ist die Angst, wenn Gefühle und Bedürfnisse offengelegt werden: Der*die Gesprächspartner*in könnte diese Situation ausnutzen.

Die unterschiedlichen Kommunikationsformen greifen in der Palliativversorgung ineinander, wenn unterschiedliche Palliativbetreuende ihre eigenen Begabungen nutzen: Nicht jeder Mensch ist musikalisch oder traut sich zu, Klangschalen einzusetzen; nicht alle Mitarbeiter*innen mögen es, in intensiven Körperkontakt zu gehen, wie er in der Basalen Stimulation® erforderlich ist, aber es ist wichtig, im Team Kolleg*innen zu haben, die diese unterschiedlichen »Angebote« unterbreiten können.

Mimik und Körperhaltung kann niemand »ausschalten« und so ist es wichtig, diese Kommunikationsangebote zu bedenken – und gesprochen wird mit den Klient*innen und deren Familien immer: deshalb sollten die Grundzüge der Gewaltfreien Kommunikation beherzigt und umgesetzt werden.

9 Was in der Kommunikation beachtet werden sollte

Die einschlägige Kommunikationsliteratur ist voll von Tipps und Hinweisen, wie der Mensch sich »richtig« verhalten sollte, wenn er kommuniziert. Alle Kommunikationsschulen gehen letztlich davon aus, dass »Kommunikation« gelernt und trainiert werden kann und das stimmt sicher auch, v. a. dann, wenn bestimmte Situationen eingeübt werden können, z. B. das Bewerbungsgespräch.

9.1 Der Lake-Wobegon-Effekt

Ist die Kommunikation zwischen Pflege- und Medizinprofis einerseits und den Klient*innen andererseits mangelhaft, kommt es in hohem Maße zu vermeidbaren Schadensfällen (Hannawa & Postel 2018, S. XX). Mit »Schadensfällen« werden in der Fachliteratur zum Thema »sichere Kommunikation« Pflege- und Behandlungsfehler thematisiert, die entstehen, weil bestimmte Prinzipien der sicheren Kommunikation vernachlässigt werden, denn Menschen neigen generell dazu, z. B. ihre Kommunikationsfähigkeit zu überschätzen (*Lake-Wobegon-Effekt*) (Alicke & Govorun 2005).

Hannawa & Postel (2018, S. XX) fordern eine »Kommunikationskompetenz« für Pflegende und Mediziner*innen, die von allen Beteiligten als »angemessen und effektiv« empfunden wird und folgende Kernkompetenzen umfasst:

- *Suffizienz:* Es werden genügend Informationen zur Verfügung gestellt, wichtige Details aus dem Wust der Informationen »extrahiert« und von allen Beteiligten als ausreichend für die Entscheidungsfindung angesehen.
- *Richtigkeit:* Es werden Informationen richtig und in angemessener Weise verwendet, weitergegeben und validiert, d. h. es wird geklärt, ob der*die Empfänger*in diese »richtig« verstanden hat.
- *Klarheit:* Die Informationen werden eindeutig und klar vermittelt, strategische oder unbeabsichtigte Mehrdeutigkeiten werden vermieden.
- *Kontextualisierung:* Es wird der Frage nachgegangen, ob die gegebenen Informationen in der vorliegenden Situation angemessen präsentiert werden.
- *Zwischenmenschliche Anpassung:* Es wird geklärt, inwieweit bei der Informationsweitergabe auf die Bedürfnisse und Erwartungen des Gegenübers eingegangen wird.

Die hier beschriebenen Aspekte der »kommunikativen Kompetenz« beziehen sich eigentlich auf Fragen der »Patient*innensicherheit« und haben nicht den »palliativen Kontext« im Speziellen im Blick. Dennoch finden sich auch hier die Schwerpunkte des Konzepts nach M. B. Rosenberg wieder: Im Rosenbergschen Sinne ist die *Effizienz* eines Gesprächs dann gegeben, wenn der Mensch sich mit seinen Gefühlen und Bedürfnissen verbindet, d. h. sie zulässt, benennen kann, zu ihnen steht. *Richtigkeit* – diesen oder einen ähnlichen Begriff nutzt M. B. Rosenberg nicht, er fordert aber implizit dazu auf, an der Ehrlichkeit sich selbst und anderen gegenüber zu arbeiten, wenn es um Gefühle und Bedürfnisse geht. *Klarheit* darüber zu erlangen, was »gerade in mir vorgeht« und »was ich eigentlich will«, ist ein zentraler Aspekt im Konzept der Gewaltfreien Kommunikation und für viele Menschen, gerade im palliativen Kontext, extrem schwer zu erreichen. Wenn Rosenberg in seinem Konzept dazu auffordert, Aussagen über Gefühle und Bedürfnisse mit dem Wort »weil« zu verbinden, stellt er den jeweiligen Kontext der Situation heraus (*Kontextualisierung*): »Ich bin traurig (Gefühl), weil mir Zuverlässigkeit enorm wichtig ist (Bedürfnis).« Dieser Satz könnte z. B. in einem Gespräch in einer partnerschaftlichen Beziehung fallen, er steht nicht lose und bezugslos im Raum. Die *zwischenmenschliche Anpassung* des Gesprächs wird bei M. B. Rosenberg durch die Forderung nach »Empathie«, nach dem »sich auf den Anderen einlassen« mehr als deutlich formuliert. Gespräche mit Klient*innen und den Familien und Freunden unterscheiden sich sicher auch hinsichtlich des Ortes, an dem diese stattfinden: in der Häuslichkeit der betroffenen Person, im Hospiz oder im Krankenhaus (Heuer et al. 2015, S. 274ff.)

9.2 Besonderheit des »palliativen Kontextes«

Gespräche im »palliativen Kontext« sind nur bedingt zu üben, denn alle Beteiligten, also der*die Palliativpatient*in, die An- und Zugehörigen, Freund*innen und Kolleg*innen, erleben eine solche Situation immer als einzigartig, selbst dann, wenn eine der beteiligten Personen bereits mehrfach mit sterbenden Menschen zu tun hatte. Eine Pastorin, die als Klinikseelsorgerin arbeitet, sagte einmal zu mir:

> »Es ist immer wieder erschütternd zu erleben, wie Menschen um ihre Fassung ringen, dass ›Unfassbare‹ zu ›begreifen‹, zu versuchen, den Abschiedsschmerz und die Trauer zu kanalisieren. Kein Tod, kein Sterben gleicht dem anderen, wir Begleiter*innen werden immer wieder Zeug*innen existentieller Verunsicherung und der Bewusstwerdung des ›Endes einer menschlichen Existenz‹«.

Die erlebte Einzigartigkeit der Situation, in der sich alle Beteiligten befinden, macht eine professionelle Kommunikation auch für »Expert*innen« schwierig und belastend, denn von Pflegefachkräften und Mediziner*innen wird Unmögliches erwartet: Sie müssen sich – gerade in der ambulanten palliativen Versorgung – mit den jeweiligen Situationen vor Ort vertraut machen, die unterschiedlichen Personen, die in Kontakt zur schwerkranken Person stehen, kennenlernen und deren unterschiedliche Kommunikationsstrategien einschätzen und damit umgehen können. Die Expert*innen arbeiten in einem Kontinuum zwischen persönlich vertrauter Person, Seelsorger*in, Paarberater*in und hochspezialisierter Fachkraft, die selbst aber in einem sozialen Umfeld lebt, dort eigenen – völlig anderen – Anforderungen genügen muss. Vor diesem Hintergrund sind die Erwartungshaltungen der Klient*innen und des sozialen Umfeldes sehr hoch, so dass häufig die geforderte Kommunikationskompetenz überfordert wird.

10 Systemische Überlegungen

Pflegende, die in der Palliativversorgung tätig sind, erleben nicht nur die betroffene Person und ggf. den*die (Ehe-)Partner*in, sondern es kommen Freund*innen, Nachbarn, Geschwister, Kinder und ehemalige Kolleg*innen zu Besuch. Zu all diesen Menschen hat der*die Klient*in eine wie auch immer geartete Beziehung: Möglicherweise versteht sich der*die Klient*in überhaupt nicht mit dem Sohn und allein die Erwähnung seines Namens, z. B. durch die Pflegefachkraft, führt dazu, dass sich der*die Klient*in dermaßen aufregt, dass die gesundheitliche Situation dadurch beeinträchtigt wird. Oder aber die Pflegefachkraft stellt im Laufe der Schicht fest, dass der*die Klient*in extrem schlechte Laune hat, sie weiß aber, dass der Freund aus Kindertagen sich gut darauf versteht, ihn*sie wieder aufzumuntern. Und da die Pflegekraft das weiß, kann sie anregen, doch einmal den Freund anzurufen oder ihn einzuladen. Dieser »familiensystemische Ansatz« (Wright et al. 2014, Wright 2014) führt häufig zu sehr intensiven, manchmal fast »intimen« Gesprächen der Pflegefachkraft mit den An-/Zugehörigen oder anderen Personen des sozialen Umfeldes der*des Sterbenden. Nicht selten drehen sich die Gespräche um das Verhältnis zwischen den Generationen oder auch um das schlechte Gewissen von Kindern, wenn diese sich »im Geheimen« wünschen, dass die Mutter oder der Vater baldmöglich sterben sollen.

10.1 Verhältnis Kinder – Eltern

Nicht selten erlebt man, dass ältere Menschen von ihren Kindern erwarten, dass sie dankbar sind, für das, was die Eltern für ihre Kinder getan haben: Mütter sind zu Hause geblieben und haben sich für die »Familie krumm« gemacht, Eltern haben sich »das Essen vom Munde abgespart«, damit die Kinder es mal besser haben als sie selbst.

Frau B. wird von den Mitarbeiter*innen des ambulanten Pflegedienstes zweimal täglich aufgesucht. Sie ist verbittert und geht mit den Pflegenden sehr grob um. Nichts machen die Kolleg*innen ihr recht, kaum jemand möchte sie betreuen. Die Gespräche zwischen der Klientin und den Pflegekräften verlaufen in etwa so:

Kommunikationsbeispiel (PFK = Pflegefachkraft, K = Klientin)

K: »*Ich verstehe nicht, warum meine Tochter nie zu Besuch kommt. Ist das der Dank dafür, dass ich mich für sie aufgeopfert habe?*«

PFK: »*Aber Frau B., Sie wissen doch, Ihre Tochter ist voll berufstätig und alleinstehend, sie muss sich um ihre zwei kleinen Kinder kümmern, da hat sie nicht so viel Zeit.*«

K: »*Ach, paperlapapp, ich musste früher auch rund um die Uhr für meine Familie da sein und trotzdem habe ich es geschafft, täglich nach meinen Eltern zu sehen. Sie muss nur wollen – aber sie will nicht. Aber erben, da wird sie dann schnell zur Stelle sein, wenn ich denn erstmal das Zeitliche gesegnet habe.*«

Die Tochter ist in der Tat gut beschäftigt, aber in einem Gespräch gibt sie freimütig zu, dass sie überhaupt nicht gern zu ihrer Mutter geht, weil die immer so dominant war.

Kommunikationsbeispiel (PFK = Pflegefachkraft, T = Tochter)

T: »*Ich kann morgen leider nicht zu meiner Mutter kommen, meine Jüngste hat morgen Abend eine Schultheateraufführung und die möchte ich nicht verpassen.*«

PFK: »*Ihre Familie nimmt Sie sehr in Anspruch, da fällt es schwer, Prioritäten zu setzen.*«

T: »*Ja, ich habe viel zu tun, mir wächst das Ganze auch über den Kopf, aber meine Mutter hat überhaupt kein Verständnis dafür, sie müsste doch wissen, wie es ist, wenn man alleinerziehend ist, sie hat ja – nach dem Tod vom Vater – auch alles alleine gemeistert.*«

PFK: »*Sie sind enttäuscht, weil Sie sich von Ihrer Mutter mehr Verständnis wünschen?*«

T: »*Ja, allerdings, ich bin sehr enttäuscht – na ja, eigentlich nicht, denn meine Mutter ist immer sehr auf sich konzentriert, es muss immer so laufen, wie sie es sich vorstellt ...*«

PFK: »*Ihre Situation scheint Ihrer Mutter unwichtig zu sein?*«

T: »*Unwichtig ist das falsche Wort. Es interessiert nur, was für sie wichtig ist, der Rest ist ihr egal. Wissen Sie, ich weiß, dass man das nicht einmal denken, geschweige denn sagen darf, aber ich wünschte mir, dass meine Mutter lieber heute als morgen stirbt. Dann habe ich endlich Ruhe vor dem Drachen.*«

PFK: »*Das Verhalten Ihrer Mutter geht Ihnen so nah, dass Sie Gedanken haben, derer Sie sich schämen?*«

T: »*Ja, allerdings. Meine Mutter erwartet Dankbarkeit von mir ... und die Dankbarkeit soll sich zeigen, indem ich immer springe, wenn sie etwas will.*«

PFK: »*Sie fühlen sich überfordert ...*«

T: (fällt ins Wort) »*Überfordert? Nein, in dieser Hinsicht nicht. Ich bin nicht dafür dankbar, dass sie mich in die Welt gesetzt hat und die Verantwortung* dafür tragen musste. Ich habe sie nicht gebeten, mich auf die Welt zu bringen. Ich erlebe es als moralische Erpressung, dass ich dafür dankbar sein soll.«

PFK: »Was könnte Ihnen helfen, aus dieser Empfindung der moralischen Erpressung ›rauszukommen‹, sich davon zu befreien?«

T: »Keine Ahnung ... Ja, eben doch, dass sie bald stirbt. Ich kann das nicht mehr ...«

Natürlich findet die Pflegefachkraft keine Lösung für diesen emotionalen Stress, dem sich die Tochter ausgesetzt fühlt. Es ist möglicherweise auch nicht die Aufgabe, eine Lösung zu finden. Aber die »Gewaltfreiheit« eines solchen Gespräches zeigt sich darin, dass nicht die moralische Keule geschwungen, sondern der Tochter die Gelegenheit gegeben wird, ihre Situation zu erläutern und angeleitet wird, über Gefühle und Bedürfnisse nachzudenken. Einige Tage später setzt sich das Gespräch in etwa so fort:

 Kommunikationsbeispiel (PFK = Pflegefachkraft, T = Tochter)

T: »Wir haben doch neulich über mein Verhältnis zu meiner Mutter gesprochen. Sie erinnern sich?«

PFK: »Ja, natürlich. Sie berichteten, dass Sie sich moralisch unter Druck gesetzt sehen von Ihrer Mutter.«

T: »Ja, genau ... Ich habe darüber noch einmal nachgedacht. Ich bin einfach wütend auf sie ...«

PFK: »Sie sind wütend, enttäuscht, weil Ihre Mutter Sie nicht sieht?«

T: »Enttäuscht, ja, enttäuscht, weil es ihr und mir nicht gelingt, darüber zu reden, dass ich mich moralisch zu etwas gezwungen fühle, was ich nicht bieten kann.«

PFK: »Sie sind enttäuscht, weil Sie ihr die gewünschte Dankbarkeit nicht geben können?«

T: »Nein, ich bin eher entrüstet darüber, dass diese Forderung überhaupt erhoben wird. Ich bin empört darüber ... Enttäuscht bin ich darüber, dass wir nicht miteinander reden können, diese Sprachlosigkeit, die macht mich aggressiv.«

PFK: »Sie fühlen sich einsam in dieser Situation?«

T: »Ja, total einsam ... Nur meine Mutter kann doch verstehen oder sich zumindest die Mühe geben, zu verstehen, was unser Verhältnis so belastet.«

PFK: »Zu Ihrer Einsamkeit kommt Zorn auf die Mutter oder Hass?«

T: »Ja, Hass ... Ich hasse sie, weil sie mir mein Leben nicht lässt. Ständig schreibt sie mir vor, was ich wie zu tun habe ... Ich bin Akademikerin, also nicht blöd, und ich habe zwei Kinder, ich weiß, wie das Leben läuft.«

PFK: »Sie fühlen, dass Ihre Mutter Ihnen das nicht zutraut, dass Sie das Leben meistern?«

T: »Sie traut es mir definitiv nicht zu ... Aber damit muss ich wohl leben.«

Reden wäre also eine Alternative. Und genau damit sind Menschen, die in der ambulanten Palliativbetreuung tätig sind, ständig beschäftigt, wissen doch alle Beteiligten, dass die Uhr läuft, die verbleibende Zeit nicht endlos ist. Im Hören und Zuhören wird, wie später noch ausgeführt wird, vieles nicht gesagt, vieles überhört, nicht gehört oder als »unerhört« übergangen. Ist es nach einem solchen Gespräch statthaft, erlaubt, gewünscht, ein Gespräch mit der Mutter zu führen mit dem Ziel, dass sich die Frauen aussprechen und Verständnis füreinander entwickeln?

Die Tochter wünscht sich, dass die Mutter bald stirbt, sie ist am Ende ihrer Kräfte und weiß keinen Ausweg. *Gewaltfreiheit* besteht darin, hier nicht zu verurteilen, sondern Hypothesen und anschließend Optionen zu entwickeln und mit den beteiligten Personen zu besprechen. Pflegefachkräfte sind keine Mediator*innen, sie haben nicht gelernt, Konflikte zu moderieren und zu strukturieren, aber sie können mit Gewaltfreier Kommunikation dazu beitragen, dass sich die Fronten nicht verhärten, dass sich ein Raum entwickelt, in dem die Personen den Gedanken nachgehen und neue Optionen entwickeln können.

Kommunikationsbeispiel (PFK = Pflegefachkraft, K = Klientin)

K: »*Ich verstehe gar nicht, warum mich meine Tochter nie besucht. Ist das die Dankbarkeit, nachdem ich so viel für sie getan habe?*«

PFK: »*Sie fühlen sich einsam ohne Ihre Tochter?*«

K: »*Ja klar, Sie wissen doch, wie schlecht es mir geht. Ich habe nicht mehr lange zu leben und sie ist nie für mich da.*«

PFK: »*Sie sind ärgerlich, weil Sie sich vernachlässigt fühlen?*«

K: »*Ich bin vernachlässigt, definitiv. Es gibt noch so viel, was ich mit meiner Tochter besprechen will, aber wenn sie nie erscheint, wie sollen wir dann ins Gespräch kommen?*«

PFK: »*Sie möchten mit Ihrer Tochter sprechen und sind sauer, dass sie keine Zeit für Sie hat?*«

K: »*Ja, das macht mich extrem sauer. Ich kann doch wohl erwarten, dass sie mal Zeit für mich hat.*«

PFK: »*Sie sind enttäuscht, weil Ihre Erwartungen nicht erfüllt werden?*«

K: »*Ich habe nicht mehr lange und ich möchte mit meiner Tochter darüber sprechen, wie dankbar ich bin, dass es sie gibt, und dass ich froh bin, dass ich sie haben durfte. Ich möchte ihr sagen, dass ich weiß, dass ich als Mutter häufig versagt habe. Ich möchte sie um Verzeihung bitten und ich möchte ihr sagen, dass ich sie liebe ... immer geliebt habe.*«

PFK: »*Sie haben das Bedürfnis nach Klarheit in Ihrem Verhältnis zu Ihrer Tochter?*«

K: »*So ist es, genau, ich könnte es nicht besser sagen. Ich möchte, dass sie weiß, dass ich glücklich bin, weil sie mein Leben lebenswert und spannend und aufregend gemacht hat und immer noch macht.*«

PFK: »*Sie möchten Klarheit schaffen, was treibt Sie dazu?*«

K: (überlegt länger) *Ich glaube, ich möchte Frieden schließen, mit meinem Leben und mit meiner Tochter.«*
PFK: *»Was könnte Ihnen helfen, den Kontakt zu Ihrer Tochter zu bekommen?«*
K: *»Ich habe ja keine Ahnung, wie soll ich mit jemandem sprechen, der sich mir entzieht?«*
PFK: *»Sie sind traurig darüber, dass sich Ihre Tochter Ihnen entzieht, weil Sie ihr gerne wichtige Dinge sagen möchten?«*
K: *»Ja, ich muss ihr diese Dinge sagen, vorher kann ich nicht in Ruhe und Würde sterben. (sie schweigt länger) Die besten Gespräche, die innigsten Situationen zu meiner Tochter hatte ich, wenn wir unter dem Apfelbaum vor der alten Kirche saßen und in den Abend schauten. Das mochte sie schon als kleines Mädchen und oft bat sie mich: ›Können wir zum Apfelbaum gehen?‹ Dort erzählte sie mir von ihrer ersten Liebe, von der ersten Schwangerschaft …«*

Frau B. lädt ihre Tochter einige Tage später »unter den Apfelbaum« ein, sie hat eine Flasche Wein dabei. Es ist ein langer Abend geworden, aber danach besuchte die Tochter sie – gemeinsam mit ihren beiden Kindern – tagtäglich. Frau B. verstarb in Frieden ca. vier Wochen später.

Dieses Gespräch verdeutlicht meines Erachtens zweierlei:

1. Frau B. musste zunächst zu ihren eigenen Gefühlen und Bedürfnissen finden, sich klar darüber werden, warum sie sich vernachlässigt fühlte und was sie sich eigentlich wünschte. Das Verbinden mit Gefühlen und Bedürfnissen – so scheint mir – ist gerade angesichts des bevorstehenden Todes elementar, weil nur dann Ungesagtes gesagt werden kann, weil eigene Klarheit dazu führt, erste Schritte auf die andere Person zu zu machen.
2. In der Gesprächsführung scheint es nicht unwichtig zu sein, die »Selbstbehauptung«[18] der Person zu fördern. »Sie möchten Klarheit haben, was treibt Sie dazu?« Damit fordert die Person dazu auf, sich über ihre eigene Motivation Klarheit zu verschaffen, die Geschichte hinter der Geschichte zu ergründen, um so – bestenfalls – Kraft und Mut zu finden, *das* »Thema« anzusprechen oder anzugehen.

---

18 Krabbe & Thomsen sprechen von WINDOWS 1, d. h. im Gespräch wird ein Fenster geöffnet, zunächst auf sich selbst, in dem Sinne: Was treibt mich an, was stärkt mich in der Situation? (Krabbe & Thomsen 2017, S. 140)

10.2 Wenn die Kraft nicht mehr ausreicht

An- und Zugehörige überfordern sich häufig, wenn sie versprochen haben, dass die kranke Person »auf jeden Fall« zu Hause sterben darf. Die Menschen haben keine Vorstellung, welche räumlichen und zeitlichen Ressourcen häufig gebraucht werden und noch weniger machen sie sich eine Vorstellung davon, wie qualvoll der Sterbeprozess sein kann und wie schwer es auszuhalten ist, die geliebte Person so leiden zu sehen. Die häufigsten Symptome im Sterbeprozess sind Schmerzen, Übelkeit, Erbrechen und Atemnot.

Für Menschen, die noch nie erlebt haben, wie ein Sterbender nach Luft ringt und erkennbar »erstickt«, sind solche Situationen traumatisch. Mir berichten Angehörige, dass sie teilweise Monate brauchten (nicht selten mit psychotherapeutischer Unterstützung), bis sie das Bild des sterbenden, geliebten Menschen »vergessen« konnten.

Die Kraft reicht nicht immer aus und so muss irgendwann das Thema »Hospiz« oder »Krankenhaus« angegangen werden. Das fällt schwer, ist häufig nahezu unmöglich, wenn zuvor das Versprechen gegeben wurde, dass »Mutti auf jeden Fall zu Hause bleiben darf!«

Martina Rosenberg hat einen eindrücklichen Bericht über die Pflege ihrer an Alzheimer erkrankten Mutter geschrieben (M. Rosenberg 2013), die sie – aus relativ guter finanzieller und zeitlicher Situation heraus – lange Zeit alleine stemmte und erst sehr spät zulassen konnte, dass ambulante Pflege bzw. später auch eine Ganztagespflegekraft eingesetzt werden konnten. Martina Rosenberg war am Ende, die Mutter sollte zu Hause bleiben, aber die Autorin erwischte sich immer häufiger bei der Frage: »Mutter, wann stirbst du endlich?« Viele Angehörige erleben ähnliche Situationen und das Maß an häuslicher Gewalt nimmt stetig zu, weil die zu Pflegenden häufig genau das erwarten: dass nämlich die An-/Zugehörigen diesen Spagat zwischen eigenem Leben und der Versorgung der kranken Person meistern und nicht wahrhaben wollen, dass sich Erschöpfung, Frustration und Überforderung eben (auch) in häuslicher Gewalt gegen die Pflegeabhängigen richten. (Sulmann & Väthjunker 2019)

Das folgende Gespräch zeigt die Situation. Herr H. hat seiner Frau versprochen, dass sie zu Hause sterben kann. Das tat er zu einem Zeitpunkt, als die Diagnose »Krebs« gerade erst bekannt wurde. Das Ehepaar verzichtete darauf, sich um einen Hospizplatz zu kümmern oder andere Maßnahmen zu ergreifen: »Wir lieben uns, das stehen wir gemeinsam durch!«

Frau H. ist mittlerweile, bei einer Körpergröße von 190 cm, auf 45 kg abgemagert. Sie bekommt ziemlich viel Morphin, da sie die Schmerzen sonst kaum aushalten kann, zudem quält sie eine massive Verstopfung und mittlerweile auch häufige Episoden von Todesangst wegen Atemnot. Herr H. gibt zu, dass er am Ende seiner Kräfte ist, er kann nicht mit ansehen, wie seine Frau leidet. Aber: »Ich hab's ihr versprochen!« Beim morgendlichen Besuch der Klientin stelle ich Blutergüsse an beiden Handgelenken der Frau fest. Sie sagt: »Er musste mich festhalten, sonst wäre ich aus dem Bett gefallen!«

10 Systemische Überlegungen

 Kommunikationsbeispiel (E = Ehemann; PFK = Pflegefachkraft)

E: »Schön, dass Sie kommen ... Ich bin völlig fertig, konnte die ganze Nacht nicht schlafen. Ständig ruft meine Frau nach mir, wimmert vor Schmerzen, muss sich übergeben ... Heute Nacht hatte ich den Eindruck, dass sie aus dem Mund nach Stuhl riecht.«

PFK: »Sie sind erschöpft, weil Ihre Frau Sie so fordert?«

E: »Ja, sie fordert mich, aber noch mehr macht mich fertig, sie so leiden zu sehen. Sie kann nicht loslassen ...«

PFK: »Sie sind erschüttert über die Situation?«

E: »Ich bin erschüttert und ich bin wütend, weil meine Frau so leiden muss und ich ihr nicht helfen kann. Heute Nacht konnte ich kaum an mich halten, am liebsten hätte ich sie angeschrien, dass sie doch endlich sterben soll. Können Sie sich das vorstellen, ich will, dass sie stirbt!?«

PFK: »Sie machen sich Vorwürfe wegen der Gedanken, weil Sie eigentlich Ihrer Frau eine Stütze sein möchten?«

E: »Genau, und stattdessen habe ich sie gestern so grob angefasst, dass sie Blutergüsse an den Handgelenken hat ... von mir, weil ich so verzweifelt und gewalttätig gegen sie war.«

PFK: »Sie sind verzweifelt, weil Sie sich nicht im Griff haben?«

E: »Ich bin verzweifelt, ja, weil ich nicht weiß, ob ich sie hier im Haus behalten kann. Ich habe es ihr doch versprochen.«

PFK: »Es bedrückt Sie, dass Sie Ihr Versprechen in Frage stellen?«

E: »Ich bin extrem sauer, dass ich so schwach bin und das nicht geregelt bekomme. Sie verlässt sich auf mein Versprechen ... Gestern Abend sagte sie zu mir: ›Du lässt mich doch nicht allein, oder?‹ Ich lasse sie nicht allein, auf keinen Fall, komme, was da wolle.«

PFK: »Was kann Ihnen helfen, diese Situation durchzustehen?«

E: »Ich weiß es nicht ...«

PFK: »Warum möchten Sie, dass Ihre Frau ›auf jeden Fall‹ zu Hause bleibt?«

E: »Damit wir beieinander sein können – wir haben uns geschworen, in guten wie in schlechten Zeiten. Jetzt sind schlechte Zeiten ...«

PFK: »Sie möchten in dieser schlechten Zeit bei Ihrer Frau sein, so wie Sie es ihr versprochen haben. Und ›bei ihr sein‹ heißt, hier in der Wohnung mit ihr zu leben?«

E: »Ja, genau ... Ähm, nein, eigentlich nicht. Ich will in ihrer Nähe sein, darum habe ich ihr versprochen, dass sie hier zu Hause sterben darf. (er grübelt, schweigt ...) Aber wichtig ist, dass wir zusammen sind.«

PFK: Ihnen ist wichtig, zusammen zu sein ...

E: (unterbricht PFK) »Ich muss mit ihr reden ...«

Am nächsten Tag spricht mich die Ehefrau an und teilt mir mit, dass sie und ihr Mann beschlossen haben, dass sie zunächst auf die Palliativstation und dann ins Hospiz gehen wird. »Aber er ist immer bei mir ...!«, sagt sie und lächelt. Herrn H. ist deutlich geworden, dass für ihn und seine Frau wichtig ist, dass sie zusammen sein können. Das bedeutet nicht, dass sie in der Wohnung zusammen sein müssen. Und so können sich beide entscheiden, die pflegerisch-medizinische Unterstützung auf einer Palliativstation bzw. einem Hospiz in Anspruch zu nehmen.

Gewaltfrei ist ein solches Gespräch, weil der Versuch unternommen wurde, mit Herrn H. dessen Gefühle und Bedürfnisse zu ergründen. Die Ergründung führt letztlich dazu, dass neue »Optionen« denkbar sind, die dem Paar guttun.

10.3 Wenn »Dankbarkeit« gefordert wird

Immer wieder kommt der Gedanke auf, dass sterbende Personen »Dankbarkeit« für das geleistete Leben von ihren Kindern oder Partner*innen erwarten oder dass Kinder der Meinung sind, sie müssten für die Lebensleistung der Eltern dankbar sein. Aus diesem Gefühl heraus wird dann versprochen, die Pflege der Eltern zu übernehmen und das Sterben in den eigenen Wänden zu ermöglichen.

Zu- und Angehörige leisten in der Pflege Übermenschliches und ohne deren Leistungen wären die Sozialversicherungsträger völlig überfordert. Es ist nicht die Aufgabe dieses Buches über die moralischen Probleme dieser Frage zu diskutieren oder dazu Stellung zu nehmen. Bleisch (2018) hat in ihrem nicht unumstrittenen Essay darauf hingewiesen, dass Kinder ihren Eltern nichts schulden und begründet ihre Überlegungen ausführlich. Kinder haben nicht darum gebeten, von diesen Eltern in die Welt gesetzt zu werden und sie auch nicht aufgefordert, Verzicht zu üben oder eigene Interessen hintanzustellen. Kinder hätten, so Bleisch, keine »spezifischen Pflichten« gegenüber ihren Eltern – Respekt ihnen gegenüber, aber keine Verpflichtung zur Dankbarkeit. Kinder sollten dafür Sorge tragen, dass ihre Eltern angemessen versorgt sind[19] (Wohnung, Essen etc.), zu »spezifischen« Pflichten hingegen, also Pflichten, für die eine tiefere Beziehung notwendig ist, können sie nicht gezwungen werden (z. B. vertraute Gespräche über gemeinsame Erinnerungen, das Ausleben gemeinsamer »alter« Rituale).

Die Situationen sind heikel und emotional hoch belastend. Die alte Mutter, die von ihrem Sohn Dankbarkeit erwartet, weil sie sich für seine Karriere aufgeopfert hat, der sterbende Vater, der Dankbarkeit erhofft, weil er den Kindern ein dickes Bankkonto hinterlassen wird. Kinder (egal wie alt sie sind!) leider unter diesem Druck enorm, sie können sich ihm kaum entziehen, auch weil unsere Gesellschaft diese Dankbarkeit generell erwartet. Was aber, wenn ich diese Dankbarkeit nicht empfinde?

Frau G. liegt noch im Krankenhaus, als ich sie wegen der Überleitung in die eigene Häuslichkeit besuche. Das »Überleitungsgespräch« dient sowohl der Vorbereitung der Wohnung (Bereitstellung von Hilfsmitteln etc.) als auch der Abklärung der Versorgungssituation vor Ort: Gibt es Partner*innen, die sich um die

---

19 Bleisch (2018) spricht von »generischen Gütern«, die den Eltern zur Verfügung gestellt werden; diese Leistung können aber auch Pflegekräfte erbringen.

Kranke kümmern können, existieren Kinder oder Enkel oder andere Personen, die unterstützen können? Die resolute Dame erklärt mir bereits in den ersten paar Minuten, dass natürlich ihre Tochter zu ihr ins Haus ziehen würde und sich um sie zu kümmern habe, da sie ja schließlich auch das Haus und ein »gewisses« Kapital erben würde. Da könne sie, die Mutter, wohl erwarten, dass die Tochter sie betreuen würde. Einen Pflegedienst würde sie daher nicht brauchen:

Kommunikationsbeispiel (K = Klientin; PFK = Pflegefachkraft)

K: »*Also, junger Mann, machen Sie sich keine Gedanken, meine Tochter wird in unser Haus ziehen, es ist groß genug und sie hat allen Grund sich um mich zu kümmern.*«

PFK: »*Sie sind ganz entspannt, weil Sie wissen, dass Ihre Tochter sich um Sie kümmern wird?*«

K: »*Ich gehe davon aus, schließlich erbt sie das Haus und nicht wenig Geld, da kann ich wohl etwas Dankbarkeit erwarten, finden Sie nicht?*«

PFK: »*Ihnen ist wichtig, dass Ihre Tochter Ihnen nicht selbstlos helfen muss, sondern dass sie weiß, dass sie eine Belohnung dafür erhält?*«

K: »*Na ja, Belohnung – das hört sich so nach Geschäft an. Nein, ich meine, dass ich als Mutter alles für meine Tochter getan habe, damit sie es gut im Leben hat, besser jedenfalls als ich es hatte. Ich musste den Krieg überleben, verlor meinen Mann, als meine Tochter fünf Jahre alt war, musste kämpfen, damit das Erbe, das mir mein geliebter Mann hinterließ, erhalten bleibt – also, da kann sich meine Tochter nun wirklich nicht beschweren. Jetzt bin ich mal dran.*«

PFK: »*Sie sind in diesen Überlegungen sehr klar, weil Sie stolz sind auf das Geleistete?*«

K: »*Ja, ich bin stolz darauf und ich denke, ich kann das auch sein. Ich bin zuversichtlich, dass meine Tochter mich versorgen wird, weil ich ihr einiges hinterlassen werde.*«

PFK: »*Dass Sie etwas hinterlassen können, beruhigt Sie, weil Sie Ihre Tochter nicht bitten müssen, unentgeltlich helfen zu müssen?*«

K: »*Genau, ich habe im Leben erfahren, dass niemand etwas unentgeltlich oder umsonst macht – und ich kann es mir leisten, meiner Tochter etwas zu hinterlassen.*«

Die Tochter treffe ich am nächsten Tag, als ich mich mit ihr in der Wohnung der Mutter verabrede, um weitere Details der Verlegung der Mutter nach Hause zu besprechen.

Kommunikationsbeispiel (T = Tochter; PFK = Pflegefachkraft)

T: »*Wann kommt denn meine Mutter nach Hause?*«

PFK: »*Ich weiß es noch nicht genau, die behandelnden Ärzte gehen wohl davon aus, dass sie nächsten Montag entlassen werden kann.*«

10.3 Wenn »Dankbarkeit« gefordert wird

T: »Oh, so schnell schon ... Das ist schlecht, ich weiß nicht, ob ich das einrichten kann, wissen Sie, ich bin beruflich sehr eingespannt und meine Mutter erwartet, dass ich gewissermaßen ›Gewehr bei Fuß‹ bin und sie bis zu ihrem Ende in ihrem Haus versorge.«

PFK: »Wenn ich Ihren Gesichtsausdruck und Ihre Stimme richtig deute, sind Sie darüber nicht sonderlich glücklich.«

T: »Nicht sonderlich glücklich? Ich bin total unglücklich darüber, voller Angst, ich zittere bei dem Gedanken, sie versorgen zu müssen.«

PFK: »Sie sind in Panik, weil Ihre Mutter von Ihnen die Betreuung erbittet?«

T: »Sie ›erbittet‹ die Versorgung nicht, sie fordert sie ein. Als Dank verweist sie immer darauf, dass ich dieses gottverdammte Haus und Geld erben werde, wenn ich sie – wie sie sagt – ins Grab gebracht habe.«

PFK: »Sie sind voller Ärger, weil Sie sich gezwungen fühlen?«

T: »Meine Mutter erwartet schon immer Dankbarkeit von mir: dass sie mich großgezogen hat, dass sie mir ein teures Studium finanziert hat, dass sie auf alles in ihrem Leben verzichtet hat ... aber ich bin nicht dankbar. Im Gegenteil, ich hasse sie – ich weiß, das sagt man nicht, aber es IST so.«

PFK: »Diese Gedanken machen Ihnen Angst, weil man sich als Tochter so nicht verhält?«

T: »Genau, man hat seinen Eltern dankbar zu sein, egal, was sie für einen getan haben. Aber meine Mutter hat mich zwar finanziell immer unterstützt und mir u. a. auch mein Studium ermöglicht, aber sie hat mich nie in den Arm genommen, ich durfte nie auf ihrem Schoß sitzen und weinen. Wenn ich mir eine Puppe wünschte, wie die anderen Mädchen sie auch hatten, bekam ich zu hören, dass sie dafür kein Geld habe.«

PFK: »Sie sind verbittert, weil Sie sich eine andere Beziehung zu Ihrer Mutter gewünscht hätten?«

T: »Genau, und jetzt soll ich wieder springen. Wer weiß, wie lange sie lebt und ich muss das jetzt hier aushalten. Aber ich habe irgendwie nicht die Kraft, ihr zu sagen, dass ich sie in diesem Haus sicher nicht tage- und wochenlang versorgen werde. (T schweigt länger ...) Haus und Vermögen können mir gestohlen bleiben.«

PFK: »Sie fühlen sich einsam und hilflos, weil Ihre Mutter über Ihr Leben verfügt?«

T: »Genau, das macht sie schon immer ... Ein liebendes Verhältnis hatten wir nie.«

PFK: »Sie sind verstört, weil Ihnen etwas in der Beziehung fehlt und Sie Ihre Mutter jetzt versorgen müssen?«

T: »Ja, genau so sieht das meine Mutter: Ich MUSS sie versorgen. Aber ich will das nicht.«

PFK: »Sie fühlen sich unter Druck–«

T: (fällt ins Wort) »Weil ich weder meine Mutter pflegen, noch Haus und Geld erben will. Ich will meine Ruhe und ich will meine Mutter besuchen, wenn ich es will, wenn mir danach ist. Genau, das ist es: Ich will meine Selbständigkeit meiner Mutter gegenüber ... aber dazu ist es jetzt wohl zu spät.«

PFK: »Was könnte Ihnen helfen, diese Selbständigkeit zu bekommen?«
T: »Ich habe keine Ahnung ... Ich müsste mit meiner Mutter reden, ihr klar machen, dass ich mich nicht zwingen lassen will, dass ich auch keine Dankbarkeit dafür habe, dass sie mir etwas vererbt.«

Frau G. kommt einige Tage später nach Hause, die Tochter ist da und versorgt ihre Mutter. Noch ist nicht viel Unterstützung nötig und so kann die Tochter stundenweise das Haus verlassen. Die Stimmung zwischen den Frauen ist gereizt. Etwa vier Wochen nach der Klinikentlassung kommt es während meines Hausbesuches zu einem Streit zwischen Mutter und Tochter. Frau G. wirft ihrer Tochter vor, dass sie ständig außer Haus sei und sich an die Verabredung nicht halten würde:

Kommunikationsbeispiel (K = Klientin; PFK = Pflegefachkraft, T = Tochter)

T: »Was für eine Verabredung meinst du?«
K: »Wir hatten verabredet, dass du dich um mich kümmerst und mich versorgst, stattdessen bist du ständig außer Haus. Nie weiß ich, wann du nach Hause kommst.«
T: (murmelt) »Eine Verabredung war das nicht ...«
K: (sehr aufgebracht) »Was meinst du damit, eine Verabredung war das nicht? Ich dachte ich hätte mich klar ausgedrückt: Du versorgst mich bis ich unter der Erde bin und dann erhältst du das Haus und nicht gerade wenig Geld.«
T: »Siehst du, du hast dich ›klar ausgedrückt‹! Eine Verabredung findet die Zustimmung von beiden – nach einer Zustimmung hast du mich nicht gefragt.«
K: (ist offenbar fassungslos) »Wie ›Zustimmung‹ – muss ich dich fragen, ob du erben willst?«
T: »Es geht nicht um das Erben, es geht nicht um das beschissene Haus, es geht nicht um das verdammte Geld.«
K: »Sondern? Herr N. (zu mir gewandt), was sagen Sie dazu?«
PFK: »Frau G., Sie sind überrascht, wie Ihre Tochter reagiert?«
K: »Allerdings, was soll das? Sie ist meine Tochter und hat sich um mich zu kümmern. Was gibt es da zu diskutieren?«
PFK: »Sie sind entrüstet, weil das für Ihre Tochter offenbar nicht so klar ist wie für Sie?«
K: »Ja, allerdings. Sie soll es doch nicht umsonst tun? Sie bekommt das Haus und mein Vermögen.«
T: »Mutti, ich will das Haus und dein Vermögen nicht, begreifst du das nicht? Ich will nicht mit deinem Vermögen und deinem Reichtum erpresst und gezwungen werden.«
K: »Aber Kind, jetzt bin ich perplex. Ich bin so froh, dass ich dir etwas hinterlassen kann, damit es dir gut geht, und jetzt sagst du solche ablehnenden Worte. Warum?«
PFK: »Frau G., Sie sind erschüttert, weil Ihre Tochter sich so undankbar verhält?«

K: »*Undankbar? Mh, ich weiß nicht ... Ich kann das Verhalten gar nicht deuten. Was ist in dich gefahren, Kind?*«

T: »*Du hast mein ganzes Leben damit geprahlt, was du alles für mich getan hast, mich großgezogen, auf dein Leben verzichtet, das Erbe von Vati gerettet ... Aber du hast mich nie auf den Arm genommen, mir keine Puppe geschenkt, wie sie die anderen Mädchen hatten ...*« (T beginnt zu weinen)

K: »*Aber ich liebe dich doch, Kind! Ich habe das doch alles getan, weil du mein Ein und Alles bist.*«

PFK: (zu T) »*Sie weinen, weil Sie sich nach Nähe und Geborgenheit gesehnt haben und sehnen?*«

T: »*Ja, ich habe mich nach LIEBE gesehnt, nicht nach Geld und Vermögen.*«

K: »*Ich wollte dir ein schönes Leben ermöglichen. Ich wollte, dass du auf deine Mutter stolz sein kannst ... Ich wollte dir so meine Liebe zeigen.*«

PFK: (zu K) »*Sie sind verstört, weil Ihnen Ihre Tochter keine Wertschätzung entgegenbringt, keine Wertschätzung Ihres Engagements für sie?*«

K: »*Ich bin verwirrt, weil ich dachte, ich hätte das Leben meiner Tochter bereichert – offenbar habe ich mich geirrt.*«

T: »*Ich weiß, dass du das getan hast, weil du mir eine Zukunft aufbauen, eine Zukunft geben wolltest – vielleicht eine, die besser ist, als sie es damals für dich war. Aber–*«

K: (fällt der Tochter ins Wort) »*Das ist gründlich in die Hose gegangen. Ich möchte nicht, dass du mich versorgst, weil du Haus und Geld bekommst. Ich möchte, dass du bei mir bist, jetzt, wo das Ende naht.*«

T: »*Ich bin unsicher, ob ich das leisten kann, weil ich das Bedürfnis nach Verständnis und Vertrauen habe und ich nicht sicher bin, ob es uns gelingt, das zu entwickeln.*«

K: »*Ich bin betroffen von der ganzen Situation, weil ich mich nach Geborgenheit und Gemeinschaft sehne. Meinst du, du schaffst es, mich wenigstens ab und zu stundenweise zu besuchen? Die Pflegekräfte vom ambulanten Pflegedienst helfen mir ja und notfalls kann ich mir ja auch noch eine Haushaltshilfe leisten.*«

T: »*Mutti, ich bin erleichtert über unser Gespräch ... Ja, natürlich kann ich dich ab und zu besuchen. Ich habe den Wunsch, dass wir respektvoll miteinander umgehen, rücksichtsvoll und dass wir Sicherheit im Umgang miteinander finden. Kannst du dir vorstellen, jetzt, wo wir nur noch wenig Zeit haben, diesen Weg miteinander zu gehen?*«

Ich habe das Wort »Wertschätzung« (ein Nicht- oder Pseudogefühl) in das Gespräch eingebracht. Mir schien es angebracht, weil es die Situation beschreibt: Die Mutter bemerkt gerade, wie die Tochter zu ihr steht. Es wird darüber hinaus aber auch deutlich, dass über den Weg der Benennung von Gefühlen und Bedürfnissen ein Verständnis füreinander entwickelt werden kann, welches – wie in diesem Fall – zu einer Versöhnung oder zum Neustart einer (nie dagewesenen) Beziehung werden kann.

Frau G. lebte noch etwa sechs Monate und die Tochter war zunächst nur alle 1–2 Tage für wenige Stunden zu Gast. Zum Ende hin wohnte sie bei ihrer Mutter und fühlte sich – zum ersten Mal in ihrem Leben – wohl bei ihr und »zu Hause« in dem »gottverdammten« Haus.

11 Gewaltfreie Kommunikation »vertieft«

M. B. Rosenberg hat ein praxisorientiertes und -erprobtes Kommunikationskonzept vorgelegt, das darauf abzielt, eine *Verhaltensänderung* zu bewirken – darin liegt die Stärke und dieser Ansatz fordert den Willen, sich auf Gefühle und Bedürfnisse bei sich selbst und bei seinen Gesprächspartner*innen einzulassen. Ich gestehe, dass mir manche theoretischen Erörterungen und v. a. Begriffsdefinitionen in seinem Konzept entweder fehlen oder nicht explizit und genau genug ausgefallen sind. Aus diesem Grunde habe ich mich mit unterschiedlichen Theorien der Kommunikation beschäftigt und weitere »Erklärungsmuster« gefunden, die von M. B. Rosenberg nicht erwähnt wurden, die aber ihm zweifelsfrei bekannt gewesen sein dürften.

11.1 »Doppeltes Zuhören«

Levold (2019) weist darauf hin, dass das Ohr – ähnlich wie das Auge – zunächst der räumlichen Orientierung und der Erfassung wichtiger Aktivitäten in der Umwelt dient. Der Hörvorgang hält den Eindruck der letzten 30 Sekunden fest (Ernst 1973). Die Tatsache, dass das Ohr äußerst sensibel, fein und empfindsam ist, hat wohl damit zu tun, dass »das Hören pure Gegenwart repräsentiert. Ein zweites Mal hinhören ist nicht möglich [...]. [...] Lesen können wir beschleunigen, das Hören nicht.« (Levold 2019, S. 30). Die physiologischen Gegebenheiten des Ohres sind darauf ausgerichtet, bestimmte Muster zu erkennen, unterschiedliche Klangqualitäten und -muster zu differenzieren und zu einem Ganzen zusammenzusetzen. In einem Gespräch gilt genau dieses: Wir erkennen nicht nur die Worte, die gesagt werden, sondern »interpretieren« das Gesagte, indem wir die Klangmodulation, die Geschwindigkeit des Gesagten und die Betonung einzelner Worte oder Silben erfassen und in unseren eigenen Erfahrungskontext bzw. in den Erfahrungskontext mit dem Gegenüber einbinden. Diese Einbindung erfolgt über die Spiegelneurone (di Pellegrino et al. 1992, Bauer 2005), die zusätzlich die Mimik und Gestik der Person erfassen und eine »affektive Kommunikation« ermöglichen (Levold 1998).[20] Zaboura (2009) betont, dass es »auf-

---

20 Roth & Ryba verweisen allerdings darauf, dass sich das »Spiegelneuronen-System« beim Menschen an einer anderen Stelle des Gehirns befindet (nämlich in einer limbischen

grund zerebraler Reorganisationen [zu einem] Abgleich eigener und fremder Handlungen [kommt], um die Aktionen anderer intern – jedoch ohne symbolischen Wert – zu repräsentieren. Dafür erfuhren grundsätzlich für die motorische Kontrolle eigener Handlungen zuständige Gehirnreale eine Erweiterung ihrer Ansprechbarkeit durch Entladen bei der Beobachtung fremder Aktionen.« (Zaboura 2009, S. 80). Die menschliche Entwicklung hat somit »ein Verfahren zum unterschwelligen Ablauf von Handlungen entwickelt: dies ermöglicht eine bewusste Verinnerlichung und Einordnung, darüber hinaus auch eine Antizipation der Ziele durch Vorwegnahme des Handlungsendes des anderen.« (Zaboura 2009, S. 81, vgl. auch Rizolatti & Sinigaglia 2008)

> »Peter Brook sagte vor einiger Zeit in einem Interview, die Neurowissenschaften hätten mit der Entdeckung der Spiegelneurone zu verstehen begonnen, was das Theater seit jeher gewusst habe. Für den großen britischen Bühnendichter und Regisseur wäre die Mühe des Schauspiels umsonst, verstünde er es nicht, über alle sprachlichen und kulturellen Schranken hinweg die Laute und Bewegungen seines eigenen Körpers den Zuschauern mitzuteilen und diese dadurch zu Mitwirkenden eines Ereignisses zu machen, zu dessen Entstehung sie beitragen müssen. Auf dieser unmittelbaren Teilhabe beruhe die Realität und Rechtfertigung des Theaters, und für sie lieferten die Spiegelneurone mit ihrer Fähigkeit, sich zu aktivieren, wenn man eine Aktion ausgeführt oder andere sie ausführen sieht, die biologische Basis.« (Rizzolatti & Sinigaglia 2008, S. 11)

Es kann sicher für alle beratenden und unterstützenden Berufe verallgemeinert werden, was Levold (2019) für die »systemische Therapie« feststellt: Der*Die Beratende ist häufig mit »reden« beschäftigt bzw. mit der Überlegung, welche Frage oder welche Information der anderen Person übermittelt werden soll, als mit dem Zuhören im eigentlichen Sinne.

Das Gespräch zwischen zwei Personen ist dann besonders wirksam, wenn die Worte der einen Personen eine Resonanz bei der anderen Person hervorrufen und umgekehrt. »Sprechen und Zuhören sind in diesem Sinne komplementäre, wechselseitige Phänomene. Empathie lässt sich aus dieser Perspektive nicht als einseitige Eigenschaft oder Leistung [...] verstehen, sondern ist das Ergebnis gegenseitigen Einstimmens, analog etwa zum gemeinsamen Musizieren.« (Levold 2019, S. 35)

Ein Gespräch, also das Sprechen und Zuhören, ist immer selektiv: Die sprechende Person überlegt, was sie sagen bzw. nicht sagen will, die zuhörende Person hört zu, überhört und missinterpretiert das Gesagte oder Anteile daraus. Nicht nur die Lebenserfahrung beider Personen beeinflusst also die Antworten. Ergänzt und erweitert werden die Antworten durch »ein empathiebasiertes, teilhabendes und mitvollzügliches Gewahrwerden der unendlich nuancenreichen ›Beredtheit‹ der non-verbalen Kommunikation, des ›ungesagt Gesagten‹ [...] [so-

---

Region des Cortex) als bei den Makaken-Affen, bei denen diese Neurone zuerst entdeckt wurden. Da die Spiegelneurone der Makaken nicht im limbischen System liegen, sondern in einer prämotorischen Region, haben sie bei den Makaken auch nichts mit Empathie zu tun. Inwieweit aber die Spiegelneurone des Menschen etwas mit Empathie zu tun haben, darauf geben die Autor*innen keine Hinweise, vgl. Roth, G., Ryba, A. (2016): Coaching, Beratung und Gehirn – Neurobiologische Grundlagen wirksamer Veränderungskonzepte. Stuttgart: Klett-Cotta, S. 141

wie der] interpersonalen Implikationen des Blicks, der Mimik, der Bewegungsgestalten, der Timbres etc.« (Matthiesen 2016, o. S.).

Zuhören ist also kein *passiver* Akt, zumindest nicht im Kontext eines therapeutischen Gespräches (Levold 2019, S. 40) und sicher auch nicht im Gespräch mit Sterbenden: *Zuhören* bedeutet erstens, dass die »Geschichte« der Person aufmerksam verfolgt wird, aber auch wahrgenommen wird, dass der*die Klient*in die Erzählung (das Narrativ) aktiv strukturieren kann. *Zuhören* bedeutet darüber hinaus aber zweitens auch, die Geschichte hinter der Geschichte zu erfassen, z. B. zu erkennen, wenn Klient*innen mit Metaphern arbeiten. White (2003) spricht von der Fähigkeit des »Doppelten Zuhörens«.

Frau M. liegt in ihrem Bett, die Schmerzen sind nach erneuter Gabe eines morphinhaltigen Präparates erträglicher geworden, sie entspannt zusehends, sie döst vor sich hin. Ihre Tochter kann immer nur am späten Nachmittag zu ihr kommen, da sie selbst zwei kleine Kinder hat und diese versorgt werden müssen. Plötzlich sagt Frau M.:

Kommunikationsbeispiel (K = Klientin; PFK = Pflegefachkraft)

K: »*Die Vögel zwitschern so hell, so klar … so als wollten sie mir etwas erzählen.*«

PFK: »*Ja, die Vögel sprechen viel miteinander, wären Sie auch gerne einer der Vögel?*«

K: »*Ja, aber mit mir will ja keiner reden!*« (Sie beginnt zu schluchzen.)

Ich bleibe bei Frau M. und organisiere, dass die Tochter sie sehr, sehr zeitnah besucht. Die beiden Frauen reden miteinander, sie lachen und weinen gemeinsam. Frau M. stirbt in den Armen ihrer Tochter. Doppeltes Zuhören erfasst die »Geschichte von den zwitschernden Vögeln« und die Sehnsucht nach einem Gespräch mit der Tochter gleichermaßen.

11.2 Das Verstandene, das Ungehörte

Meier (2019) erläutert den Aspekt des »Doppelten Zuhörens« und erweitert ihn in beeindruckender Weise. Wie bereits angedeutet, klafft häufig eine Lücke (Leerstelle, Auslassung) zwischen dem, was die zuhörende Person »verstanden, gehört« hat und dem Anteil, der ungehört, überhört und unerhört in der Wahrnehmung verhallt. Meier (2019) beschreibt einen Wahrnehmungsfilter innerhalb der Tiefenstruktur der Kommunikation. Das »Verstandene« stellt also nur einen Teil der gesamten Botschaft dar und macht deutlich, dass das »Verstandene« lediglich die Möglichkeit andeutet, etwas verstanden zu haben. Denn unter dem Verstandenen liegen die »Leerstellen« oder »Auslassungen« von Informationen, die »ungehört« bleiben, »überhört« oder als »unerhört« ausgeblendet werden.

In diesem »Stau« liegen Missverständnisse und Fehlinterpretationen ebenso begründet wie plötzliche Wutausbrüche, »Beleidigt sein« oder andere Reaktionen, die eine Person zeigt, wenn sie sich nicht »verstanden« fühlt. In den Überlegungen von M. B. Rosenberg findet sich eine Antwort oder Reaktion auf diese Tiefenstruktur der Kommunikation: Wenn die Gesprächspartner*innen in sich selbst hinein hören bzw. die andere Person dazu auffordern, Gefühle und Bedürfnisse zu ergründen, zu benennen und dem Gegenüber zu verdeutlichen, kann der »Stau« aufgelöst werden.

Meier (2019, S. 55) beschreibt »zuhören« als dynamisches Resonanzgeschehen, welches auf verschiedenen Ebenen zugleich stattfindet. Dieses Resonanzgeschehen beschreibt sie mit zwei Achsen, die nicht unabhängig voneinander gedacht werden können: die symbolische (das »Gehörte«) und die imaginäre (das »Herausgehörte«) Achse. Die symbolische Achse ist durch die »Sprachmauer« unterbrochen.

Die *imaginäre Achse* beschreibt gestaltende und treibende Kräfte der Begegnung, denn sie sind stets auf »den Anderen« bezogen, sie könnten als »Herzschlag der Kommunikation« (Meier 2019, S. 56) verstanden werden. Imaginär sind z. B. innere Bilder, Emotionen und Projektionen, die als »somatische Marker« (Damasio 2013) bezeichnet werden. Sie können sich zu großer Komplexität entwickeln und als »aufregend oder störend, angenehm oder unangenehm, als schön oder unschön empfunden werden, sie können als Sympathie oder als Antipathie, als Freude oder Ärger erlebt werden.« (Meier 2019, S. 56). Die »somatischen Marker« führen bei den Gesprächspartner*innen zu entsprechenden Reaktionen (»responsive Impulse«, vgl. Meier 2019, S. 57), die regelmäßig eine Kommunikation beeinflussen: Wir beginnen zu schimpfen, Vorurteile bestätigt zu finden, beleidigen, unterstellen, verhöhnen – kurz, wir reagieren sehr spontan, wenig überlegt und damit (vor allem bei negativ konnotierten somatischen Markern) »gewaltvoll«. Die »imaginäre Achse« spannt sich also zwischen dem, was die zuhörende Person aus dem Gesagten »herausgehört« hat und dem, was sie eigentlich als Reaktion auf das erwartet hat, was sie selbst gesagt hat (»Hörerwartung«).

Die *symbolische Achse* hingegen beschreibt das »Gehörte«, also die gesprochenen Wörter oder auch das gelesene Wort, aber wir wissen aus Erfahrung, dass diese Symbole »oftmals die Weite des Erlebens nicht hinreichend vermitteln, ja, Verständigung regelrecht begrenzen können.« (Meier 2019, S. 55). Wer erinnert sich nicht an das erste Verliebtsein, wo das Herz pocht und fast zerspringt und man selbst das Gefühl hatte, dass die Worte, die man der geliebten Person sagen möchte oder sagt, nicht vermögen, das auszudrücken, was man »fühlt«. *Das* ist die Sprachmauer, die Kommunikation einzugrenzen vermag.

Das »Verstandene« spielt sich also (um im Bild zu bleiben) oberhalb des Wahrnehmungsfilters ab, doch die Kommunikation wird maßgeblich durch die »somatischen Marker« bzw. die »responsiven Impulse« beeinflusst. Die erkennbaren physischen Reaktionen des Gegenübers stellen die imaginären Ergebnisse der Achse »Das Herausgehörte« – »Hörerwartung« dar, sie geben Hinweise auf das »Unsagbare« bzw. auf das »Überhörte«, das »Ungehörte« und das »Unerhörte«. Der Mensch spricht also nicht nur mit Zeichen, d. h. mit Vokalen und Buchstaben, sondern möglicherweise viel mehr mit Intonation, Mimik und Gestik.

11.2 Das Verstandene, das Ungehörte

Herr Z., gerade aus der Klinik entlassen, führt im Rahmen des Case-Managements das erste Gespräch in seiner Wohnung über seine Situation und welche Unterstützung und Hilfe er seitens des ambulanten Palliativpflegedienstes benötigt.

Kommunikationsbeispiel (K = Klient; N = Neander)

K: »Noch geht es mir ja gut, nein, ich habe keine Beschwerden. Mit den Tabletten komme ich gut zurecht. Ich hoffe, das bleibt noch lange so.«

N: »Sie machen sich Sorgen um die Zukunft?«

K: »Ja, natürlich. Die Ärzte haben sich ja alle Mühe gegeben, aber mehr als Chemotherapie und gute Worte haben die ja auch nicht!«

Während er über die Aktivitäten der Mediziner*innen in der Klinik spricht, die Erzählung scheint ihm leicht von den Lippen zu gehen, verändert sich seine Körperhaltung, er wirkt extrem angespannt, seine rechte Hand formt sich zur Faust, die Fingerknöchel schimmern weiß hervor, seine Mundwinkel ziehen sich nach unten.

Kommunikationsbeispiel (K = Klient; N = Neander)

N: »Wenn Sie von Ihrem Krankenhausaufenthalt erzählen, wirken Sie angespannt und Ihre Stimme klingt anders ...«

K: (aufbrausend) »Wie würden Sie denn reagieren, wenn erst beim dritten Krankenhausaufenthalt der Bauchspeicheldrüsenkrebs festgestellt wird und man mich vorher als Hypochonder bezeichnet hat? Würden Sie da lachen?«

12 Trauern

Die Menschen trauern mehr oder weniger intensiv, kürzer oder länger, sichtbar oder weniger sichtbar. Diese Feststellung ist ebenso wahr wie banal. Die Palliativteams sind nach dem Tod nicht mehr die primären Ansprechpartner*innen für die An-/Zugehörigen, sie bleiben »allein«. Häufig kümmern sich Freund*innen, Nachbarn, Kolleg*innen – aber auch diese Begleitung ebbt meist relativ schnell ab und die Menschen sind mit ihrer Trauer, Ohnmacht, Verzweiflung, Hilflosigkeit oft allein. Trauergruppen können hier wertvolle Hilfe und Unterstützung leisten; manchmal ist psychotherapeutische Hilfe notwendig.

12.1 Warum trauern Menschen?

In den letzten Jahren wird vermehrt dieser zentralen Frage nachgegangen und die Erklärungsmuster sind ebenso vielfältig wie die Anzahl der Forschenden. Zwei wichtige Theorien sollen hier kurz skizziert werden:

- Der Mensch lebt in seinen Strukturen und definiert sich, seine Umwelt und seine Beziehungen an Hand dieser Strukturen: So hat er z. B. die Liebe seiner Eltern erlebt und nimmt diese Erfahrungen quasi als Matrix für sein Verständnis von Liebe und er wird auf diesem Verständnis versuchen, Liebe zu geben. Das Konstrukt »Tod« fehlt ihm, weil jeder Mensch nur einmal stirbt – diese Verunsicherung durch das fehlende Konstrukt führt dazu, dass der Mensch zutiefst verunsichert ist und Angst hat. (Kelly 1995, Wittkowski 2020a, S. 63f.)

Diese Überlegungen erscheinen im Kontext der Gewaltfreien Kommunikation von besonderer Bedeutung, da die beschriebene Verunsicherung letztlich zur Sprachlosigkeit führt. Der ängstliche Mensch findet kaum die Worte für Gefühle und seine Bedürfnisse lassen sich noch schwerer formulieren, wie das folgende Beispiel von Frau M. verdeutlichen soll:

 Kommunikationsbeispiel (K = Klientin; PFK = Pflegefachkraft)

PFK: *»Sie sind heute sehr schweigsam.«*
K: (schweigt)

PFK: »*Gestern haben wir gemeinsam gelacht, heute sagen Sie gar nichts.*«
K: (schweigt weiter und beginnt zu weinen)
PFK: »*Sie fühlen sich bedrückt?*«
K: »*Ich bin leer.*«
PFK: »*Ohne Energie und kraftlos?*«
K: »*Ja, ohne Perspektive …*«
PFK: »*Diese Perspektivlosigkeit macht Ihnen Angst?*«
K: »*Ja, ich weiß ja nicht, was auf mich zu kommt, ich bin noch nie gestorben. Tut das weh? Ist es dann laut oder dunkel?*«
PFK: »*Da ist so eine Wand, hinter die wir nicht blicken können …*«
K: »*Ja und ich muss da alleine hintergehen und sehen, was da los ist.*«
PFK: »*Sie möchten, dass jemand mitgeht?*«
K: »*Natürlich möchte ich das, aber das geht ja nicht … Es kann ja nicht jemand einfach ›mitsterben‹, nur damit ich nicht alleine bin.*«

- Die andere Theorie (Terror Management Theory) (Greenberg et al. 1986, Greenberg et al. 2015, Jonas & Fritsche 2005, Tichy 2013) thematisiert v. a. das Selbstwertgefühl einer Person, das natürlich durch die Tatsache, dass der Mensch vergänglich ist, völlig in Frage gestellt wird. Angesichts des Todes sind Status, Geld und gesellschaftliche Position völlig irrelevant. Die Theorie besagt nun, dass die Angst vor dem Tod bewältigt wird, indem sich mit der eigenen Kultur identifiziert wird: z. B. mit der eigenen religiösen Tradition, dass der Mensch wieder zu dem zurückfindet, dass er in seiner Jugend gelernt hat oder zu philosophischen Theorien, die sich mit einem Weiterleben nach dem Tod oder der Reinkarnation beschäftigen. Diese »Wiederbesinnung« auf die eigene Kultur wird als Puffer gegen die Bedrohung des Todes empfunden.

Nach meinen Erfahrungen wenden v. a. Angehörige, die den sterbenden Menschen begleitet haben, diese Theorie an und die Sterbenden selbst, wünschen sich plötzlich – für die An-/Zugehörigen ziemlich überraschend – Rituale, von denen sie sich eigentlich bisher mehr oder weniger distanziert haben, wie das Beispiel von Herrn K. verdeutlicht:

Kommunikationsbeispiel (K = Klient; PFK = Pflegefachkraft)

PFK: »*Sie haben ein Kruzifix auf dem Tisch stehen.*«
K: »*Ja, ich habe meine Tochter gebeten, das Kruzifix meines Vaters vom Dachboden zu holen.* (lacht) *Komisch eigentlich … Mein Vater war so ein knochentrockener, konservativer Katholik, wissen Sie, jeden Sonntag zum Gottesdienst, alle kirchlichen Feiertage mussten wir in die Kirche usw. Er war entsetzt, als er erfuhr, dass ich aus der Kirche ausgetreten und dem kommunistischen Studentenbund beigetreten war. Er erlebte das damals als Angriff – was es auch war: Ich wollte mich emanzipieren von dem Muff.*«
PFK: »*Und jetzt? Holen Sie das Kruzifix hervor?*«

K:	»Ja, in meiner Familie starb man immer unter oder bei dem Kruzifix. Der Pfarrer kam, salbte den Sterbenden, wissen Sie, das war so würdig, so ehrfürchtig vor dem Leben und dem Sterben, das hat mir immer imponiert.«
PFK:	»Sie spüren Kraft und Zuversicht?«
K:	»Ich spüre, ja, mh ... so genau weiß ich das nicht, Verbundenheit zu meinen Eltern? Zu meiner Kultur, meiner Heimat? Ich weiß es nicht, aber ich spüre, Ruhe zieht in mir ein.«
PFK:	»Gelassenheit?«
K:	»Ja, genau. Den Pfarrer kann ich ja nicht bitten zu mir zu kommen, ich war nie in der Kirche.«
PFK:	»Sie haben das Bedürfnis nach Beständigkeit, nach Unterstützung?«
K:	»Ich glaube, ich brauche die Kraft, die auch meinen Eltern geholfen hat.«
PFK:	»Ich kann mir nicht vorstellen, dass Ihnen der Pfarrer diese Kraft vorenthalten würde, wenn Sie ihn fragen.«

Zwei Tage später kam der Pfarrer, salbte den Sterbenden, betete mit ihm und er ging einen weiteren Tag später sehr ruhig und entspannt.

12.2 Das Coping-Modell nach Morse & Johnson (1991)

Wie setzt sich der sterbende Mensch emotional und in seinem Verhalten mit dem bevorstehenden Tod auseinander? In dem von Morse & Johnson (1991) entwickelten pflegewissenschaftlichen Konzept des »Illness Constellation Model« (Schaeffer & Moers 2008) zeichnet sich die Auseinandersetzung mit dem bevorstehenden Tod v. a. durch das Krankheitserleben und die soziale Bedeutung der Situation in ineinander fließend übergehenden Stufen oder Abschnitten nach: Zunächst sind die Betroffenen unsicher über den eigenen Gesundheitszustand (1), sie richten dann ihre Aktivitäten auf das »Überleben«, z.B. durch Inanspruchnahme sämtlicher medizinischer Möglichkeiten (2), und versuchen die Kontrolle über ihr Leben zu behalten (3). Wenn die Kraft nicht mehr reicht, die Symptome der Erkrankung überwiegen, beginnt das Leiden, der Trauerprozess um die eigene Vergänglichkeit (4), häufig unterbrochen von dem Aufbäumen mit dem Versuch, das »Selbst« wiederzuerlangen, d. h. z. B. aktiv Abschied zu nehmen von Menschen, Orten, Gegenständen. In diese Phase gehört (nach Olsen et al. 2001) das sich »Ausrichten auf das Sterben«, also das, was Kübler-Ross (1975) als »Zustimmung« bezeichnete.

Auch dieses Modell ist empirisch letztlich nicht ausreichend und zum Teil auch widersprüchlich abgesichert (Fischbeck & Schappert 2020), ist aber gerade auch für die Kommunikationsüberlegungen von nicht unerheblicher Bedeutung: Die unterschiedlichen, durchaus nicht nacheinander verlaufenden Abschnitte bestimmen die Gefühle und Bedürfnisse der Betroffenen, was dazu führt, dass ein

12.3 Das Duale Prozessmodell der Bewältigung von Verlusterfahrungen

Bedürfnis, welches heute geäußert wird, morgen völlig anders formuliert wird (vgl. auch Hojdelewicz 2009).

12.3 Das Duale Prozessmodell der Bewältigung von Verlusterfahrungen

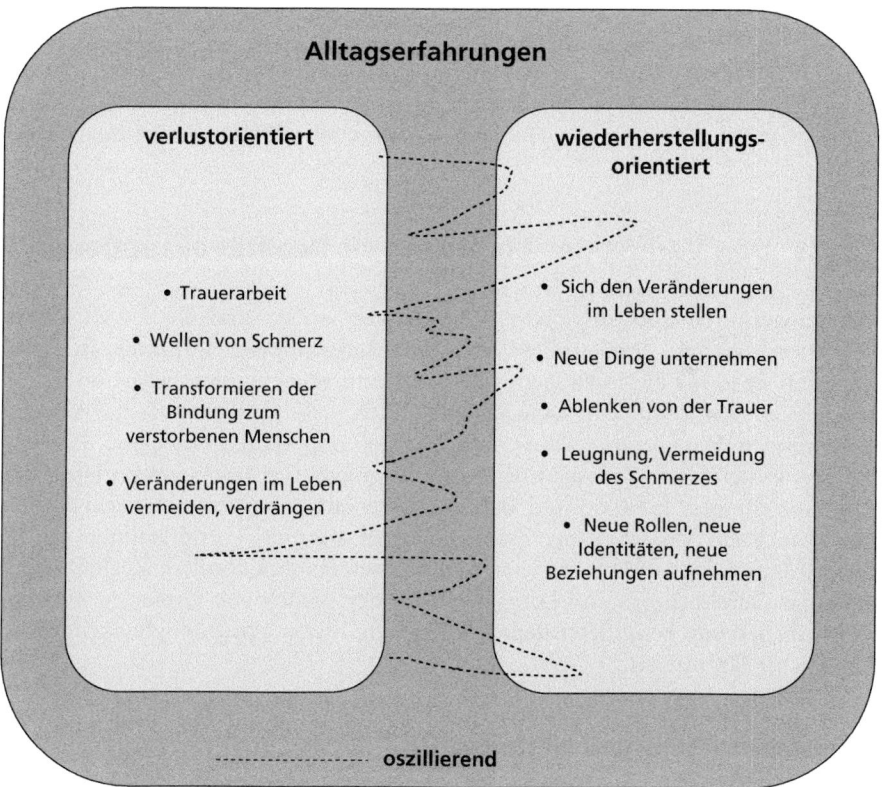

Abb. 48: Duales Prozessmodell (nach Stroebe & Schut 1999, eigene Darstellung)

Stroebe & Schut (1999) stellen in ihrem Modell heraus, dass im Trauerprozess einerseits der Verlust thematisiert wird, andererseits aber auch daran gearbeitet wird, sich der »neuen Wirklichkeit« stellen zu wollen oder zu müssen. Dabei werden diese beiden Themenschwerpunkte nicht nacheinander abgearbeitet, sondern die Person oszilliert mit ihren Gedanken und ihrem Handeln hin und her (Wittkowski 2020b, Stroebe & Schut 1999, Backhaus 2019): Diese Situation erleben die Palliativbegleiter*innen immer dann, wenn die Situationen »wuselig«

sind, die Menschen in ihren Aussagen schwankend und unstet, in der Kommunikation irgendwie nicht konkret werden können – die Gewaltfreie Kommunikation kann da (wie jede andere Kommunikation auch!) durchaus an ihre Grenzen stoßen.

12.4 Das Traueraufgabenmodell nach William J. Worden

Trauern ist ein aktiver Prozess, der ebenso aktiv gestaltet werden muss, damit die Hinterbliebenen aus der Trauer herausfinden. Aus dieser Erkenntnis heraus entwickelte Worden (2009) sein Traueraufgabenmodell, das aus vier Aufgaben besteht.

12.4.1 Den Verlust des Menschen als Realität akzeptieren

Gerade wenn der Tod unvorhergesehen gekommen ist, sind die An-/Zugehörigen erschüttert und erleben diese Situation häufig als »bösen Traum«. In dieser Situation ist es für die Menschen hilfreich, wenn sie aktiv diese Situation gestalten: Früher war es auch in Deutschland üblich, dass die Totenwäsche von den Angehörigen durchgeführt wurde – das Ertasten und Spüren des kalten, leblosen Körpers kosten Überwindung. Ebenso war es üblich, den Leichnam im Haus aufzubahren, so dass Freunde und Bekannte ebenfalls Abschied nehmen konnten und dem toten Menschen ins Gesicht schauen konnten – so erkannten sie: Ja, dieser Mensch ist wirklich tot, es ist »kein böser Traum«, sondern Realität. Aber auch das Durchblättern von Fotoalben oder der Besuch von Orten, die für den Verstorbenen von besonderer Bedeutung waren, bieten aktive Möglichkeiten, die Realität zu akzeptieren.

12.4.2 Den Schmerz verarbeiten

Die Menschen verarbeiten den Schmerz sehr unterschiedlich: In manchen Kulturen wird sehr laut geweint, geschrien, manche Menschen leiden still vor sich hin und/oder entwickeln psychosomatische Beschwerden wie Herzstechen, Atemnot, Schlafstörungen, Appetitveränderungen. Betreuende müssen diese Verarbeitungssituation aushalten können, auch die Tochter, die ihrer Mutter beisteht, wenn deren Partner verstorben ist – oft ist es für die Kinder das erste Mal, dass sie ihr Elternteil verzweifelt, weinend, hilflos erleben. Manchmal will man mit dem Satz »Sei froh, dass du ihn/sie hattest...« trösten – aber der Person will das einfach nicht gelingen, dieses »froh« sein, der Schmerz überwiegt, auch noch nach Monaten, manchmal auch nach Jahren. Der gut gemeinte Rat kann möglicherweise auch dazu führen, dass sich ein schlechtes Gewissen aufbaut und/oder dass die Person sich nicht getraut, professionelle Hilfe von Trauerberater*innen oder Psychotherapeut*innen in Anspruch zu nehmen.

12.4.3 Sich an die neue Situation ohne den Verstorbenen anpassen

Diese Aufgabe ist für die Menschen, die z. B. in einer Beziehung sehr symbiotisch gelebt haben und sich »selbst« genug waren, enorm schwer. Der Tages-, Wochen- und Jahresrhythmus war von »Gemeinsamkeit« geprägt und plötzlich ist alles anders. Ich erinnere mich an eine Frau, die nie eine Bankkarte besaß und auch nie zur Bank ging, um Geld zu holen, das hatte immer der Ehemann erledigt. Als der verstorben war, wusste sie nicht, was ein Bankautomat ist und wie man Geld abhebt. Die Kinder mussten es ihr beibringen! Sicher, ein kleines Beispiel – aber in der Reflexion der eigenen Lebenssituation fällt vielleicht auf, wie viel der*die Partner*in im eigenen Leben »so nebenbei« erledigt, jahrelang, ohne dass darüber diskutiert würde. Diese neue Situation bietet die Möglichkeit, plötzlich Dinge zu tun, die man immer zurückgestellt hat oder man erlebt plötzlich, dass man Leistungen erbringt, die man sich selbst nie zugetraut hätte. Betreuer*innen sollten die Menschen gerade darin bestärken!

12.4.4 Den Kontakt halten – auch wenn das Leben weitergeht

Gerade in langen Beziehungen oder Freundschaften fehlt die verstorbene Person auch noch nach Jahren. Welche Rituale können entwickelt werden, damit der Kontakt gehalten wird, ohne die Chancen des »neuen Lebens« zu behindern? Die Rituale sind ebenso verschieden wie die Menschen. Aber sie helfen, den Schmerz und den Verlust zu heilen: am Geburtstag und Todestag eine Kerze und ein Bild aufstellen, am Hochzeits- oder Kennlerntag mit Freund*innen gut essen gehen, zu besonderen Anlässen die Musik auflegen, die der verstorbene Mensch gerne gehört hat. Für die ältere Generation gehört der Gang zum Grab und die Grabpflege, gerade zu besonderen (religiösen) Festtagen, zwingend dazu.

12.5 Anhaltende Trauerstörung

Doch manche Menschen erleben den Verlust als traumatisch und reagieren mit Verhaltensweisen, die in unser gesellschaftlich geprägtes Bild von »Trauer« so gar nicht passen. Psychotherapeut*innen und Mediziner*innen werden dann zur therapeutischen Unterstützung des Verarbeitungsprozesses herangezogen, die ihre Diagnose bekanntermaßen in der »International Classification of Diseases«, dem

ICD-Katalog, unter den Krankheiten »Depression« bzw. »posttraumatische Belastungsstörung« dokumentieren und abrechnen.

Ab 2020 gilt der neue ICD-Katalog Nr. 11 (ICD-11). Dort wird eine neue Diagnose zu finden sein: »Anhaltende Trauerstörung« (Prolonged Grief Disorder, 6B42) (Milmann et al. 2019). An dieser würden etwa 10 % aller Trauernden leiden und ohne eine Therapie würde eine Zunahme von Herz-Kreislauf- und Tumorerkrankungen zu beobachten sein, die Suizidgefahr und der Substanzmissbrauch steigen (Radbruch 2020).

Diese Diagnose ist nicht unumstritten (Dietl et al. 2018), weil die Diagnosekriterien doch eher schwammig sind: Warum z. B. ist eine persistierende Trauerreaktion über mindestens sechs Monate pathologisch (DGFP 2017)? Die Begrifflichkeit »Anhaltende Trauerstörung« passt für andere Kulturräume (etwa Tansania, Uganda) nicht (DHPV 2018). Gerade die Frage nach dem »kulturellen und religiösen« Kontext, in dem die Trauernden sich bewegen, macht es schwierig eine solche Diagnose immer eindeutig zu stellen (Thönnes et al. 2021, Backhaus 2019).

Für die Praxis der Gewaltfreien Kommunikation wird anhand dieser Diskussion noch einmal mehr deutlich, dass die Fokussierung auf Gefühl und Bedürfnis der Personen unabhängig von der Dauer und der Intensität des Trauerprozesses hilfreich sein kann.

13 Aufgabe der Trauerbegleitung: Sinn geben oder aushalten?

In den verschiedenen Konzepten der Kommunikation wird der Versuch unternommen, das Unsagbare auszusprechen, Gefühle zuzulassen und sie zu benennen, Bedürfnisse zu erkennen und sie zu befriedigen. Als häufiges Ziel dieser ganzen Bemühungen wird beschrieben, dass der den Tod erwartende Mensch »Sinn« findet – was für ein Anspruch!

Das Wort »Sinn« leitet sich aus dem Indogermanischen ab und bedeutet so viel wie »reisen, streben nach« und deutet auf einen dynamischen Prozess hin. Das Bestreben des Menschen ist es, in dem, was er tut, einen Sinn zu finden und solange das Leben »gut« verläuft, ist es ja auch relativ einfach: Der Sinn des Lebens wird dann in Begrifflichkeiten wie Erfolg und Glück zu haben, die Liebe seines Lebens zu finden, Kinder aufwachsen zu sehen usw. ausgedrückt In dem Augenblick, wo diese »Sinnbausteine« aber nicht mehr da sind, sondern nur noch das große »*Nichts*«, fühlen sich Palliativbegleitende häufig aufgefordert, mit den Klient*innen nach dem Sinn zu suchen. Am Ende des Weges steht oft die Sinnfrage: Wozu habe ich gelebt, habe ich etwas erreicht, hinterlasse ich der Welt etwas Wichtiges? Die Vorschläge, die den Trauernden dann gemacht werden, werden nicht selten abgelehnt: der Sinn *Ihres* Lebens? Meinen Sie nicht, dass es der Sinn des Lebens ist, dass Sie eine Familie haben, eine glückliche Beziehung, gesunde Kinder? Und diese Definition wird von der Person abgelehnt: Nein, das ist nicht der Sinn meines Lebens. Was dann?

Brathuhn & Müller (2020) geben der Begleitung eine andere Bedeutung, sie nennen sie die Rolle der »Zeugenschaft«:

> **Definition Zeugenschaft**
>
> »Zeugenschaft bedeutet, dass ein anderer Mensch den Schmerz und das Leid seines Gegenübers bekundet. Das geschieht mit Verständnis, Respekt, Bestätigung und Ermutigung.« (Brathuhn & Müller 2020, S. 68).

Diese Zeugenschaft bezieht sich auf drei Ebenen:

- In der Verlustorientierung (▶ Kap. 12.3) besteht die Zeugenschaft darin, den Verlustschmerz auszuhalten und mit dem Klienten den trauernden Blick in die Vergangenheit zu richten.

- Die Zweifel und Depressionen (Warum soll ich morgen noch aufstehen?), die Frage nach dem »Warum«, wird nicht vorschnell beantwortet, sondern ebenfalls ausgehalten und die Ratlosigkeit und die Verzweiflung werden nicht beschwichtigt (»Das wird schon wieder!), sondern aus diesem Gefühl der Hilflosigkeit wird das Bedürfnis nach Unterstützung und Gemeinsamkeit erfasst.
- Die dritte Ebene findet in dem »Wozu?« ihre Zeugenschaft. Die Menschen fragen: »Wozu habe ich immer so gesund gelebt, wenn ich nun doch Krebs bekommen habe: nie geraucht, keinen Alkohol, keine Drogen, viel Sport und gesunde Ernährung … und nun habe ich doch Krebs.« Auf die »Wozu-Frage« gibt es häufig auch keine befriedigende Antwort, aber sie hilft dem Menschen, einen Sinn in all dem zu finden, was ihm widerfährt. Betreuende können diesen Sinn auch nicht benennen, aber sie können die suchende Person in ihrer Suche bestätigen!

Trauer-Begleitung der An-/Zugehörigen leistet nicht kluge und schnelle Antworten, sondern unterstützt das Bedürfnis nach Verständnis, Gemeinschaft, Klarheit – mit der Idee der Gewaltfreien Kommunikation hat M. B. Rosenberg ein geeignetes Konzept vorgelegt, das die Bemühungen der Begleiter*innen unterstützen kann.

14 Religiöse Bewältigung von Trauer

Die Verarbeitung der Trauer gelingt einerseits durch die emotionale Verarbeitung (»loss orientation«) und andererseits durch die Fähigkeit, sich an die veränderte Lebenssituation zu adaptieren (»restauration orientation«) (Stroebe & Schut 1999). Allerdings gelingt die Trauerverarbeitung nur, wenn entsprechende Ressourcen vorhanden sind, die sich individuell unterscheiden und zudem auch noch situationsabhängig und je nach Stressfaktor variieren (Mikulincer & Florian 1996).

Die stärkste Ressource stellt die *Selbstwirksamkeitsüberzeugung* dar (Schwarzer 1993), die auch als *Kontrollerwartung* bezeichnet wird. Sie beschreibt, dass eine Person das Selbstbewusstsein hat, Kontrolle zu haben, um fähig zu sein, so zu agieren, dass bestimmte Effekte entstehen bzw. verhindert werden (Wenniger 2020).

Unterschiedliche Studien haben untersucht, inwieweit Religiosität eine Hilfe bei der Trauerbewältigung bietet (wenn die Religiosität nicht an eine bestimmte Konfession oder Glaubensgemeinschaft gebunden ist, wird von Spiritualität gesprochen). Unbestritten scheint, dass Religiosität/Spiritualität eine Quelle des Trostes sein kann (Michael et al. 2003), gleichwohl belegt Pargament (1997), dass die überwiegende Anzahl der Studien keinen Zusammenhang zwischen Religiosität/Spiritualität und Anpassungsleistung nachweisen können. Doch die durch Religiosität/Spiritualität vermittelten Elemente, wie z. B. religiöses Coping, vermögen die Anpassungsleistung zu verbessern.

Positives Coping wird als positive Beziehung zu Gott, als Gefühl der Verbundenheit und das Finden vom Sinn im Leben interpretiert. Negatives Coping beschreibt den Zweifel und das Hadern mit Gott in Bezug auf das eigene Schicksal sowie mit einer unablässigen, verzweifelten Suche nach dem Lebenssinn.

> **Beispiel positives Coping**
>
> »Wissen Sie, dass ein Mensch sterben muss, das ist ja schon klar, wenn er auf die Welt kommt. Aber mein Mann und ich sind der festen Überzeugung, nein, wir wissen es, dass wir auferstehen und bei unserem Herrgott sein werden, wie es schon in der Bibel steht: ›Ich weiß, dass mein Erlöser lebt‹ (Hiob 19,25ff.). Das gibt uns beiden Kraft und Zuversicht.«

> **Beispiel negatives Coping**
>
> »Ich bin ein gläubiger Mensch und meine Frau war auch sehr gläubig. Aber jetzt, wo sie gestorben ist, frage ich mich manchmal – wird sie bei ihm sein? Haben wir so

gelebt, dass es Gott gefällt? Ich weiß es nicht ... Das macht mich so unfassbar traurig und unsicher. Wir haben uns doch solche Mühe gegeben.«

Man vermutet, dass ein positives Coping die Trauerbewältigung erleichtert, während das negative Coping es erschwert. Wigger et al. (2008) untersuchten, ob die unterschiedlichen Coping-Strategien sich in der vermuteten Art und Weise auswirken. Dabei zeigte sich, dass sich bestimmte Anpassungsleistungen tatsächlich, teilweise sogar hochsignifikant, durch das Coping beeinflussen lassen.

»Diese Untersuchung zeigt insgesamt, dass der Glaube an eine höhere Wirksamkeit positiv und negativ mit der Anpassung an einen Verlust verbunden ist. Die Integration des religiösen Glaubens in die Trauerbegleitung bzw. den therapeutischen Prozess kann daher sehr wichtig sein, da der Glaube zum einen eine bedeutende persönliche Ressource darstellen, zum anderen aber auch Belastungsfaktor bei einer aktuellen Problematik sein kann. In unserer Studie stellt sich besonders die strafend und richtend erlebte Religiosität als schädlich heraus.« (Wigger et al., S. 126f.)

15 Frau K.

Ich lernte Frau K. und ihre Familie während meiner Tätigkeit in der ambulanten Palliativversorgung kennen, während ich gleichzeitig meine Ausbildung in Gewaltfreier Kommunikation absolviert hatte und in einigen Kursen assistieren durfte. Dieses gewissermaßen erste Zusammentreffen zwischen Palliativversorgung und Gewaltfreier Kommunikation in meinem praktischen Arbeitsbezug hat mich veranlasst, die Kommunikation während der Tätigkeit besser zu beobachten und die Gewaltfreie Kommunikation gezielter einzusetzen – Frau K. hat quasi den Grundstein zu diesem Buch gelegt.

Frau K. wird von einem ambulanten Palliativpflegedienst in deren Häuslichkeit betreut. Der Ehemann und ihre zwei Töchter kümmern sich aufopferungsvoll und rührend um sie. Den ganzen Tag und die Nacht über ist einer der drei wichtigen Bezugspersonen im Zimmer und am Bett der Klientin. Alle Beteiligten wissen, dass Frau K. nicht mehr lange leben wird, und es herrscht in dieser Familie gleichwohl eine fröhliche, gelöste Stimmung. Frau K. freut sich, dass ihre Familie für sie da ist, sie freut sich über die regelmäßigen Besuche des ambulanten Palliativ-Care-Teams. Das Thema »sterben müssen« wird immer wieder thematisiert, aber Frau K. und ihre Familie gehen damit offensiv und gefasst um. »Ich freue mich über jeden Tag … aber ich weiß, dass ich nicht mehr viele Tage haben werde.«

Mir fällt an einigen Tagen nacheinander auf, dass Herr K. sich kaum noch im Zimmer seiner Frau aufhält und deutlich bedrückt ist. Ich spreche ihn darauf an und er ist bekümmert, weil seine Frau ständig an ihm rumnörgelt und mit ihm schimpft. Worüber? »Nichts Konkretes, ich mache einfach *alles* falsch!« Einige Tage nach dem Gespräch mit Herrn K. werde ich Zeuge eines solchen Vorfalls. Frau K. liegt ihm Bett, ich bin dabei, einen größeren Verbandswechsel bei ihr vorzunehmen. Herr K. betritt das Zimmer und ehe der Mann auch nur ein Wort gesagt hat, fährt sie ihn an: »Was willst du hier? Mach, dass du rauskommst, du gehst mir auf die Nerven!« Ich sehe, wie er »feuchte Augen« bekommt und auch Frau K. beginnt zu weinen. Es entspinnt sich etwa folgender Dialog:

Kommunikationsbeispiel (N = Neander; K = Klientin)

N: »*Frau K., ich sehe, Sie müssen weinen. Sie sind traurig?*« [1][21]
K: »*Ich bin nicht traurig, ich bin wütend!*« [2]

---

21 Die Ziffern in den Klammern beziehen sich auf die Schritte der GfK.

N: »Sie sind wütend, weil Ihr Mann Sie ständig nervt?«
K: »Ich bin wütend auf ihn, weil ... ständig kommt er rein und fragt, was er für mich tun kann! Aber er kann nichts für mich tun ... ICH muss sterben, er nicht!«
N: »Es macht Sie wütend, weil Sie gerne auch weiterleben würden?«
K: »Eigentlich nicht wütend, ich bin enttäuscht ...«
N: »Sie sind enttäuscht, weil Sie sich vom Leben ungerecht behandelt fühlen?«
K: »Nein, ich bin enttäuscht und traurig, weil ich ihn dann nicht mehr habe!«
N: »Sie würden ihn gerne weiter bei sich haben?«
K: »Ja, ich bin hier so allein, ich habe Angst und er ist so weit weg!«
N: »Sie sind traurig und enttäuscht, weil Sie sich seine Nähe wünschen?«
K: »Ja, genau – aber das geht ja nicht mehr ...!«
N: »Sie sind so allein und das macht Sie so traurig?«
K: »Ja das macht mich traurig und wütend, ich bin verzweifelt und aggressiv ihm gegenüber – ich weiß, er kann ja nichts dafür ... aber ich bin so allein!«
N: »Sie wünschen sich seine Nähe?«
K: »Ja, er war immer für mich da und jetzt ist er so weit weg!«
N: »Und das macht Ihnen Angst?«
K: »Ja, das macht mir Angst und macht mit fertig ... Ich möchte gerne noch einmal mit ihm in unserem gemeinsamen Bett liegen und ihn neben mir spüren!« [3]
N: »Sie wünschen sich, dass er neben Ihnen im Bett liegt und Sie ihn spüren können?«
K: »Ja, aber das kann ich ja nicht verlangen ... Sehen Sie mich mal an, ich bin doch keine Frau mehr!«
N: »Sie können es nicht verlangen, das stimmt vielleicht, aber Sie können sich vorstellen, ihn darum zu bitten. Er kann diese Bitte ja auch ablehnen, wenn er das nicht möchte!«
K: »Ja, das stimmt!«
N: »Sie haben Sorge, dass er die Bitte ablehnen könnte?«
K: »Nein, eigentlich nicht. – Rufen Sie ihn mal ... Ich bitte ihn jetzt!« [4]

Frau K. fragt ihren Mann, sie weint dabei und er weint. Am folgenden Abend schläft Frau K. im Ehebett neben ihrem Mann. Am nächsten Morgen ist sie wie ausgewechselt, sie lässt ihren Mann nicht mehr los und stirbt in seiner Anwesenheit, seine Hand fest in ihren Händen »gekrallt«, zwei Tage später.

16 Zusammenfassung

Das Beispiel Frau K. zeigt die Gewaltfreie Kommunikation in einer für die Familie sehr belastenden Situation – Situationen, die Menschen, die in der Palliativversorgung arbeiten, tagtäglich erleben, die »Fingerspitzengefühl«, Takt und Empathie erfordern. Solche Situationen setzen nicht nur menschliche Reife und Professionalität voraus. In den letzten Monaten bis zu den letzten Stunden des schwerstkranken, mit einer infausten Prognose lebenden Menschen gibt es – natürlich auch – entspannte, frohe Momente. Es überwiegen aber doch die Sorgen, Ängste, Nöte, der »emotionale Rucksack« schnürt sich häufig auf oder wird durch Äußerungen, Worte aufgeschnürt, die z. B. eine Pflegende macht, ohne wissen zu können, was diese Worte bewirken.

Ich bin davon überzeugt, dass in der Palliativversorgung Menschen arbeiten, die gerade in diesen existentiellen Situationen empathisch-helfend zur Seite stehen wollen und dabei nicht selten an ihre Grenzen stoßen. Wenn wir in unserer Gesellschaft häufig darauf »getrimmt« sind, Gefühle und Bedürfnisse gerade *nicht* zu benennen oder wenn, dann nur den am nächsten stehenden Personen, weil die Angst vor Ausnutzung dieser Situation ständig befürchtet wird, dann kann eine empathische Begleitung kaum gelingen.

M. B. Rosenbergs Konzept der Gewaltfreien Kommunikation wirkt mit seinen vier Schritten einfach – und leider wird es in vielen Seminaren und Veröffentlichungen eher »technisch« vermittelt. Aber das wollte M. B. Rosenberg ganz sicher nicht. Für ihn war es von evidenter Bedeutung, deutlich zu machen, dass Gewaltfreie Kommunikation eine *Haltung* ist – und eben kein (neues) Kommunikationsmodell. Es ist ja auch in Wirklichkeit nichts »Neues«, was M. B. Rosenberg da entwickelt hat – er hat fröhlich von seinen Lehrern und von seinen Studierenden gelernt und übernommen. Was sein Konzept auszeichnet, ist auch nicht die Tatsache, dass er Gefühle und Bedürfnisse in den Mittelpunkt seiner »Idee« gestellt hat – was sein Konzept aber so bedeutsam macht, ist – gerade für die Palliativversorgung – die Anleitung, Gefühle zuzulassen und zu erkennen, wie diese die Bedürfnisse bestimmen.

Das Lesen eines Buches kann nicht vermitteln, wie Gewaltfreie Kommunikation gelingen kann. Wenn ich Ihnen, liebe Leser*innen, aber Mut gemacht habe, sich auf Gefühle und Bedürfnisse in der Kommunikation einzulassen und sich selbst darin »weiterzubilden«, dann wäre mein Bedürfnis nach Klarheit und Gemeinschaft erfüllt. Vielleicht lernen wir uns einmal in Kursen, die ich zu diesem Thema gebe, kennen: https://medkom.hamburg.

Literatur

Affolter, F. (2006): Wahrnehmung, Wirklichkeit und Sprache. Villingen: Neckar-Verlag
Ahrens, P.-A., Wegener, G. (2015): Die Angst vorm Sterben – Ergebnisse einer bundesweiten Umfrage zur Sterbehilfe. Sozialwissenschaftliches Institut der EKD (SI), Hannover (https://www.siekd.de/wp-content/uploads/2018/08/2014127941_Sterbehilfe_layout_web.pdf, Zugriff am: 10.02.2021)
Aldrige, D. (1999): Musiktherapie in der Medizin. Bern: Huber
Alicke, M.D., Govorun, O. (2005): The better-than-average effect. In: Alicke M.D., Dunning D., Krueger J. (Hrsg.) The self in social judgment. New York: Psychology Press, S. 85–106
Altmann, T. (2010): Evaluation der Gewaltfreien Kommunikation in Quer- und Längsschnittdaten. Diplomarbeit. Leipzig: Universität Leipzig
Altmann, T. (2015) Empathie in sozialen und Pflegeberufen. Psychologie in Bildung und Erziehung: Vom Wissen zum Handeln. Wiesbaden: Springer Fachmedien
Altmann, T., Roth, M. (2014): Mit Empathie arbeiten – gewaltfrei kommunizieren. Stuttgart: Kohlhammer
Anzieu, D. (1991): Das Haut-Ich. Frankfurt: Suhrkamp
Archan, T. (2015): Kommunikation in der letzten Lebensphase unter besonderer Berücksichtigung der Symbolsprache. Universität Graz, Institut für Pflegewissenschaft
Aschenbrenner-Wellmann, B. (2009): Vielfalt, Anerkennung und Respekt – Die Bedeutung der Diversity-Kompetenz für die Soziale Arbeit. In: Sanders, K., Bock, M. (Hrsg.) Kundenorientierung – Partizipation – Respekt. Wiesbaden: VS Verlag für Sozialwissenschaft, S. 48–72
Auchter, Th. (2019): Trauer. Gießen: Psychosozial-Verlag
Backhaus, U. (2019): Verlusterleben und Trauerprozess – menschliche, personenzentrierte und psychotherapeutische Perspektiven, Psychologie in Österreich, 3, S. 160–167 (https://www.gwg-ev.org/fileadmin/user_upload/PIOe_03-19_Backhaus.pdf, Zugriff am: 20.03.2021)
Balzer, C.M. (2013): Messinstrumente zur Bewertung von Outcome-Qualität in der Palliativversorgung. Dissertation der Rheinischen Friedrich-Wilhelms-Universität, Bonn
Barkowski, J. (2011): Respektvolle Führung. Wiesbaden: Gabler
Bauer, J. (2005): Warum ich fühle, was Du fühlst. Intuitive Kommunikation und das Geheimnis der Spiegelneurone. Hamburg: Hoffman und Campe
Bauer, J. (2010): Von der Konfrontation zurück zum Bitten? Probleme mit der »Gewaltfreien Kommunikation« Marshall Rosenbergs. graswurzelrevolution, 39. Jahrgang, GWR 345, S. 20–21 (http://www.schattenblick.de/infopool/medien/altern/gras1065.html, Zugriff am: 20.03.2021)
Baumann, M., Bünemann, D. (2009): Musiktherapie in Hospizarbeit und Palliative Care. München: Ernst Reinhardt
Baumgartner, S., O'Connor, K., Thalheim, S. (2015): Theorie und Methode der Gewaltfreien Kommunikation. In: Geiger, S., Baumgartner, S. (Hrsg.) Empathie als Schlüssel – Gewaltfreie Kommunikation in psychologischen Berufen Weinheim: Beltz, S. 16–69
Bellido-Perez, M., Monforte-Royo, C., Tomas-Sebado, J. et al. (2017): Assessment of the wish to hasten death in patients with advanced disease: A systematic review of measurement instruments, Palliat Med, 31(6), S. 510–525

Berg, V. v. d., Thiel, G. v., Zomers, M. et al. (2021): Euthanasia und Phyisican-Assisted Suicide in Patients With Multiple Geriatric Syndroms, JAMA International Medicine, 181 (2), S. 245–250 (https://jamanetwork.com/journals/jamainternalmedicine/fullarticle/2773789, Zugriff am: 03.03.2021)
Berthold, D. (2014): Palliativpsychologie – Spiritualität als tragende Säule eines klinisch-psychologischen Anwendungsfaches, Spiritual Care, 3(3), S. 232–240
Berthold, D., Gramm, J. (2019): Transferarbeit – Psychotherapeutische Interventionen am Lebensende, Psychotherapie im Dialog, 20(1), S. 32–36
Bienstein, C., Fröhlich, A. (2003): Basale Stimulation in der Pflege – Die Grundlagen. Seelze: Kallmeyer
Bischoff-Wanner, C. (2002): Empathie in der Pflege: Begriffserklärung und Entwicklung eines Rahmenmodells. Bern: Huber
Bittner, R. (2009): Achtung und ihre moralische Bedeutung, Analyse & Kritik, 2, S. 339–350
Bleisch, B. (2018): Warum wir unseren Eltern nichts schulden. 8. Aufl. München: Carl Hanser
Blumer, H. (1973): Der methodologische Standort des symbolischen Interaktionismus. In: Arbeitsgruppe Bielefelder Soziologen (Hrsg.) Alltagswissen und Interaktion und gesellschaftliche Wirklichkeit 1 – Symbolischer Interaktionismus und Ethnomethodologie. Hamburg: Rowohlt Taschenbuch Verlag, S. 80–146
Bohn, C. (2015): Macht und Scham in der Pflege. München: Ernst Reinhardt
Bonannon, G.A., Petzold, H.G. (2012): Die andere Seite der Trauer: Verlustschmerz und Trauer aus eigener Kraft überwinden. Bielefeld: Aisthesis
Bosch, A. (2019): Freude, Glück, Wohlbefinden. In: Kappelhoff, H., Bakels, J.-H., Lehmann, H. et al. (Hrsg.) Emotionen. Ein interdisziplinäres Handbuch. Berlin: Metzler, S. 144–149
Brand-Hörsting, B. (2019): Wertschätzende Kommunikation für Pflegefachkräfte und Ärzte. Paderborn: junfermann
Brathuhn, S., Müller, M. (2020): Sinn-Zeugenschaft als Begleitaufgabe im Prozess von Trauer, Leidfaden, 4, S. 64–71
Brecht, B. (1928): Die Dreigroschenoper. Frankfurt/M.: Suhrkamp
Breidenstein, S., Feulner, J., Ott, M. et al. (2020): Präventiv-therapeutische Wirkungen der Klangschale: Ein narratives Review, Zeitschrift für Komplementärmedizin, (12)3, S. 44–51
Breitbart, W., Rosenfeld, B., Pessin, H. et al. (2000) Depression, hopelessness, and desire for hastened death in terminally ill patients with cancer, Jama, 284(22), S. 2907–2911
Breithaupt, F. (2017): Die dunklen Seiten der Empathie. Berlin: Suhrkamp
Breitsameter, C. (2020): Die Semantik des »guten Sterbens« aus ethischer Perspektive, Ethik Med, 32, S. 331–350
Briegleb, T. (2009): Die diskrete Scham. Frankfurt/M.: Insel-Verlag
Buchholz, T., Gebel-Schürenberg, A., Nydahl, P., Schürenberg, A. (Hrsg.) (2001): Begegnungen – Basale Stimulation in der Pflege. Bern: Huber
Bühler, J. (2007): Thomas Hobbes in den internationalen Beziehungen – Zur Existenz eines zwischenstaatlichen Naturzustandes in der politischen Philosophie von Thomas Hobbes. Saarbrücken: AV Akademikerverlag
Burkhart, R. (2002): Kommunikationswissenschaft – Grundlagen und Problemfelder. Wien: Böhlau-Verlag
Bürli, A. (2006): Basale Stimulation – von der Methode zum Konzept. In: Laubenstein, D., Lamers, W., Heinen, N. (Hrsg.) Basale Stimulation: kritisch-konstruktiv, S. 11–25
Büssing, A. (2012): Messverfahren für spirituelle Bedürfnisse chronisch Kranker, Spiritual Care, 1(1), S. 36–50
Büssing, A., Janko, A., Kopf, A. et al. (2012): Zusammenhänge zwischen psychosozialen und spirituellen Bedürfnissen und Bewertungen von Krankheit bei Patienten mit chronischen Erkrankungen, Spiritual Care, 1(1), S. 57–73
Büssing, A., Lux, E.A., Janko, A., Kopf, A. (2011): Psychosoziale und spirituelle Bedürfnisse bei Patienten mit chronischen Schmerz- und Krebserkrankungen, Dt. Zeitschrift für Onkologie, 41, S. 39–73

Cavanagh, S.J. (1997): Pflege nach Orem. 2., verb. Aufl. Freiburg i. B.: Lambertus
Ciompi, L., Endert, E. (2011): Gefühle machen Geschichte – Die Wirkung kollektiver Emotionen von Hitler bis Obama. Göttingen: V & R
Conradi, E. (2001): Take Care – Grundlagen einer Ethik der Achtsamkeit. Frankfurt/M.: Campus
Damasio, A.R. (2013): Ich fühle, also bin ich – Die Entschlüsselung des Bewusstseins. 10. Aufl. Berlin: List
Darwall, S. (1977): Two kinds of respect, Ethics, 88(1), S. 36–49
Darwall, S. (2006): The Second-Person Standpoint. Morality, Respect and Accountability. Cambridge: Mass
Decker-Vogt, H.-H. (2016): »…das berührt mich tief« – Musiktherapie und Basale Stimulation / Basale Bildung. Wiesbaden: Reichert
Demmerling, C., Landweer, H. (2007): Philosophie der Gefühle. Stuttgart: J.B. Metzler
Deutsche Gesellschaft für Palliativmedizin (DGP) (Hrsg.) (2017): Stellungnahme der Deutschen Gesellschaft für Palliativmedizin zur Einführung der Diagnose einer anhaltenden Trauerstörung in der ICD-11 (Stand: Juli 2017) (https://www.dgpalliativmedizin.de/category/138-stellungnahmen-2017.html, Zugriff am: 13.06.2021)
Deutscher Hospiz- und PalliativVerband (DHPV) (Hrsg.) (2018): Stellungnahme für eine Kultur der Trauer und für die Anwendung des Begriffes »Belastungsstörung nach Verlust« in der ICD-11 6B42 zur Abwendung von unerträglichem Leid in Folge eines Verlustes. Berlin, 12.12.2018 (https://www.dhpv.de/stellungnahme/kultur-trauer-belastungsstoerung-nach-verlust.html, Zugriff am: 13.06.2021)
Di Pellegrino, G., Fadiga, L., Fogassi, L., et al. (1992): Understanding motor events: a neurophysiological study, Experimental Brain Research, 91, S. 176–180
Dietl, L., Wagner, B., Frydrich, T. (2018): User acceptability of the diagnosis of prolonged grief disorder; How do professionals think about inclusion in ICD-11?, J Affective Disorders, 229, S. 306–313
Dittmar, V. (2018): Der emotionale Rucksack: Wie wir mit ungesunden Gefühlen aufräumen. München: Kailash
Drexler, K. (2019): Ererbte Wunden heilen: Therapie der transgenerationalen Traumatisierung. Stuttgart: Klett & Cotta
Ekmann, P. (2017): Gefühlen lesen – Wie Sie Emotionen erkennen und richtig interpretieren. 2. Aufl. Berlin: Springer
empCARE (Hrsg.) (o. J.): Das Forschungsprojekt (Nov. 2015 bis Apr. 2019) (https://www.empcare.de/forschung, Zugriff am: 13.06.2021)
Ernst, F.H.J. (1973): Editoral: The Listening of Talking and Listening, Transactional Analysis, 3, S. 10
Etzrodt, C. (2013): Sozialwissenschaftliche Handlungstheorien. Konstanz: UVK
Evers, G.C.M. (1997): Theorien und Prinzipien der Pflegekunde. Wiesbaden: Ullstein & Mosby
Fathi, K. (2019): Das Empathietraining – Konflikte lösen für ein besseres Miteinander. Paderborn: junfermann
Fawcett, J. (1999): Spezifische Theorien der Pflege im Überblick. Bern: Huber
Feichtner, A. (2018): Palliativpflege in der Praxis. 2. Aufl. Wien: Facultas
Feichtner, A. (2020): Existenzielles Leid am Lebensende. Von der therapeutischen Kraft menschlicher Zuwendung, Leidfaden, 4, S. 42–44
Fischbeck, S., Schappert, B. (2020): Sterbeprozess – psychologisch. In: Wittwer, H., Schäfer, D., Frewer, A. (Hrsg.) Handbuch Sterben und Tod. Geschichte – Theorie – Ethik. 2. Aufl. Stuttgart: Metzler, S. 97–102
Fischer, E. (2006): »Wahr nehmen«, Sinn stiften und Basale Stimulation – ein Widerspruch?. In: Laubenstein, D., Lamers, W., Heinen, N. (Hrsg.) Basale Stimulation: kritisch-konstruktiv. Düsseldorf: verlag selbstbestimmtes leben, S. 91–112
Fischer, M. (2020): Die neue Gewaltfreie Kommunikation. Empathie und Eigenverantwortung ohne Selbstzensur. Göttingen: BusinessVillage
Fitsch, H. (2014): …dem Gehirn beim Denken zusehen? Sicht- und Sagbarkeit in der funktionellen Magnetresonanztomographie. Bielefeld: transcript

Forst, R. (2005): Die Würde des Menschen und das Recht auf Rechtfertigung, Deutsche Zeitschrift für Philosophie, 53, S. 589–596
Frevert, U., Singer, T. (2011): Empathie und ihre Blockaden. Über soziale Emotionen. In: Gruss, P, Bonhoeffer, T. (Hrsg.) Zukunft Gehirn: Neue Erkenntnisse, neue Herausforderungen; ein Report der Max-Planck-Gesellschaft. München: Beck, S. 121–146
Fröhlich, A. (1993): Basale Stimulation. Düsseldorf: verlag selbstbestimmtes leben
Fröhlich, A. (2001): Nachwort. In: Buchholz, T., Gebel-Schürenberg, A., Nydal, P., Schürenberg, A. (Hrsg.) Begegnungen. Basale Stimulation in der Pflege. Bern: Huber, S. 295–299
Froncois, K., Lobb, E., Barclay, S., Forbat, L. (2017): The nature of conflict in palliative care: A qualitative exploration of the experiences of staff and family members, Patient Education and Counseling, 100(8), S. 1459–1465
Fuchs, T. (2019): Phänomenologie der Trauer. In: Kappelhoff, H., Bakels, J.-H., Lehmann, H., Schmitt, C. (Hrsg.) Emotionen. Ein interdisziplinäres Handbuch. Berlin: Metzler, S. 134–138
Galtung, J. (2007): Frieden mit friedlichen Mitteln. Friede und Konflikt, Entwicklung und Kultur. Münster: Agenda
Galushko, M., Strupp, J., Walisko-Waniek, J. et al. (2015): Validation of the German version of the Schedule of Attitudes Toward Hastened Death (SAHD-D) with patients in palliative care, Palliative & Supportive Care, 13(3), S. 713–723
Gielas, A. (2019): Die Medizin der Milde, Psychologie heute, 44(8), S. 3
Glasenapp, J. (2014): Emotionen als Ressourcen. Weinheim: Beltz
Glaser, B.G., Strauss, A.L. (1965): Awareness of dying. Chicago: Aldine Publishing
Glasl, F. (2013): Konfliktmanagement. Ein Handbuch für Führungskräfte, Beraterinnen und Berater. 11. Aufl. Bern: Haupt
Glasl, F. (2017): Eskalationsdynamik sozialer Konflikte. In: Trenczek, T., Berning, D., Lenz, C., Will, H.-D. (Hrsg.) Mediation und Konfliktmanagement. 2. Aufl. Baden-Baden: Nomos, S. 81–91
Görke-Sauer, M. (2005): Wenn Männer trauern, Bestattungskultur, 57(7), S. 24–25
Görke-Sauer, M. (2006): Im Land der Trauer. Abschiedsrituale. Düsseldorf: Pathmos
Gratz, M., Schwermann, M., Roser, T. (2018): Palliative Fallbesprechung etablieren. Ein Leitfaden für die Praxis. Stuttgart: Kohlhammer
Greenberg, J., Pyscynski, T., Solomon, S. (1986): The Causes and Consequences of a Need for Self-esteem. A Terror Management Theory. In: Baumeister, R.F. (Hrsg.) Public Self and Private Self. New York: Springer, S. 189–212
Greiner, U. (2014): Schamverlust: Vom Wandel der Gefühlskultur. Reinbek: Rowohlt
Grewe-Heitfeld, K. (2008): Musiktherapie in der Sterbebegleitung: berührt und beruhigt durch Musik, DÄB, 105(9), S. A-456
Gröning, K. (2014): Entweihung und Scham – Grenzsituationen in der Pflege alter Menschen. 2. Aufl. Frankfurt/M.: Mabuse
Gross, J., John, O. (2003): Individual Differences in Two Emotion Regulation Processes: Implications for Affect, Relationships, and Well-Being, Journal of Personality and Social Psychology, 85, S. 348–362
Grützner, F. (2013): »Reich mir die Hand...« – Körpersprache in Trauersituationen, Leidfaden, 3, S. 21–24
Gustorff, D., Hannich, H.-J. (2009): Jenseins des Wortes – Musiktherapie mit komatösen Patienten auf der Intensivstation. Bern: Huber
Gygax, A. (2016): Über die Sinne Zugang finden. Basale Stimulation. Berlin: Springer
Haller, M. (2012): Studie über Gewalt in der Sprache. Hamburg: Diplomica
Haller, R. (2015): Die zerstörerische Macht der Kränkung. Interview in DIE WELT vom 25.11.2015 (https://www.welt.de/vermischtes/article149321704/Die-zerstoererische-Macht-der-Kraenkung.html, Zugriff am: 02.02.2021)
Hannawa, A.F., Postel, S. (2018): SACCIA – Sichere Kommunikation. Berlin: De Gruyter
Happe, A. (2000): Funktion der Musiktherapie in der Arbeit mit Sterbenden. Diplomarbeit. Hochschule der Künste Berlin (https://www.kommunikation-ohne-worte.de/wp-content/uploads/2016/03/Diplomarbeit.pdf, Zugriff am: 10.02.2021)

Harnack, K. (2019): Paltering – wie man mit Wahrheiten lügen kann, Die Mediation, III/2019, S. 26–27

Hassin, R.R., Aviezer, H., Bentin, S. (2013): Inherently Ambiguous: Facial Expressions of Emotions,in Context, Emotion Review, 5(1), S. 60–65

Hauf, S.T. (2009): Das halbstrukturierte, klinische Interview »SPIR« zur Erfassung spiritueller Überzeugungen und Bedürfnisse von Patienten mit Krebserkrankung (https://edoc.ub.uni-muenchen.de/10263/1/Hauf_Stephan.pdf, Zugriff am: 13.05.2021)

Hell, C. (2013): Berührende Klänge – Klangmassage: Ein Tor zur Aktivierung unserer Selbstheilungskräfte, Der Mensch, 47(2), S. 38–40

Heller, A. (1981): Theorie der Gefühle. Hamburg: VSA

Hempel, E. (2006): Körpersprache im Patienten- und Angehörigengespräch, Zeitschrift für Palliativmedizin, 3(7), 7 – V2_5 (DOI: 10.1055/s-2006-954072)

Herrmann, S.K., Krämer, S., Kuch, H. (Hrsg.) (2007): Verletzende Worte: Die Grammatik sprachlicher Missachtung. Bielefeld: transcript

Heuer, K., Paul, K., Hanses, A. (2015): Professionalitätskonstruktionen in der Arbeit mit sterbenden Menschen. In: Becker-Lenz, R., Busse, S., Ehlert, G., Müller-Hermann, S. (Hrsg.) Bedrohte Professionalität – Einschränkungen und aktuelle Herausforderungen für die soziale Arbeit. Wiesbaden: Springer VS, S. 259–278

Hilgers, M. (2013): Scham – Gesichter eines Affektes. 4. Aufl. Göttingen: Vandenhoeck & Ruprecht

Hinrichs, L., Valldorf, J., Singer, T. (2020): Lässt sich Empathie lernen?, Spektrum der Mediation, 79, S. 24–27

Hojdelweicz, B. (2009): »Der Kampf gegen den Krebs ist nur ein Faktor…«. Diplomarbeit an der Universität Wien (https://core.ac.uk/download/pdf/11584936.pdf, Zugriff am: 15.12.2020)

Huber, A. (2014): Mediation – Verstehen vermitteln. In: Hahnzog, S. (Hrsg.) Betriebliche Gesundheitsförderung. Das Praxishandbuch für den Mittelstand. Wiesbaden: Springer-Gabler, S. 261–276

Hudson, P.L., Schofield, P., Kelly, B. et al. (2006): Responding to desire to die statements from patients with advanced disease: recommendations for health professionals, Palliative Medicine, 20, S. 703–710

Illich, I. (Hrsg.) (1983): Entmündigung durch Experten. Zur Kritik der Dienstleistungsberufe. Reinbek: Rowohlt

Imbery, C. (2012): Physiologische und psychologische Reaktionen auf Klang und Vibration am Beispiel von Klangschalen. Masterarbeit an der Carl von Ossietzky Universität Oldenburg (https://uol.de/fileadmin/user_upload/studg/hua/download/Masterarbeit_Imbery_Christina.pdf, Zugriff am: 15.01.2020)

Immenschuh, U., Marks, U. (2014): Scham und Würde in der Pflege. Frankfurt/M.: Mabuse

Jettenberger, M. (2017): Ekel – Professioneller Umgang mit Ekelgefühlen in Gesundheitsfachberufen. Berlin: Springer

Jonas, E., Fritsche, I. (2005): Terror Management Theorie und deutsche Symbole, Zeitschrift für Sozialpsychologie, 36(3), S. 143–155 (https://econtent.hogrefe.com/doi/10.1024/0044-3514.36.3.143, Zugriff am: 21.03.2021)

Juchli, L. (1973): Allgemeine und spezielle Krankenpflege. Stuttgart: Thieme

Kant, I. (1977): Grundlagen zur Metaphysik der Sitten (http://www.zeno.org/Philosophie/M/Kant,+Immanuel/Grundlegung+zur+Metaphysik+der+Sitten, Zugriff am: 16.02.2021)

Kast, V. (1997): Freude, Inspiration, Hoffnung. München: Pathmos

Kast, V. (2013): Trauern: Phasen und Chancen des psychischen Prozesses. Freiburg/Br.: Kreuz-Verlag

Kersting, A. (2007): Geschlechtsspezifische Unterschiede im Trauerverlauf, Psychodynamische Psychotherapie, 6(1), S. 39–46

Klein, C., Gottschling, S., Zwingmann, C. (2012): Deutschsprachige Fragebögen zur Messung von Religiosität / Spiritualität. Ein empirisch gestützter Vergleich ausgewählter Skalen, Spiritual Care, 1(1), S. 22–35

Klimsch, C. (2019): Mit sterbenden Menschen und ihren Angehörigen kommunizieren, Heilberufe, 71(7-8), S. 12–13

Klöcker, M., Tworuschka, U. (Hrsg.) (2005): Ethik der Weltreligionen. Darmstadt: Wissenschaftliche Buchgesellschaft
Kolodej, C., Voutsinas, A., Jiménez, P., Kallus, K.W. (2005): Inventar zur Messung des Eskalationsgrades in der Arbeitswelt, Zeitschrift für Wirtschaftspsychologie, 4, S. 19–28
Körner, R., Schütz, A. (2019): Power Posing – Eine Zusammenfassung des Wissensstands über die Effekte dominanter versus submissiver Körperhaltungen, Report Psychologie, (44)9, S. 10–16
Kostrzewa, S., Kutzner, M. (2006): Was wir noch tun können! Basale Stimulation in der Sterbebegleitung. Bern: Huber
Krabbe, H., Thomsen, C.S. (2017): Familienmediation mit Kindern und Jugendlichen. Köln: Bundesanzeiger
Kraiker, C., Pekrun, R. (1998): Motivationsstörungen: Interventionen. In: Baumann, U., Perrez, M. (Hrsg.) Klinische Psychologie – Psychotherapie. Bern: Huber, S. 717–729
Kremeike, K., Perrar, K.M., Lindner, R. et al. (2019): Todeswünsche bei Palliativpatienten – Hintergründe und Handlungsempfehlungen, Zeitschrift für Palliativmedizin, 20(6), S. 323–335
Krey, H. (2011): Ist Ekel in der Pflegearbeit wirklich okay?, Psychologie und Gesellschaftskritik, 35(1), S. 87–108 (https://nbn-resolving.org/urn:nbn:de:0168-ssoar-389636, Zugriff am: 11.02.2021)
Kriz, J. (2001): Grundkonzepte der Psychotherapie. Weinheim: Beltz
Krohwinkel, M. (2008): Rehabilitierende Prozesspflege am Beispiel von Apoplexiekranken. 3. durchgesehene Aufl. Bern: Huber
Krohwinkel, M. (2013): Fördernde Prozesspflege mit integrierten ABEDLs. Bern: Huber
Kübler-Ross, E. (1975): Interviews mit Sterbenden. 4. Aufl. Stuttgart: Kreuz-Verlag
Kulbe, A. (2010): Sterbebegleitung. Hilfen zur Pflege Sterbender. München: Elsevier
Lammer, K. (2014): Trauer verstehen: Formen, Erklärungen, Hilfe. Berlin: Springer
Landweer, H. (2019): Philosophische Perspektiven auf Scham und Schuldgefühl. In: Kappelhoff, H., Bakels, J.-H., Lehmann, H., Schmitt, C. (Hrsg.) Emotionen. Ein interdisziplinäres Handbuch. Berlin: Metzler, S. 235–239
Larsson, L. (2012): Wut, Schuld und Scham. Paderborn: junfermann
Laubenstein, D., Lamers, W., Heinen, N. (Hrsg.) (2006): Basale Stimulation: kritisch-konstruktiv. Düsseldorf: verlag selbstbestimmtes leben
Lauterbach, M. (2014): Gefühle mit der Autorität unbedingten Ernstes. Freiburg: Alber
Lee, Y., Enright, R.D. (2019): A meta-analysis of the association between forgiveness of others and physical health, Psychology & Health, 34(5), S. 626–643
Lehmann, J.F. (2019): Ärger, Wut, Zorn und Empörung. In: Kappelhoff, H., Bakels, J.-H., Lehmann, H., Schmitt, C. (Hrsg.) Emotionen. Ein interdisziplinäres Handbuch. Berlin: Metzler, S. 180–184
Leitlinienprogramm Onkologie (Deutsche Krebsgesellschaft, Deutsche Krebshilfe, AWMF) (2015): Palliativmedizin für Patienten mit einer nicht heilbaren Krebserkrankung, Langversion 1.1, 2015, AWMF-Registernummer: 128/001OL (http://leitlinienprogramm-onkologie.de/Palliativmedizin.80.0.html, Zugriff am: 11.03.2021)
Leitlinienprogramm Onkologie (Deutsche Krebsgesellschaft, Deutsche Krebshilfe, AWMF) (2020): Palliativmedizin für Patienten mit einer nicht-heilbaren Krebserkrankung, Langversion 2.2, 2020, AWMF-Registernummer: 128/001OL (https://www.leitlinienprogramm-onkologie.de/leitlinien/palliativmedizin/, Zugriff am: 13.06.2021)
Leu, L. (2009): Gewaltfreie Kommunikation – Das 13-Wochen-Übungsprogramm. Paderborn: Junfermann
Levold, T. (1998): Affektive Kommunikation und systemische Therapie. In: Welter-Enderlin, R., Hildenbrand, B. (Hrsg.) Gefühle und Systeme. Die emotionale Rahmung beraterischer und therapeutischer Prozesse. Heidelberg: Carl-Auer, S. 18–51
Levold, T. (2019): Hören 1. und 2. Ordnung. Warum Zuhören mehr ist als Wissen, was gesagt worden ist, Kontext, 50(1), S. 26–44
Lindner, L. (2016): Respekt. In: Frey, D. (Hrsg.) Psychologie der Werte. Heidelberg: Springer, S. 168–175

Maio, G. (2019): Eine Phänomenologie der Sorge, Zeitschrift für Palliativmedizin, 20(5), S. 222–224
Marondel, M. (2017): Lieber Tod, wir müssen reden. München: Komplettmedia
Marquardt, S., Garthaus, M., Wendelstein, B. et al. (2018): Konflikte am Lebensende, Zeitschrift für Palliativmedizin, 19(2), S. 111–115
Marriner-Tomey, A. (1992): Pflegetheoretikerinnen und ihr Werk. Basel: Recom
Maslow, A.H. (1970): Motivation and Personality. New York: Harper
Matthiesen, P.F. (2016): Abstract: »Die Kunst des Zuhörens als Verstehensquelle des Menschen in Gesundheit und Krankheit« (http://menschsein-medizin.de/2016hoeren/referent-matthiessen.html, Zugriff am: 15.01.2021)
Mauder, A. (1976): Die Kunst des Sterbens. 3. Aufl. Regensburg: Verlag Friedrich Pustet
Mayr, B., Elhard, E., Riedner, C. et al. (2016): Die Kluft zwischen eingeschätzten und tatsächlichen Fähigkeiten bei der Erhebung der spirituellen Anamnese, Spiritual Care, 5 (1), S. 9–16
Mayring, P. (2019): Wohlbefinden aus psychologischer Sicht. In: Kappelhoff, H., Bakels, J.-H., Lehmann, H., Schmitt, C. (Hrsg.) Emotionen. Ein interdisziplinäres Handbuch. Berlin: Metzler, S. 139–143
Mead, M. (Hrsg.) (1937): Cooperation and Competition among Primitive Peoples. New York: McGraw-Hill Book Company (https://content.apa.org/PsycBOOKS/toc/13891, Zugriff am: 13.06.2021)
Mehrabian, A., Ferris, S.R. (1968): Inference of attitudes from nonverbal communication in two channels, J Consult Psychol, 31(3), S. 248–252
Meier, U. (2015): Inklusion und Kommunikation. In: Reich, K., Asselhoven, D., Kargl, S. (Hrsg.) Eine inklusive Schule für alle. Das Modell der Inklusiven Universitätsschule Köln. Weinheim: Beltz, S. 320–329
Meier, U. (2019): Zu/Hören im Zeitalter der konstruktivistischen Wende, Kontext, 50(1), S. 45–67
Merleau-Ponty, M. (1966): Phänomenologie der Wahrnehmung. Berlin: De Gruyter
Meyer, D.E. (2021): The Treatment of Patients With Unbearable Suffering – The Slippery Slope Is Real, JAMA Intern Med, 181(2), S. 160–161
Miayshiro, M.R. (2013): Der Faktor Empathie. Ein Wettbewerbsvorteil für Teams und Organisationen. Paderborn: Junfermann
Michael, S.T., Crowther, M.R., Schmid, B., Allen, R.S. (2003): Widowhood and spirituality: Coping responses to bereavement, Journal of Women & Aging, 14, S. 145–165
Mikulincer, M., Florian, V. (1996): Coping and adaption to trauma and loss. In: Zeidner, M., Endler, N.S. (Hrsg.) Handbook of coping. Thoery, research, applications. New York: Wiley, S. 554–572
Milman, E., Neimeyer, R., Fitzpatrick, M. et al. (2019): Prolonged grief and the disruption of meaning: Establishing a mediation model, Journal of Counseling Psychology, 66, S. 714–725
Moers, M., Schaeffer, D. (2011): Pflegetheorien. In: Schaeffer, D., Wingenfeld, K. (Hrsg.) Handbuch der Pflegewissenschaft. Weinheim: Juventa, S. 37–66
Molcho, S. (2013): Körpersprache. München: Goldmann
Montada, L., Kals, E. (2007): Mediation. Ein Lehrbuch auf psychologischer Grundlage. 2. Aufl. Weinheim: Beltz
Montague, A. (2015): Körperkontakt. Die Bedeutung der Haut für die Entwicklung des Menschen. 13. Aufl. Stuttgart: Klett-Cotta
Moré, A. (2013): Die unbewusste Weitergabe von Traumata und Schuldverstrickungen an nachfolgende Generationen, Journal für Psychologie, 21(2) (https://www.journal-fuer-psychologie.de/index.php/jfp/article/view/268/310, Zugriff am: 15.03.2021)
Morse, J., Johnson, J. (1991): Towards a Theory of Illness Constellation Model. In: Morse, J., Johnson, J. (Hrsg.) The Illness Experience. Dimensions of Suffering. Newbury Park: SAGE, S. 315–342
Neander, Kl.-D. (Hrsg.) (1999): Musik und Pflege. München: Urban & Fischer
Neander, Kl.-D. (2012): Musikanwendung bei Demenz, Musik-, Tanz- und Kunsttherapie, 23, S. 134–141

Neander, Kl.-D. (2014): ...sich als Mann oder Frau fühlen. Brake: Prodos
Neander, Kl.-D. (2016): Der Begriff »Respekt« im Modell der GfK nach Marshall B. Rosenberg, Empathische Zeit, 4, S. 50–53
Neumann-Ponesch, S. (2011): Modelle und Theorien in der Pflege. 2. Aufl. Wien: Facultas
Olson, K.L., Morse, J.M., Smith, J.E. et al. (2001): Linking Trajectories of Illness and Dying, OMEGA. Journal of Death and Dying, 42, S. 293–308
Pargament, K.I. (1997): The psychology of religion and coping: Theory, research, practice. New York: Guilford
Pfeifer, S. (2017): Religiöse Patienten und säkularisierte Therapeuten – ein ethisch-professionelles Spannungsfeld, Spiritual Care, 6(1), S. 21–29
Pickenhain, L. (1998): Basale Stimulation: Neurowissenschaftliche Grundlagen. Düsseldorf: verlag selbstbestimmtes leben
Pörksen, B. (2016): Man kann Menschen zum Schweigen bringen, sie doch niemals zum Zuhören zwingen. Echtes Zuhören ist ein Geschenk, DIE ZEIT vom 11. August 2016, S. 49
Pörksen, B., Schulz von Thun, F. (2016): Kommunikation als Lebenskunst – Philosophie und Praxis des miteinander Redens. 2. Aufl. Heidelberg: Carl Auer
Price, A., Lee, W., Goodwin, L. et al. (2011): Prevalence, course and associations of desire for hastened death in a UK palliative population: a cross-sectional study, BMJ supportive & palliative care, 1(2), S. 140–148 (DOI: 10.1136/bmjspcare-2011-000011)
Probst, S.M. (Hrsg.) (2017): Die Begleitung Kranker und Sterbender im Judentum. Bikkur Cholim, jüdische Seelsorge und das jüdische Verständnis von Medizin und Pflege. Leipzig: Hentrich & Hentrich
Probst, S.M. (2019a): Vom Unbehagen jüdischer Familien mit palliativmedizinischen Angeboten, Schmerzmedizin, 35(5), S. 28–31
Probst, S.M. (2019b): Die palliativmedizinische Begleitung jüdischer Patienten und Palliative Care aus jüdischer Sicht, Z Palliativmed, 20(1), S. 31–38
Quernheim, G., Zegelin, A. (2021): Berufsstolz in der Pflege. Das Mutmachbuch. Göttingen: Hogrefe
Radbruch, L. (2020): Sinnsuche und Trauer – der Versuch einer Erklärung, Leidfaden, 4, S. 90–102
Rave, F. (2011): Todesverlangen bei Sterbenden – Implikationen für Palliative Care. Dissertation. Gießen: Justus-Liebig-Universität Gießen (http://geb.uni-giessen.de/geb/volltexte/2012/8736/pdf/RaveFlorian_2012_04_16.pdf, Zugriff am: 11.03.2021)
Reitzki, M. (2007): Ist Gewaltfreie Kommunikation alltagstauglich? Norderstedt: GRIN
Riedel, A., Heidenreich, T. (2014): Das Konzept der Kongruenz nach Rogers – Reflexion der Bedeutsamkeit für Begegnungen im Palliative Care-Setting, Spiritual Care, 3(3), S. 212–202
Rizzolatti, G., Sinigaglia, C. (2008): Empathie und Spiegelneurone. Die biologische Basis des Mitgefühls. Frankfurt/M.: Suhrkamp
Rogers, C.R. (1976): Entwicklung der Persönlichkeit. Stuttgart: Klett
Rogers, C.R. (1992): Die klientenzentrierte Gesprächspsychotherapie. Frankfurt/M.: Fischer Taschenbuch Verlag
Röhner, J., Schütz, A. (2012): Psychologie der Kommunikation. Wiesbaden: Springer VS
Roper, N., Logan, W.W., Tierney, A.J. (1993): Die Elemente der Krankenpfleger. 4. Aufl. Baunatal: Recom
Rosenberg, M. (2013): Mutter, wann stirbst du endlich? München: Blanvalet
Rosenberg, M.B. (2013): Gewaltfreie Kommunikation. Eine Sprache des Lebens. 11. Aufl. Paderborn: Junfermann
Rosentreter, M., Groß, D., Kaiser, S. (Hrsg.) (2010): Sterbeprozesse – Annäherung an den Tod. Kassel: University Press
Rothhaupt, G. (2019): Gefühle – die Sprache der Seele, Empathische Zeit, 3, S. 22–23
Royal College of Nursing (2009): When someone asks for your assistance to die (https://www.rcn.org.uk/professional-development/publications/pub-005822, Zugriff am: 11.03.2021)
Ruppert, N. (2016): Pflege braucht Mitgefühl, Die Schwester | Der Pfleger, 6, S. 18–19

Saake, I., Nassehi, A., Mayr, K. (2019): Gegenwarten von Sterbenden. Eine Kritik des Paradigmas vom »bewussten« Sterben, Kölner Zeitschrift für Soziologie und Sozialpsychologie, 71, S. 27–52

Salomé, J. (2006): Einfühlsame Kommunikation. Paderborn: Junfermann

Saunders, C. (1999): Brücke in eine andere Welt – Was hinter der Hospizidee steht. Freiburg: Herder

Saunders, C., Baines, M. (1989): Leben mit dem Sterben. Bern: Huber

Schaeffer, D., Moers, M. (2008): Überlebensstrategien – ein Phasenmodell zum Charakter des Bewältigungshandelns chronisch Erkrankter, Pflege & Gesellschaft, (13)1, S. 6–30

Schauer, F., Zeckhauser, R.J. (2007): Paltering. KSG Working Paper No. RWP07-006, SSRN Scholarly Paper (https://papers.ssrn.com/abstract=832634, Zugriff am: 25.06.2019)

Schienle, A., Dietmaier, G., Leutgeb, V., Ille, R. (2010): Eine Skala zur Erfassung der Ekelsensitivität (SEE), Zeitschrift für Klinische Psychologie und Psychotherapie, 39, S. 80–86 (http://dx.doi.org/10.1026/1616-3443/a000016)

Schienle, A., Walter, B., Stark, R., Vaitl, D. (2002): Ein Fragebogen zur Erfassung der Ekelempfindlichkeit (EEK), Zeitschrift für Klinische Psychologie und Psychotherapie, 31, S. 110–120 (https://doi.org/10.1026/0084-5345.31.2.110)

Schmetkamp, S. (2012): Respekt und Anerkennung. Paderborn: mentis-Verlag

Schmidhuber, M. (2019): Freiwilliger Verzicht auf Flüssigkeit und Nahrung – Sterbefasten als ein Ausweg am Lebensende?, Aktuelle Ernährungsmedizin, 44(1), S. 43–45

Schmied, G. (2006): »Meine Seele ist betrübt«. In: Grom, I.-U., Klose, J. (Hrsg.) Sterben im Leben. Göppingen: Kirchlicher Kunstverlag Dresden, S. 71–86

Schmitz, H. (2011): Der Leib. Berlin: de Gruyter

Schmitz, H. (2014): Atmosphären. Freiburg: Alber

Schnell, M.W. (Hrsg.) (2004): Leib. Körper. Maschine. Interdisziplinäre Studien über den bedürftigen Menschen. Düsseldorf: verlag selbstbestimmtes leben

Schnell, T. (2016): Psychologie des Lebenssinns. Berlin: Springer

Schönefeld, V. (2019): Pseudo-Empathie – Theorieentwicklung und empirische Beiträge. Dissertation. Universität Duisburg-Essen (https://duepublico2.uni-due.de/servlets/MCRFileNodeServlet/duepublico_derivate_00070404/Diss_Schoenefeld.pdf, Zugriff am: 03.09.2021, doi: 10.17185/duepublico/70445)

Schönefeld, V., Altmann, T. (2021): Theoretischer Hintergrund des empCARE-Trainings – Empathiedefinition, zentrale Konzepte und Wirkmechanismen. In: Thiry, L., Schönefeld, V., Deckers, M., Kocks, A. (Hrsg.) empCARE – Arbeitsbuch zur empathiebasierten Entlastung in Pflege- und Gesundheitsberufen. Berlin: Springer, S. 29–56

Schuller, K. (2012): Revolution in der Kommunikation? Eine kultur- und sozialanthropologische Untersuchung der Gewaltfreien Kommunikation nach Rosenberg. Diplomarbeit. Wien: Universität Wien

Schulze, U. (2014): Caring: Zur Subjektorientierung im palliativen Setting. In: George, W. (Hrsg.) Sterben in stationären Pflegeeinrichtungen. Gießen: Psychosozial-Verlag, S. 35–40

Schwarzer, R. (1993): Stress, Angst und Handlungsregulation. 3., erweit. Aufl. Stuttgart: Kohlhammer

Seul, M. (2007): Hospizarbeit und Palliativbetreuung: Für einen Abschied in Würde. München: Knauer

Singer, T. (2015): Perspektiven der Empathie- und Compassion-Forschung. In: Nida-Rümelin, J., Spiegel, I., Tiedemann, M. (Hrsg.) Handbuch der Philosophie und Ethik. Band 2. Paderborn: Ferdinand Schöningh, S. 256–264

Singer, T., Seymour, B., O'Doberty, J. et al. (2004): Empathy for pain involves the affective but not sensory components of pain, Science, 303(5661), S. 1157–1162

Singer, T., Seymour, B., O'Doherty, J. et al. (2006): Empathic neural responses are modulated by he perceived fairness of others, Nature, 439, S. 466–469

Solomon, S., Greenberg, J., Pyszczynski, T. (2015): Der Wurm in unserem Herzen. Wie das Wissen um die Sterblichkeit unser Leben beeinflusst. München: DVA

Sowinski, C. (1999): Nähe und Distanz – Schamgefühl und Ekel, Dr. med. Mabuse, 121, S. 43–46

Specht-Tomann, M., Tropper, D. (2002): Zeit des Abschieds – Sterbe- und Trauerbegleitung. 3. Aufl. Ostfildern: Patmos
Stemmer, R. (2001): Grenzkonflikte in der Pflege – Patientenorientierung zwischen Umsetzungs- und Legitimationsschwierigkeiten. Frankfurt/M.: Mabuse
Stroebe, M.S., Schut, H.A. (1999): The dual process model of coping with bereavement: rationale and description, Death Studies, 23(3), S. 197–224
Student, C. (2006): Die Sterbephasen. Informationen und Hinweise für Helferinnen und Helfer (http://christoph-student.homepage.t-online.de/Downloads/Sterbephasen.pdf, Zugriff am: 19.02.2021)
Sulmann D., Väthjunker D. (2019): Warum kommt Gewalt in der Pflege vor? Hrsg. vom Zentrum für Qualität in der Pflege (ZQP) (https://www.pflege-gewalt.de/wissen/gewalt ursachen/, Zugriff am: 08.08.2019)
Tempel, T., Frings, C. (2020): Stichwort Spiegelneurone. In: Wirtz, M.A. (Hrsg.) Dorsch. Lexikon der Psychologie. Göttingen: Hogrefe (https://dorsch.hogrefe.com/stichwort/spie gelneurone, Zugriff am: 15.02.2021)
Thieme, F. (2019): Sterben und Tod in Deutschland. Wiesbaden: Springer VS
Thies, W. (2016): Entspannung durch das Hören einer Klangschale: Bevorzugte Klangmerkmale, European Journal of Musicology, (15)1, S. 39–70
Thiry, L. (2019): Empathisch zu sich selbst sein. empCARE – ein Beitrag zur Gesundheitsprävention, Pflege Professionell, 27, S. 71–76 (https://www.pflege-fortbildung.at/datei/ausgabe27122019.pdf, Zugriff am: 18.02.2021)
Thiry, L., Schönefeld, V., Deckers, M., Kocks, A. (Hrsg.) (2021): empCARE – Arbeitsbuch zur empathiebasierten Entlastung in Pflege- und Gesundheitsberufen. Berlin: Springer
Thomä, D. (2019): Freude, Glück und Wohlbefinden in philosophischer Perspektive. In: Kappelhoff, H., Bakels, J.-H., Lehmann, H., Schmitt, C. (Hrsg.) Emotionen. Ein interdisziplinäres Handbuch. Berlin: Metzler, S. 134–138
Thönnes, A., Lepper, P., Noll-Hussong, M. (2021): Trauerverarbeitung, anhaltende Trauerstörung und COVID-19-Pandemie, Saarländisches Ärzteblatt, 2, S. 15–19
Tichy, L.Z. (2013): Die Terror Management Theorie – ein kritisches Review mit Bezugnahme auf die Meaning Management Theorie (http://www.jp.philo.at/texte/ZoeTichyL1.pdf, Zugriff am: 14.02.2021)
Tiedemann, J.L. (2013): Scham. Gießen: Psychosozial-Verlag
Tolmein, O. (2018): Der freiwillige Verzicht auf Nahrung und Flüssigkeit und rechtliche Fragestellungen in der deutschen Debatte, Zeitschrift für Palliativmedizin, 19(3), S. 141–148
Treml, J., Kersting, A. (2018): Anhaltende Trauerstörung, Der Nervenarzt, 89, S. 1069–1078
Urban, E. (2019): Transkulturelle Pflege am Lebensende – Umgang mit Sterbenden und Verstorbenen unterschiedlicher Religionen und Kulturen. 3., erweiterte und überarbeitete Aufl. Stuttgart: Kohlhammer
v. Weegen, K. (2020): Ein Klang in mir – Einklang in mir, Leidfaden, 6(3), S. 71–73
van Quaquebeke, N., Henrich, D.C., Eckloff, T. (2007): »It's not tolerance I'm asking for, it's respect!«: A conceptual framework to differentiate between tolerance, acceptance and (two types of) respect [»Es geht mir nicht um Toleranz, es geht mir um Respekt!« Ein konzeptioneller Rahmen zur Unterscheidung zwischen Toleranz, Akzeptanz und (zwei Arten von) Respekt], Gruppendynamik und Organisationsberatung, 38(2), S. 185–200 (https://doi.org/10.1007/s11612-007-0015-6)
Voltz, R., Boström, K. (2019): Mediation in der Palliativ- und Hospizarbeit, Spektrum der Mediation (SdM), 77, S. 47–50
Voltz, R., Kremeike K. (2020): Umgang mit Todeswünschen in der Palliativversorgung (https://palliativzentrum.uk-koeln.de/forschung/letzte-lebenszeit/umgang-mit-todeswuens chen/, Zugriff am: 11.03.2021)
Walker, A., Breitsameter, C. (2015): Zum Begriff Spiritualität in der hospizlichen Pflege, Spiritual Care, 4(1), S. 19–28
Waller, C. (2017): (Trans)Generationale Weitergabe früher Traumatisierung auf das kardiovaskuläre System, Psychotherapeut, 62(6), S. 507–512
Wardetzki, B. (2013): Nimm's bitte nicht persönlich. 5. Aufl. München: Kösel

Warth, M., Koenig, J., Keßler, J. et al. (2014): Musiktherapie in der palliativmedizinischen Versorgung: Gegenwärtiger Stand und aktuelle Entwicklungen, Musiktherapeutische Umschau, 35(1), S. 261–274
Weber, M. (1972): Wirtschaft und Gesellschaft. 5. Aufl. Studienausgabe. Tübingen, Frankfurt/M.: Zweitausendeins
Weber-Guska, E. (2009): Status oder Wert? Zum Begriff der Menschenwürde. Proceedings, XXII. Deutscher Kongress für Philosophie (https://epub.ub.uni-muenchen.de/12610/1/Status_oder_Wert_Zum_Begriff_der_Menschenwuerde_Weber-Guskar.pdf, Zugriff am: 13.06.2021)
Weckert, A. (2014): Gewaltfreie Kommunikation für Dummies. Weinheim: Wiley-VCH
Wehner, L., Gygax, A. (2014): Kommunikation mit Sterbenden. In: Wehner, L. (Hrsg.) Empathische Trauerarbeit. Berlin: Springer, S. 17–32
Weiller, S. (2017): Letzte Lieder – Sterbende erzählen von der Musik ihres Lebens. Hamburg: Edel
Weinberger, S. (2013): Klientenzentrierte Gesprächsführung: Lern- und Praxisanleitung für psychosoziale Berufe. Weinheim: Beltz Juventa
Wenniger, G. (Hrsg.) (2000): Lexikon der Psychologie. Selbstwirksamkeitsüberzeugung (https://www.spektrum.de/lexikon/psychologie/selbstwirksamkeitsueberzeugung/14014, Zugriff am: 20.08.2020)
White, M. (2003): Narrative practice and community assignments, The International Journal of Narrative Therapy and Community Work, 2, S. 17–55 (https://www.academia.edu/6675612/Narrative_practice_and_community_assignments_Contents, Zugriff am: 17.01.2021)
Wigger, S., Murken, S., Maercker, A. (2008): Positive und negative Aspekte religiösen Copings im Trauerprozess, Trauma & Gewalt, (2)2, S. 118–128
Wilke, M. (2008): Übungsbuch Einfühlsame Kommunikation. Paderborn: Junfermann
Wissert, M. (2013): »Wirkungen von Trauerbegleitung im Rahmen der emotionalen und sozialen Bewältigung von tiefgehenden und komplizierten Trauerprozessen [TrauErLeben]« Ergebnisse des Forschungsprojekts aus der Befragung von Trauernden und Trauerbegleiterinnen sowie von Mitarbeitern in der stationären Pflege alter Menschen« (http://www.projekt-trauerleben.de/Wirkungen_der_Trauerbegleitung.pdf, Zugriff am: 10.02.2021)
Wittkowski, J., Scheuchenpflug, R. (2016): Trauern in Abhängigkeit vom Verwandtschaftsverhältnis zum Verstorbenen und der Todesart, Zeitschrift für Gesundheitspsychologie, 24(3), S. 107–118 (DOI: 10.1026/0943-8149/a000162)
Wittkowski, J. (2020a): Psychologie. In: Wittwer, H., Schäfer, D., Frewer, A. (Hrsg.) Handbuch Sterben und Tod. Geschichte – Theorie – Ethik. 2. Aufl. Stuttgart: Metzler, S. 63–74
Wittkowski, J. (2020b): Trauer – psychologisch. In: Wittwer, H., Schäfer, D., Frewer, A. (Hrsg.) Handbuch Sterben und Tod. Geschichte – Theorie – Ethik. 2. Aufl. Stuttgart: Metzler, S. 246–252
Wittwer, H., Schäfer, D., Frewer, A. (Hrsg.) (2020): Handbuch Sterben und Tod. Geschichte – Theorie – Ethik. 2. Aufl. Stuttgart: Metzler
Wolf, B. (2016): Über das leibliche Erleben von Spiritualität im Pflegekontext, Spiritual Care, 5(3), S. 167–173
Wolf, T. (2011): Kognitive Strategien zur Regulation von Ekel: Der Effekt von Neubewertung und Achtsamkeit unter Berücksichtigung von Ekelsensitivität. Diplomarbeit. Graz: Karl-Franzens-Universität Graz (https://unipub.uni-graz.at/obvugrhs/content/titleinfo/216258/full.pdf, Zugriff am: 11.02.2021)
Worden, W.J. (2009): Grief Counselling and Grief Therapy. Fourth Edition. New York: Springer [Deutsche Ausgabe: (2011). Beratung und Therapie in Trauerfällen. 4. Aufl. Bern: Huber]
Wright, L.M., Leahey, M. (2014): Familienzentrierte Pflege. 2., vollständig überarbeitete und ergänzte Aufl. Bern: Huber
Wright, L.M. (2014): Krankenpflege. In: Levold, T., Wirsching, M. (Hrsg.) Systemische Therapie und Beratung – das große Lehrbuch. Heidelberg: Carl Auer, S. 42–45

Xavier, N.R. (2014): Spiritualität in der Palliativpflege. Bachelorarbeit. Hamburg: Hochschule für angewandte Wissenschaften (HAW)
Zaboura, N. (2009): Das empathische Gehirn. Wiesbaden: VS Verlag
Zegelin, A. (2019): Selbstpflege – Basis für gelingende Beziehungen, Pflege Professionell, 27, S. 66–70 (https://www.pflege-fortbildung.at/datei/ausgabe27122019.pdf, Zugriff am: 16.02.2021)
Zettl, S. (2019): »Einfach nur ekelhaft!« Zum Umgang mit einem schwer erträglichen Gefühl, Zeitschrift für Palliativmedizin, 20, S. 119–123
Zwingmann, C., Berthold, D., Gramm, J. (2019): Dankschreiben an Palliativteams, Zeitschrift für Palliativmedizin, 20(6), S. 313–321
Zwingmann, C., Klein, C. (2012): Deutschsprachige Fragebögen zur Messung von Religiosität / Spiritualität, Spiritual Care, 1(1), S. 7–21

Stichwortverzeichnis

A

A. Ellis 23 f.
Ablehnung 31, 68, 85, 139
Abscheu 51
Absolutheitsanspruch 41
Achtsamkeit 127
Affekt 103
– -logik 102
– Lust- 44
Altruismus 112
Analphabetismus 93
Anerkennung 27, 65, 83, 116
Angriffe 86, 89, 129, 179
Angst 19, 30, 34, 36, 40–42, 45–47, 49, 51, 53, 57, 66, 77, 94, 118, 120 f., 123, 126, 134, 148, 153, 156, 169, 178 f., 190 f.
– grundlose 49
anhaltende Trauerstörung 183 f.
appraisal respect 83
Ärger 28, 40–42, 49 f., 78, 94, 148, 169, 176
assistierter Suizid 122
Atemnot 49, 126, 152, 165, 182
Atmung 36, 48, 54, 155
ausbrennen 80
Ausdruck 20, 23, 102, 105, 148, 154 f.
Auseinandersetzung 5, 9, 25, 70, 113, 116, 133, 143, 154, 180
Authentizität 5, 23, 118
Autonomie 30, 65, 141, 153

B

Bagatellisierung 82
Basale Stimulation® 149, 152 f., 156
Bedürfnis 5, 9, 19 f., 23 f., 26–28, 30, 32, 35 f., 38, 42, 46, 48, 51, 57 f., 60–62, 64–66, 70 f., 73, 75, 77 f., 80, 89, 91, 93, 102, 104, 107, 111 f., 117–119, 125, 129, 131, 133 f., 136, 140 f., 148, 156, 158, 162–164, 167, 171, 173, 176, 178, 180, 184–186, 191
– -hierarchie 64
– unerfülltes 65

Befindlichkeiten 134, 155
Begegnung 8, 20, 24, 146, 150 f., 176
– kongruente 24
begleitet sterben 129
Begleitung 7, 20, 49, 122, 178, 185, 191
Bejahung 45
Beobachtung 29 f., 44, 46, 50, 53, 57, 61, 66, 85, 91, 105, 110, 112, 137, 174
– objektive 91
– Schmerz- 72
Beruhigung 155
Beschreibung 26–29, 35, 38
Beschuldigung 28
Beschwichtigungen 82
Bewertung 28 f., 31, 33, 37–39, 80, 91, 105, 112, 132, 139
– negative
– positive 39
Bewertungsinstanz 80
bewusstes Sterben 128, 130
Bewusstsein 25, 36, 38, 46, 128–130
Beziehung 7, 9, 20, 23, 31, 45, 68, 83, 131, 154, 158, 160, 167, 169, 171, 178, 183, 185, 187
– zwischenmenschliche 36
Beziehungsbitte 31
Beziehungskonflikte 87
Biographie 28, 58, 142, 154
– Scham- 54
Bitte 27, 31 f., 60, 62, 64, 67–69, 85, 112, 119, 122, 125, 190
– echte 31
– unechte 31
Buddhismus 139 f.
Burnout 58, 80

C

Carl R. Rogers 23 f.
Case-Management 2, 177
Christentum 21, 136
Cicely Saunders 117
Compassion 72
Coping-Modell 180
Coping-Strategie 82, 188

D

Dankbarkeit 8, 161–163, 167–170
Denken 27, 36, 66, 102 f., 124, 161
Depression 115 f., 120, 184, 186
Diagnose 46, 119, 128, 134, 165, 184
Dienstbesprechung 26, 28
Dominanz 91
Doppeltes Zuhören 141, 173, 175
Drohstrategien 89
Du-Ohr 105, 107

E

Echtheit 23 f.
Effizienz 158
Ehrlichkeit 23, 54, 156, 158
einfühlendes Verstehen 23
Einsamkeit 49, 87, 162
Einstellung 23, 134, 138
Ekel 42, 51 f., 95, 148
- -empfindlichkeit 51
- -hierarchie 52
- -sensibilität 51
Ekstase 45
Elisabeth Kübler-Ross 19, 21, 114 f., 145, 180
Emotion 23, 35–39, 42 f., 47, 52, 58, 73, 75, 77, 80, 102 f., 112, 127, 146–149, 153 f., 176
- adaptive 38, 43
- gute 38
- maladaptive 38, 43
- menschliche 36
- schlechte 38
emotionale Ansteckung (emotional contagion) 72
emotionale Belastungsfolgen 69
emotionaler Anker 109
emotionaler Rucksack 102–104, 191
emotionaler Stress 162
Empathie 23, 25 f., 37, 60, 69, 71–74, 77 f., 80, 107, 158, 174, 191
- affektive 74
- -ansteckung 80
- -blocker 77
- -Episode 75
- kognitive 74
- Selbst- 60, 78, 80, 87
Empathiefähigkeit 69, 72
- mangelnde 104
Empathie-Prozess-Modell 74, 77, 80
empathische Reaktion 72, 109
empathische Situation 71, 80
empathischer Kurzschluss 77, 82, 102, 108
empathischer Stress 72

empathisches Gespräch 26, 29
empathisches Verstehen 23
empCARE 69 f.
Empörung 54
Endlichkeit 6, 87, 117
Engung 134
Entscheidungskonflikte 87
Entspannung 5, 155
Erbrechen 120, 123, 126, 140, 165
Erfahrung 7, 18–20, 23, 38, 47, 49, 58, 71 f., 107, 114 f., 117, 121 f., 125, 131, 135, 138, 142, 145, 153, 155, 176, 178 f.
- spirituelle 135
Erinnerungen 17, 46, 103, 137–139, 154, 167
Erotik 45
Erpressung 89, 162
erröten 42
Erschöpfung 165
Erwartungshaltungen 115, 159
Eskalationsstufen 89, 91
Esoterik 112, 155

F

Fallbesprechungen 127 f.
Fatigue 120
Fehlinterpretationen 176
Fehlverhalten 79
Feindbilder 86
Forderung 26 f., 31, 60, 67–69, 112, 158, 162
Fremdschämsituation 58
Freude 42–44, 53, 61, 65, 96, 148, 176
Freundschaft 37, 183
Frieden 57, 60, 65, 114, 117, 131, 140 f., 164
Frustration 97, 129, 165
Fühlen 27, 29, 36, 41, 46–48, 55, 58, 66, 78, 102 f., 109, 123–126, 132, 144, 161–163, 169, 179, 185, 190
Führung 109
Furcht 36, 47, 49, 97
- objektlose 47, 49
Fürsorge 65, 72 f.

G

Ganzkörperwaschungen 152
Gefährdungen 51
Gefühl 9, 19 f., 23 f., 26 f., 29 f., 35–39, 41–43, 45 f., 48, 50, 53, 55, 57 f., 60–66, 70–72, 75, 77 f., 80, 84 f., 89, 91, 93, 102–104, 107, 111–113, 117 f., 125, 134, 136, 141, 148, 156, 158, 162, 164, 167, 171, 173, 176, 178, 180, 184–187, 191

- echtes 39, 63
- Nicht- 41, 59, 63, 171
- primäres 39–42
Gefühlsausbrüche 104
gefühlsfeindliches Paradigma 102
Geist 36, 150
gelassen sterben 129
Gemeinsamkeit 62, 151, 183, 186
genderneutral 58
gendersensibel 58
Genogramm-Arbeit 91
Gesichtsausdruck 148, 169
Gestik 37, 146, 148, 173, 176
Gewaltfreiheit 25, 162 f.
Giraffe 5, 33 f.
Gleichgültigkeit 143
Glück 43 f., 132, 185
glücklich sein 44
Glücksgefühl 44
gutes Sterben 128–130

H

Haltung 5, 24 f., 28, 113, 191
- kongruente 24
Handlungsbitte 31
Härte 91
häusliche Gewalt 165
High Power Posing 149
Hilflosigkeit 80, 178, 186
hochreligiöser Mensch 132
Hoffnungslosigkeit 116, 120
homosexuell 58
Hören 53, 105, 107, 111, 125, 135, 141, 145, 154 f., 163, 169, 173, 176
Hörfilter 104
Hospiz 18, 48, 53, 119, 126, 129, 152, 154, 158, 165 f.
- -bewegung 117, 129
- -versorgung 119

I

ICD-11 184
Ich-Ohr 105
Idee 20, 26, 36, 66 f., 86, 104, 109, 113, 123, 134, 140, 186, 191
Illness Constellation Model 180
imaginäre Achse 176
initiales Modell 80
Integrität 30, 132
Interaktion 33, 58, 134, 150, 152
Interessen 25, 86, 122, 151, 167
intrapsychische Konflikte 87
Islam 137

J

Judentum 21, 137, 139

K

Kampfhaltung 49
Ken Wilbert 113
Klang 155
- -modulation 173
- -qualitäten 173
- -schalen 154–156
Klarheit 46, 54, 57, 62 f., 65 f., 123, 131, 157 f., 163 f., 186, 191
klientenzentrierte Psychotherapie 23
Kommunikation 23, 25–28, 32–35, 38, 60 f., 63, 66, 74, 77 f., 80, 82, 85, 91, 93, 104 f., 107, 110 f., 113, 118, 128–130, 134, 136, 139 f., 142, 146, 149, 154, 156–158, 163, 173, 175 f., 178, 182, 184–186, 189, 191
- affektive 173
- einfühlsame 33 f.
- empathische 33, 38, 77
- fehlende 26
- nonverbale 137, 146, 148, 174
- schlechte 26
Kommunikationsbedürfnis 145
Kommunikationshemmnis 112
Kommunikationskompetenz 157, 159
Kommunikationskultur 111
Kommunikationsquadrat 105
Kommunikationsverweigerung 86
Konfliktebene 89
Konfliktlandkarte 91 f.
Konfliktparteien 92
Konfliktstufen 89, 91
Kongruenz 23 f.
Konkurrenz 86
Konstrukt \Tod« 178
Kontextualisierung 157 f.
Kontrollerwartung 187
Körper 17 f., 42, 51, 121, 134, 148, 150 f., 174, 182
- -empfindung 23
- -haltung 137, 146, 148 f., 156, 177
- -signale 148
- -spannung 154
Krankenhaus 17, 109, 158, 165, 167
Krankheitserleben 180
Kränkung 58–60
Kränkungsreaktion 58, 60
Kritik 71, 111, 113
Kultur 7, 42, 46, 51, 54, 102, 110, 114, 130 f., 133, 135, 140, 147 f., 179, 182
- -kreis 30, 147

207

L

Lake-Wobegon-Effekt 157
Lebensend-Dynamik 117
Lebensende 45, 116, 155
Lebenserfahrungen 8, 28, 107, 131, 174
Lebensleistung 167
Lebensumstände 44
Liliane Juchli 65
loss orientation 187
Lösung 5, 31, 75, 77, 92, 162
- Lose-lose 89
- Win-lose 89
- Win-win 89
Low Power Posing 149

M

M. Ghandi 25
Makel 55 f.
mentales Modell 75, 77 f.
Mentalitäten 102
mentalizing 73
Metapher 17, 33, 122
Mimik 29, 36, 42, 45, 61, 68, 146–148, 156, 173, 175 f.
Missverständnisse 176
mitfühlen 26, 72
Mitgefühl 72 f., 82
Mitgestaltung 154
Monika Krohwinkel 65
Musik 53, 112, 135, 153–155, 183
- Lieblings- 154
- -therapie 154 f.

N

Nähe 46, 48 f., 57 f., 62, 138, 166, 171, 190
Nancy Roper 65
negatives Coping 187
Neid 37
Neuropsychologie 71, 73
Nichtbeachten 86
Normierung des Trauerprozesses 115
Normverletzung 55

O

Offenheit 62, 133, 156
Ohnmacht 7, 40, 178
2-Ohren-Modell 107
4-Ohren-Modell 26, 106
Option 31, 38 f., 78, 163, 167
Optionsentwicklung 78
Ordnung 30–32, 71, 117 f., 123

Organspendeausweis 126

P

Palliative Care 2, 114
Palliativversorgung 18, 42, 51, 126 f., 129 f., 133–135, 141, 152 f., 156, 160, 189, 191
parallel 80
Patientenverfügung 126, 152
Persönlichkeitseigenschaft 74
Perspektivübernahme 72, 74, 82
Pflegearbeit 55, 134
Pflegekultur 69
Pflegetätigkeit 79, 136
Pflichten 167
positives Coping 187
proaktives Ansprechen 121
Prognose 46, 65, 191
Pseudo-Empathie-Prozess 82
Pseudogefühl 41 f., 63, 171
Pupillengröße 42

R

Ratschläge 70
recognition respect 83
Reden 18 f., 35, 63, 69, 85, 93, 105, 113 f., 118, 125, 127, 129, 141, 143, 145 f., 148, 163, 166, 170, 174
religiöse Tradition 179
Religiosität 131–133, 136, 187 f.
Resonanzgeschehen 176
Respekt 27, 30, 42, 65, 82, 84–86, 104, 167, 185
- anerkennender 83
- Selbst- 83
- verdienstabhängiger 83
restauration orientation 187
Richtigkeit 157
Ruhe 30, 46, 50, 65 f., 114, 128, 140, 161, 164, 169, 180
ruhiger Sterbeverlauf 129

S

S3-Leitlinie Palliativmedizin 119, 121
Sachkonflikte 87
Schädigungen 89
Scham 40, 54 f., 58, 78, 99, 148
Scham-Wut-Spirale 59
Schmerz 17, 26, 40, 48 f., 51, 57, 72, 87, 107 f., 110, 119–121, 125 f., 134, 139, 143, 152, 155, 165 f., 175, 182 f., 185
- -empfindung 72

– -therapie 49, 108, 121, 128
Schuld 50, 55, 61–63, 78
Schuldgefühle 40, 55, 62
Schulz von Thun 24, 26, 105, 107
Schwäche 120
schwitzen 42, 48
Second Point Standpoint 83
Seele 25, 137, 150
Sekundärgefühl 40
Selbstbehauptung 164
selbstbestimmt sterben 7, 129
Selbstbestimmung 152, 154
Selbstbezug 154
Selbstfürsorgefähigkeit 79
Selbstgespräch 60
Selbstheilungspotentiale 89
Selbstkompetenz 69
Selbstmordgedanken 122
Selbstpflege 20, 79
Selbstpflegedefizit 79
Selbstpflegetätigkeit 79
Selbstwertgefühl 179
Selbstwirksamkeitsüberzeugung 187
sensorische Integration 150
Seufzen 145
Signalsprache 141
Sinn 18 f., 25, 27, 35 f., 47, 50, 69, 85, 111 f., 116, 127 f., 131, 135 f., 140, 152, 155, 158, 174, 185–187
– Lebens- 131, 187
Sinnhaftigkeit 45, 65
Sinnleere 116
somatischer Dialog 150
Sorge 20, 35, 40, 48, 79, 118, 126, 136, 140, 167, 190
soziale Konflikte 87
soziale Konformität 55
Spiegelneurone 72, 173 f.
SPIR 133
Spiral Dynamics 113
Spiritualität 65, 118, 131, 133 f., 140, 155, 187
spirituelle Anamnese 133
Sprachlosigkeit 20, 143, 162, 178
Sprachmauer 176
Sterbedauer 49
Sterbehilfe 122, 125
– aktive 122, 124 f.
Sterbephasen 115
Sterbeprozess 20, 115, 121, 129, 137 f., 165
Sterberolle 128 f.
Sterbewunsch 119
stille Gewalt 84, 143, 145
Stimulationsangebote 150, 152 f.
Suffizienz 157
Suizidalität 120

Suizidgedanken 116
symbolische Achse 176
symbolischer Interaktionismus 33, 46
Symbolsprache 145 f.
Sympathie 72, 146, 176
Symptomkontrolle 116, 128
systemische Therapie 174
systemischer Ansatz 160

T

Täter-Opfer-Denken 63
Terror Management Theory 179
Theory of mind 73
Todesfall 47
Todeswunsch 119 f., 122, 125
– -äußerung 119
transident 58
Transzendenz 44, 131, 135
Trauer 26, 42, 45 f., 62, 80, 100, 126, 136, 148, 158, 178, 182 f., 187
– -gruppen 178
– -intensität 46
– -verarbeitung 187
Traueraufgabenmodell 182
Traurigkeit 36, 40, 64
Trost 17, 57, 126, 131, 187

U

Übelkeit 120, 140, 165
Überforderung 7, 165
Überleitungsgespräch 167
Überraschung 52, 54, 101, 134, 148
übersteigerte Erwartungen 24
Überzeugungen 23, 40, 73, 87, 131, 187
– irrationale 24
Unachtsamkeit 62
Unfassbarkeit 46
Unfreiheit 112
Unmittelbarkeitsarbeit 127
Unterstützung 7, 20, 30, 42, 54, 56, 66, 77–79, 109, 125 f., 129, 133, 138 f., 154 f., 165, 167, 170, 177 f., 180, 183, 186
unvernünftig 129
Unzufriedenheit 117

V

Verankerungspunkt 55
Verantwortung 6, 50, 60, 111, 117, 144, 152, 161
Verarbeitung 45, 154, 187
Verbundenheit 131, 180, 187
Verdichtungsbereich 55

209

Verdrängung 129
Verfall 119
Vergangenheit 39, 45, 118, 185
Vergnügen 44
Verhaltensänderung 173
Verhaltenstheorie 24
Verhandeln 32, 115
Verhandlung 27
Verhandlungsangebot 68
Verletzungen 25, 35, 89, 142
Verliebtsein 37, 176
Verlustorientierung 185
Verpflichtung 167
Verständnis-Barriere 107
Vertrautheit 62
Verweigerung 108, 129
Verzeihen 56, 60, 79
Verzeihung 163
Verzweiflung 62, 116, 124, 143, 178, 186
Vibrationen 155
Vigilanzminderung 154
Vorurteile 86, 155, 176
Vorwürfe 31, 42, 57 f., 62, 68, 91, 124, 144, 166

W

Wahrnehmung 19, 26, 37 f., 47, 58, 64, 72, 75, 80, 85, 102 f., 118, 134, 150, 175
Wahrnehmungsfilter 175 f.
Weitung 134 f.
Wertorientierungen 87
wertschätzende Gesprächsführung 33
Wertschätzung 23, 27, 85, 171
Widerstand 113, 133
Wiederbesinnung 179
Wohlbefinden 39, 43 f., 58, 69, 79, 155
– mangelndes 24
Wolf 34
Wolfsshow 34 f., 60, 91, 107
Wozu-Frage 186
Wut 40, 42, 49 f., 58, 62, 78, 143 f.
Wutausbrüche 26, 176

Z

Zeiterleben 45 f.
Zeugenschaft 185 f.
Ziel 31, 78, 86 f., 112, 116, 122, 129, 141, 151 f., 163, 174, 185
– -konflikt 87
– Pflege- 116
Zorn 46, 49 f., 54, 115, 143, 162
Zugehörigkeit 65, 117, 131
Zuhören 6, 70, 104, 163, 174, 176
Zuweisung 41, 55
Zuwendung 49, 126
Zweifel 107, 150, 153, 186 f.
Zweite-Person-Perspektive 83
zwischenmenschliche Anpassung 157 f.